脳と頭蓋底の血管系アトラス
臨床解剖のバリエーション

Vasculature of the Brain and Cranial Base
Variations in Clinical Anatomy
2nd Edition

Walter Grand
L. Nelson Hopkins / Adnan H. Siddiqui / J Mocco
Illustrated by Paul H. Dressel

監訳
寳金清博 北海道大学脳神経外科教授

訳者代表
中山若樹 北海道大学脳神経外科講師

訳者（翻訳順）
中山若樹 北海道大学脳神経外科講師	**伊藤康裕** 北海道大学脳神経外科医員
長内俊也 北海道大学脳神経外科助教	**穂刈正昭** 北海道大学脳神経外科客員研究員
新保大輔 北海道大学脳神経外科	**杉山 拓** 北海道大学脳神経外科助教
丸一勝彦 北海道大学脳神経外科	**川堀真人** 北海道大学脳神経外科特任助教
月花正幸 北海道大学脳神経外科客員臨床医師	**下田祐介** 北海道大学脳神経外科客員研究員
東海林菊太郎 北海道大学脳神経外科医員	

医学書院

重要事項：医学は，絶え間なく継続的に発展し変化する科学です．われわれの知識，特に適切な治療や薬剤に関する知識は，研究と臨床経験によって絶え間なく広がっていくものです．本書で言及される投薬量や適応は，読者にとって他の参考文献と合致する安心した情報となるようあらゆる努力がなされたものですが，その情報は出版社として保証するものではなく，責任は負うことはできません．したがって読者は，慎重に各薬剤の製造業者による添付文書を参照し，また必要に応じて医師や専門家に相談し，禁忌にも留意して活用するようにしてください．これは特殊な薬剤や新規薬剤においては特に重要なことであり，すべての治療計画や治療適応は，全く使用者自身の責任によるものであることに留意願います．

　もし本書の記載内容に矛盾点や誤りを見つけた場合は，出版社に報告くださいますようお願いいたします．本書記載内容の中で誤りが刊行後に見つかった場合は，正誤表を当社ホームページ www.thieme.com（訳注：日本語版の場合は www.igaku-shoin.co.jp）に掲載します．

　本書では，特に注意書きは添えられていなくとも，製品名，特許と登録されたデザインは実際の登録商標または商標名です．本書(その各部を含む)は，著作権によって法的に保護されています．著作権法により，出版社の同意なしで本書内容を開発したり商品化したりすることは，違法となり訴追される可能性があります．マイクロフィルム保存，電子データのフォトスタット復元，コピー，謄写版印刷することは，それに該当します．

Authorized translation of the original English language edition
"Vasculature of the Brain and Cranial Base", 2nd edition
by
Walter Grand
L. Nelson Hopkins / Adnan H. Siddiqui / J Mocco
Illustrated by Paul H. Dressel
Copyright © 2016 of the original English language edition by Thieme Medical Publishers, Inc., New York, USA.
© First Japanese edition 2018 by Igaku-Shoin Ltd., Tokyo

Printed and bound in Japan

脳と頭蓋底の血管系アトラス──臨床解剖のバリエーション

発　　　行	2018年3月1日　第1版第1刷
監　　　訳	寶金清博（ほうきんきよひろ）
訳者代表	中山若樹（なかやまなおき）
発　行　者	株式会社　医学書院
	代表取締役　金原　俊
	〒113-8719　東京都文京区本郷1-28-23
	電話　03-3817-5600（社内案内）
印刷・製本	双文社印刷

本書の複製権・翻訳権・上映権・譲渡権・貸与権・公衆送信権（送信可能化権を含む）は株式会社医学書院が保有します．

ISBN978-4-260-03457-9

本書を無断で複製する行為（複写，スキャン，デジタルデータ化など）は，「私的使用のための複製」など著作権法上の限られた例外を除き禁じられています．大学，病院，診療所，企業などにおいて，業務上使用する目的（診療，研究活動を含む）で上記の行為を行うことは，その使用範囲が内部的であっても，私的使用には該当せず，違法です．また私的使用に該当する場合であっても，代行業者等の第三者に依頼して上記の行為を行うことは違法となります．

JCOPY　〈出版者著作権管理機構　委託出版物〉
本書の無断複製は著作権法上での例外を除き禁じられています．複製される場合は，そのつど事前に，出版者著作権管理機構（電話 03-3513-6969，FAX 03-3513-6979，info@jcopy.or.jp）の許諾を得てください．

日本語版の序

『Vasculature of the Brain and Cranial Base—Variation in Clinical Anatomy（2nd Edition）』（Thieme, 2016）が日本語に翻訳され，『脳と頭蓋底の血管系アトラス—臨床解剖のバリエーション』として出版となった．初めてこの領域の専門書を手にする先生方も，本書を数頁めくれば，その素晴らしさをすぐに実感されるはずである．

ただ，本序文であらためて，本書の卓越性を述べる責任が私にはある．私と同世代の脳神経外科医には説明のいらない自明なものであるが，若い読者のために，その理由をここで述べておきたい．

私が脳神経外科医になって最初に購入した専門書は，「Radiology of the Skull and Brain」のシリーズであった．これは，言うまでもなく，Thomas H. Newton 先生と D. Gordon Potts 先生による歴史的な名著であった．私の世代のほとんどの脳神経外科医は，この「ニュートンの血管撮影の本」をバイブルとしてきた．このバイブルは，1974年に出版された．私がこの Newton & Potts を手にしたのは 1979 年であり，出版からまもなくの頃であった．それ以後，私は，Newton & Potts を上回る血管撮影の本は世に現れないと確信していた．

その確信がよい意味で間違いであったことを証明したのが本書である．Newton & Potts の偉業から実にほぼ半世紀を経て，本書は出版された．こうした画像診断の科学は，ゲノムなど新しいテクノロジーの影響を受けない学問領域である．したがって，圧倒的な名著が出ると，新しい画像診断のイノベーションが起こらない限り，その著書を上回るものを世に出すことは極めて難しいことになる．

Newton & Potts の偉業は依然として燦然と輝いている．しかし，脳神経外科医や神経放射線診断を専門とする放射線科医にとって，本書は Newton & Potts 以上に臨床的で，実用的である．本書は，ベッドサイド，手術室，あるいは日常のカンファレンスで，必要十分で正確な知識を提供してくれる．

その点では，新しい時代の脳・頭蓋を扱う脳神経外科医にとって，新しいバイブルの出現と言っても過言ではない．

特に，頭蓋底に関する美しい写真やイラストは，他の専門書では必ずしも理解が容易でない外科・手術解剖と血管の関係の理解を可能にしてくれる．さらに，臨床解剖では1人として同じ血管系がないことは自明であるが，臨床の科学として明確なバリエーションのパターンを分別している本書には，驚嘆すべきものがある．

もう 1 つ，本書が Newton & Potts と比して優れている点は，やはりそれが日本語による翻訳である点である．こうした専門書を母国語で読めることは，利用者にとって大きな魅力である．時間の節約，理解度の優位性の点で，日本語訳となった本書は，日本語訳のない Newton & Potts とは一線を画している．本書は，中山若樹講師を中心とする北海道大学脳神経外科のグループによって翻訳された．短期間に集中的な力を注ぎ込んで，本書は完成した．そのエネルギーの大きさには，同じ教室の一員ではあるが驚いている．ただひょっとすると，原著を翻訳する作業そのものが，脳神経外科医である翻訳者たちにとって，知的興味を刺激するものであったかもしれない．本書の監訳者として，この機会をご紹介いただいた医学書院と担当の医学書籍編集部 飯村祐二氏には深く感謝するものである．

本書は，約 300 頁のボリュームをもった専門書である．それだけに，頚部から脳底部，頭蓋内の血管系を中心とした画像診断，臨床外科にかかわる必要かつ十分な情報が，本書1冊で完全にカバーされている．

しかし本書は，先生方の本棚ではなく，先生方の日常臨床の場に常備していただきたい．カンファレンス室，ベッドサイド，手術室に置いていただき，目の前の患者さんのために役立つ知識の整理とレベルの高い議論に役立てていただければ幸いである．

2018 年 2 月吉日

寶金清博

執筆者一覧

Walter Grand, MD
Clinical Professor of Neurosurgery and Anatomical Sciences
Department of Neurosurgery
School of Medicine and Biomedical Sciences
University at Buffalo
Buffalo, New York

L. Nelson Hopkins III, MD
Distinguished Professor and Chairman, Neurosurgery and Radiology
University at Buffalo
Founder, Gates Vascular Institute and Jacobs Institute
Buffalo, New York

Adnan H. Siddiqui, MD
Vice-Chairman and Professor
Director of Neuroendovascular Fellowship
Director of Research
Department of Neurosurgery
University at Buffalo
Director of Neurosurgical Stroke Service, Kaleida Health
Director, Training and Education, Jacobs Institute
Buffalo, New York

J Mocco, MD, MS
Professor and Vice-Chair for Education
Director, The Cerebrovascular Center
Department of Neurological Surgery
Mount Sinai Health System
New York, New York

序

　この第2版は，初版と同様に，脳と頭蓋底の何百もの人体解剖に基づくものです．それは私の40年にわたる病理解剖学における神経血管解剖研究の，個人的な集大成です．

　しばしば，非常に経験豊かな脳神経外科医でさえ正確な解剖には自信がなく，また神経放射線科医も血管造影フィルム上での複雑な血管系には自信がないことがあるでしょう．これが，まさにポイントです！　イラストや写真は，脳神経外科医にとっての手術のビジョンを広げ，神経放射線科医，神経血管内治療医，神経内科医の感性を，より鋭いものにしていくことでしょう．

　神経血管解剖学領域において，血管の分岐構造に関するバリエーションほど興味深いものはありません．非常に数多くの脳血管のバリエーションを集積したのちですら，同じ血管は1つもないということがいえると思います．より細かくより微細に脳血管を観察すればするほど，様々な個体差が発見されます．本書では，脳と頭蓋底の血管系のバリエーションを分類整理するにあたって，明快さを担保するために，やむなく多様なバリエーションを単純化しなければならなかったことをお断りしておきます．

　なおこの第2版における画期的な改訂として，各章の終わりに神経血管内治療に関する事項を追記しました．

Walter Grand, MD
Senior Author

はじめに

　この第2版では各章の終わりに神経血管内治療に関する事項が添えられており，これにより解剖学的アトラスに臨床的な局面が加えられたことになる．これは，Adnan H. Siddiqui博士とJ Mocco博士の多大なる神経血管内治療経験に基づくものである．また初版におけるPaul Dresselによる血管系バリエーションに関する貴重な具体例のほとんどが，この第2版にも引き継がれている．

　第2版では，解剖学的写真は，より最新のデジタル機器を用いた処理によって大いに改善されている．初版で用いられていた解剖学的写真のいくつかは，改良版に置き換えられている．そして可能な限りカラー写真を用いた．これも初版からの改善点である．

　微小血管解剖の基礎とバリエーションが，臨床神経科学で研鑽を積むうえでの基盤であることは，私の変わらぬ堅固な信念である．脳神経外科学，神経学，神経放射線学と神経血管内治療に携わる医師と学生にとって，診療を行うにあたり神経血管解剖をマスターすることは必須の条件である．外科解剖学は，手術中や検査処置室で学ぶものではない．外科解剖学を学ぶことには忍耐が必要で，また反復を必要とする．しかしそれが臨床に反映されたとき，人は自らの知識に歓喜するはずである．

　第2版においても，私は頻度（%）の言及は回避することにし，「しばしば」，「時々」，「まれに」といった用語にとどめるようにした．なお，血管の正確なサイズは図（イラストや写真）の中には記載されていない．そのため第2版では，付録1としてアトラスにおける個々の血管の相対的な大きさの一覧を掲載した．

　図の倍率は実際の大きさとは異なる印象を与えることがあるが，各血管の相対的な大きさや他の構造物との位置関係は同一のままである．それを確認するべく手術で血管を計測することは，あまり一般的ではない．通常，脈管バリエーションの各シリーズは，少なくとも20例，場合によっては100例もの解剖事例に基づくものである．いくら反復して症例を重ねようとも，常に何かしら1つのバリエーションが見つかるものである．物事には時間と忍耐と考証がなければならない．

　写真はある状況下であればよいものであるが，それに基本的なイラストが付属していることが必須である．イラストなしで理解の難しい高解像度の写真ほど苛立つものはない．詳細なスケッチに時間を費やすことを厭わず，現実と認識の"ギャップ"を埋めることは，学習プロセス（付録2）の各過程において，何かしらの解剖学的知見を得ることにつながる．

　血管解剖に取り組むにあたっては，脳と頭蓋底の血管系の枠組みである脳と頭蓋底の正常解剖も勉強しなければならない．脳や頭蓋骨の単純な観察だけでなく，頭蓋骨の孔や縫合，脳回や脳溝に至るまで，放射線学的および解剖学的な文献レビューも大切であろう．初版に引き続き第2版においても，これらの基本的な事項は再び示されている．MRIは，実際の脳や頭蓋標本を見ることの代用にはならない．

　第2版においても，血管構築のパターンやバリエーションに注目することを基本としている．しばしば，特定の血管分岐には名前がない．バリエーションが非常に複雑で多様な場合には，特定の血管に名前を付けることにする．多くの解剖書は，バリエーションを考慮に入れておらず，主幹動静脈の特定の分岐に無理やり名前を付けようとしている．しかしバリエーションに関する理解は，特定の血管にラベルを付けるのと同じくらい重要である．

　イラストは，血管造影の投影でできるだけ正確に反映するよう留意した．第2版でも，イラストはたいへん素晴らしい芸術的才能をもつPaul Dresselの力量に依存している．彼は元のイラストと同様に今回も非常に注意深く努力してくれた．

　初版におけるイラストをさらに発展させるため，第2版発刊までの間に，さらに多くの死体脳解剖が筆頭著者によって行われた．この莫大な解剖は，ニューヨーク州立大学バッファロー校医学部および生物医学部と，Raymond Dannonhoffer博士のサポートなしでは実現できなかった．われわれは彼らに非常に感謝している．

　私は，Jody Leonardo博士，Rabih Tawk博士，Andrea Chamczuk博士，Gus Varnavas博士，Russel Bartels博士，Natasha Frangopoulos博士，Jennifer Lin博士，Alex Mompoint博士，Josh Meyers博士，バッファロー一般財団，John Tomaszewski博士，バッファロー総合病院病理学，Lucille Miller-Balos博士，Peter Ostrow博士，Reid Heffner博士，Raymond Dannonhoffer博士，ライカマイクロシステムズ（Larry Bisell）および，故Louis Bakay博士から，援助とアドバイスをいただいた．また，脳神経外科主任教授Elad I. Levy博士の支援にも感謝する．

Walter Grand, MD
Senior Author

目次

1 基本解剖 ……………………………………………………………… 中山若樹　1

2 外頸動脈 ……………………………………………………………… 長内俊也　21

3 内頸動脈 ……………………………………………………………… 新保大輔　43

4 頸動脈眼動脈三角 …………………………………………………… 丸一勝彦　69

5 後交通動脈，前脈絡叢動脈 ………………………………………… 月花正幸　85

6 中大脳動脈 …………………………………………………………… 東海林菊太郎　110

7 前大脳動脈，前交通動脈 …………………………………………… 伊藤康裕　141

8 脳底動脈分岐部，後大脳動脈 ……………………………………… 穂刈正昭　173

9 椎骨脳底動脈 ………………………………………………………… 杉山　拓　213

10 静脈系 ………………………………………………………… 川堀真人，下田祐介　244

付録1　血管径 ……………………………………………………………… 中山若樹　283

付録2　中大脳動脈のロードマップ・スケッチ ………………………… 中山若樹　284

索引 …………………………………………………………………………………… 285

1 基本解剖

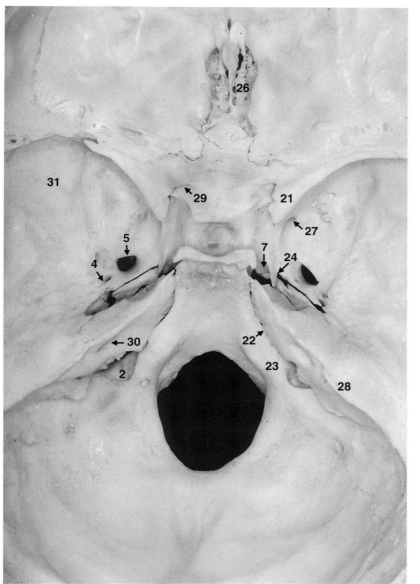

図 1.1 頭蓋骨の内側腹側面.

- 2 頸静脈孔（球） jugular foramen (bulb)
- 4 棘孔 foramen spinosum
- 5 卵円孔 foramen ovale
- 7 破裂孔 foramen lacerum
- 21 前床突起 anterior clinoid
- 22 錐体後頭裂 petro-occipital fissure
- 23 頸静脈隆起 jugular protuberance
- 24 蝶形骨小舌 lingula process
- 26 篩板 cribriform plate
- 27 正円孔 foramen rotundum
- 28 錐体骨 petrous bone
- 29 視神経孔（管） optic foramen (canal)
- 30 内耳道 internal auditory canal
- 31 中頭蓋窩 temporal fossa

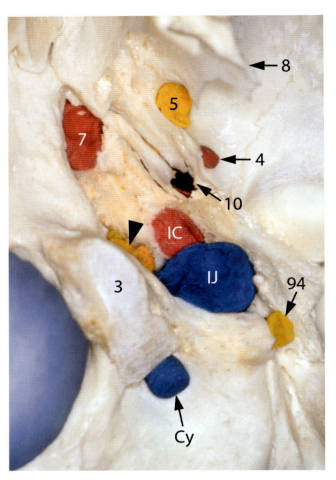

図 1.2 左頭蓋底の腹側面.

IJ	内頚静脈	internal jugular vein
IC	内頚動脈	internal carotid artery
Cy	顆静脈孔(顆管)	condyloid venous foramen (condylar canal)
7	破裂孔	foramen lacerum
5	卵円孔と下顎神経(三叉神経第3枝)	foramen ovale with maxillary nerve
4	棘孔(中硬膜動脈)	foramen spinosum (middle meningeal artery)
8	翼状突起外側板	lateral pterygoid plate
3	後頭顆	occipital condyle
94	茎乳突孔〔顔面神経(第Ⅶ脳神経)〕	stylomastoid foramen (facial)
10	骨性耳管	bony eustachian tube
矢頭	頚静脈孔における舌咽・迷走・副神経(第Ⅸ・Ⅹ・Ⅺ脳神経)	glossopharyngeal, vagus, accessory nerve complex at jugular neural foramen

1　基本解剖

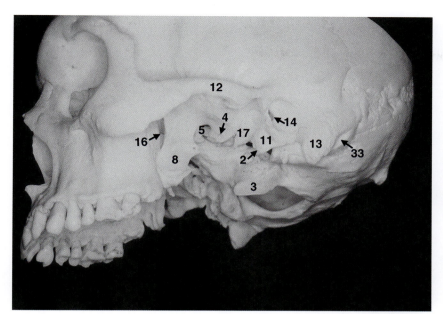

図 1.3　(a) 頭蓋骨の下外側面.

- 2　頸静脈孔（球）jugular foramen (bulb)
- 3　後頭顆　occipital condyle
- 4　棘孔　foramen spinosum
- 5　卵円孔　foramen ovale
- 8　翼状突起外側板　lateral pterygoid
- 11　鼓室板　tympanic plate
- 12　頬骨突起　zygomatic process
- 13　乳様突起　mastoid process
- 14　外耳道　external auditory canal
- 16　翼口蓋窩　pterygopalatine fossa
- 17　鼓室稜　crista tympanic
- 33　舌下神経管（第 XII 脳神経）hypoglossal foramen (nerve XII)

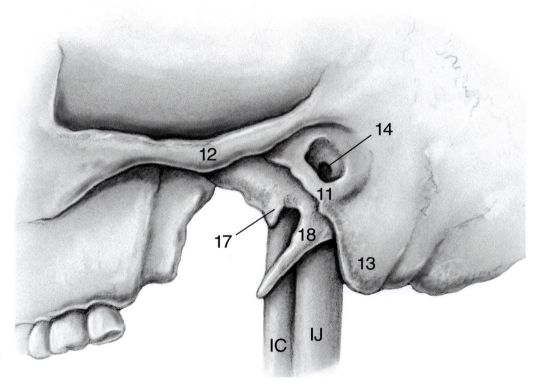

図 1.3（続き）（b）左頭蓋底の外側面；茎状突起と内頸動脈と内頸静脈との位置関係.

- 11　鼓室板　tympanic plate
- 12　頬骨突起　zygomatic process
- 13　乳様突起　mastoid process
- 14　外耳道　external auditory canal
- 17　鼓室稜　crista tympanic
- 18　茎状突起　styloid process
- IC　内頸動脈　internal carotid artery
- IJ　内頸静脈　internal jugular vein

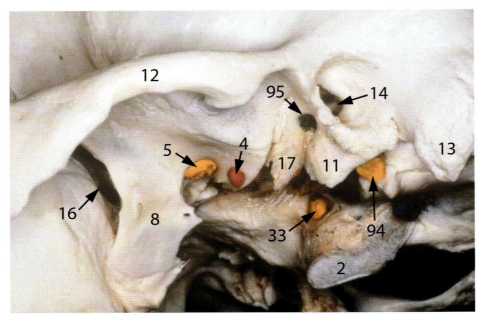

図 1.4 左頭蓋底の外側面.

- 2 後頭顆 occipital condyle
- 4 棘孔（中硬膜動脈）foramen spinosum (middle meningeal artery)
- 5 卵円孔（下顎神経，三叉神経第 3 枝）foramen ovale (mandibular nerve, V_3)
- 8 翼状突起外側板 lateral pterygoid plate
- 11 鼓室板 tympanic plate
- 12 頬骨突起 zygomatic process
- 13 乳様突起 mastoid process
- 14 外耳道 external auditory canal
- 16 翼口蓋窩 pterygopalatine fossa
- 17 鼓室稜 crista tympanic
- 33 舌下神経管（第 XII 脳神経）hypoglossal foramen (nerve XII)
- 94 茎乳突孔〔顔面神経（第 VII 脳神経）〕stylomastoid foramen (facial nerve)
- 95 鼓室の輪郭 surface outline of tympanic cavity

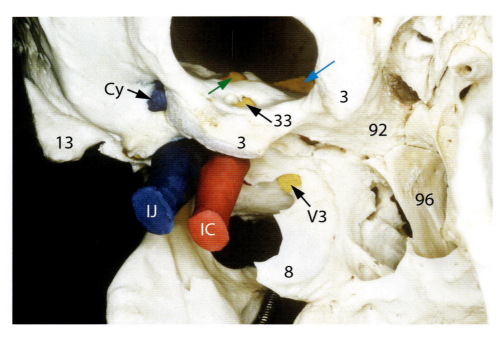

図 1.5 頭蓋底の腹側内側面.

- IJ 内頚静脈 internal jugular vein
- IC 内頚動脈 internal carotid artery
- Cy 顆導出静脈 condyloid emissary vein
- V3 下顎神経 mandibular nerve
- 33 舌下神経管と舌下神経（第 XII 脳神経）hypoglossal foramen and nerve
- 8 翼状突起外側板 lateral pterygoid plate
- 3 後頭顆；迷走・副神経（第 X・XI 脳神経，緑矢印）と三叉神経（第 V 脳神経，青矢印）occipital condyles; vagus, accessory and trigeminal nerve
- 13 左乳様突起 left mastoid process
- 92 斜台 clivus
- 96 鋤骨 vomer

1　基本解剖

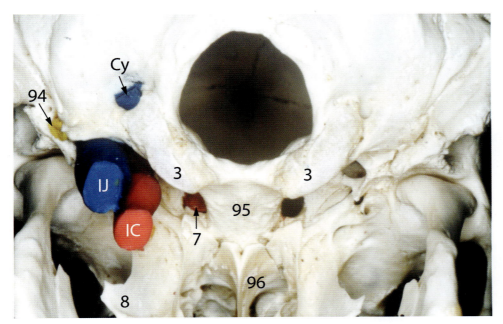

図 1.6　頭蓋骨の腹側面.

IC　内頚動脈　internal carotid artery
IJ　内頚静脈　internal jugular vein
7　破裂孔　foramen lacerum
Cy　顆静脈孔（顆管）　condyloid venous foramen（condylar canal）
3　後頭顆　occipital condyles
95　斜台　clivus
96　鋤骨　vomer
8　翼状突起外側板　lateral pterygoid plate
94　茎乳突孔と顔面神経（第Ⅶ脳神経）　stylomastoid foramen with facial nerve

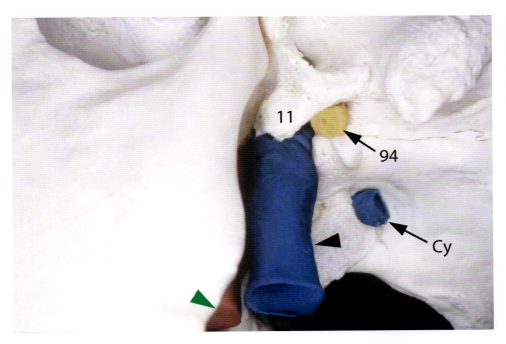

図 1.7　頭蓋骨左側の外側面；下顎と内頚静脈（黒矢頭）と内頚動脈（緑矢頭）との関係.

Cy　顆静脈　condyloid vein
11　鼓室板　tympanic plate
94　茎乳突孔と顔面神経（第Ⅶ脳神経）　stylomastoid foramen with facial nerve

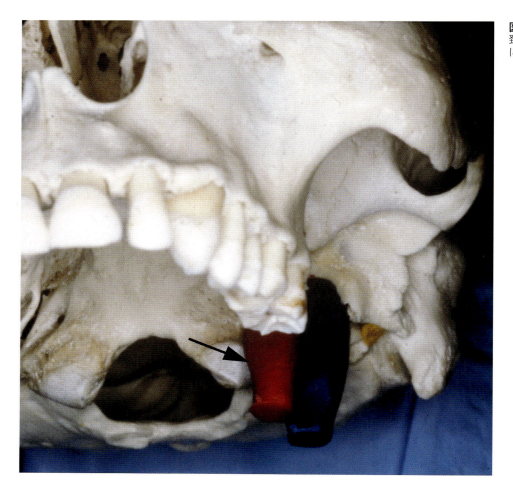

図1.8　頭蓋底における内頚動脈と内頚静脈の前後関係．内頚動脈が前内側に位置することに注目（矢印）．

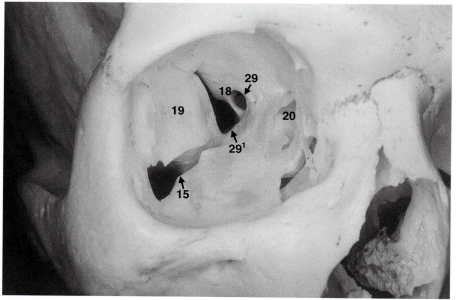

図1.9　右眼窩を覗く斜位．

15　下眼窩裂　inferior orbital fissure
18　オプティック・ストラット　optic strut
19　蝶形翼大翼　greater wing of sphenoid
20　篩骨洞　ethmoid sinus
29　視神経孔　optic foramen
29[1]　上眼窩裂　superior orbital fissure

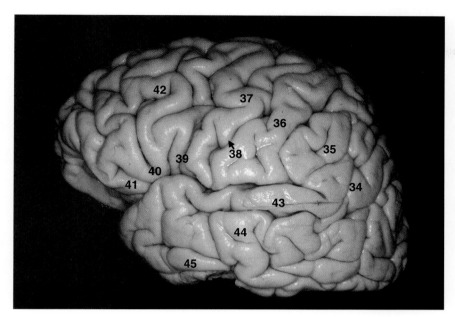

図 **1.10** 左大脳の外側面.

34 角回　angular gyrus
35 縁上回　supramarginal gyrus
36 中心後回　postcentral gyrus
37 中心前回　precentral gyrus
38 中心溝　central fissure
39 弁蓋部（下前頭回）　opercularis (inferior frontal gyrus)
40 三角部（下前頭回）　triangularis (inferior frontal gyrus)
41 眼窩部（下前頭回）　orbitalis (inferior frontal gyrus)
42 中前頭回　middle frontal gyrus
43 上前頭回　superior temporal gyrus
44 中側頭回　middle temporal gyrus
45 下側頭回　inferior temporal gyrus

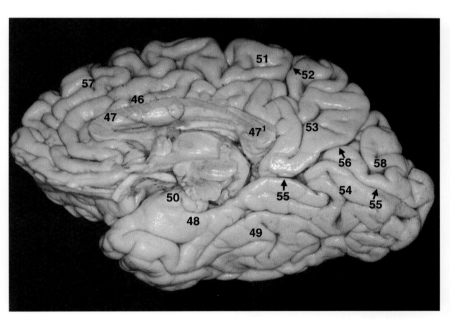

図 **1.11** 右大脳の下内側面.

46 帯状回　cingulate gyrus
47 脳梁（膝）　corpus callosum (genu)
47¹ 脳梁（膨大）　corpus callosum (splenium)
48 海馬傍回　parahippocampal gyrus
49 内側後頭側頭回　medial occipitotemporal gyrus
50 鉤　uncus
51 中心傍小葉　paracentral lobule
52 縁溝　marginal ramus (fissure)
53 楔前部　precuneus
54 舌状回　lingual gyrus
55 鳥距溝　calcarine fissure
56 頭頂後頭溝　parietooccipital fissure
57 内側前頭回　medial frontal gyrus
58 楔部　cuneus

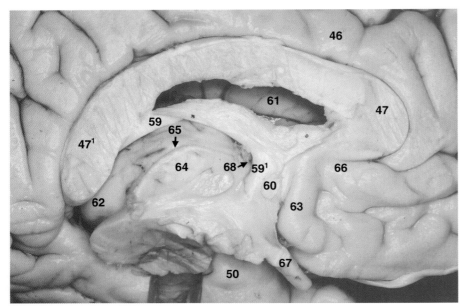

図1.12 左大脳半球の内側矢状面（拡大図）.

46 帯状回 cingulate gyrus
47 脳梁（膝） corpus callosum (genu)
47¹ 脳梁（膨大） corpus callosum (splenium)
50 鉤 uncus
59 脳弓（体） fornix (body)
59¹ 脳弓（脚） fornix (pillar)
60 前交連 anterior commissure
61 側脳室 lateral ventricle
62 視床枕 pulvinar
63 終板傍回 paraterminal gyrus
64 視床（第三脳室） thalamus (third ventricle)
65 髄条 stria medullaris
66 梁下野（嗅傍野） subcallosal area (parolfactory area)
67 視交叉 optic chiasm
68 モンロー孔 foramen of Monro

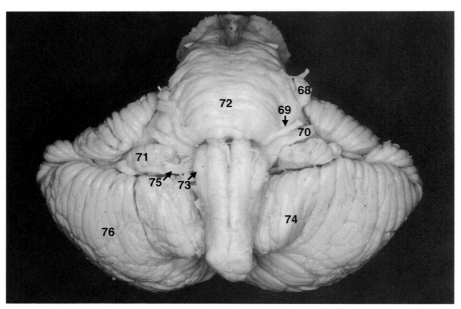

図1.13 脳幹・小脳の腹側面.

68 三叉神経（第Ⅴ脳神経） trigeminal nerve (Ⅴ)
69 顔面神経（第Ⅶ脳神経） facial nerve (Ⅶ)
70 内耳神経（第Ⅷ脳神経） vestibulocochlear nerve (Ⅷ)
71 小脳片葉 flocculus of cerebellum
72 橋 pons
73 オリーブ olive
74 小脳扁桃 tonsil
75 舌咽神経（第Ⅸ脳神経） glossopharyngeal nerve (Ⅸ)
76 二腹小葉 biventral lobule

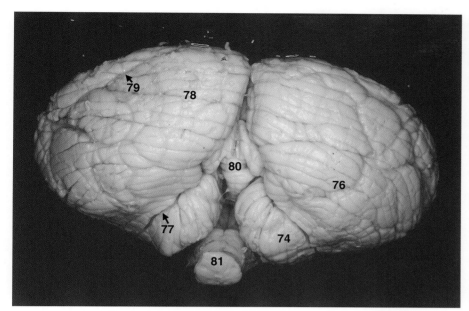

図 1.14　小脳の後下面.

74　小脳扁桃　tonsil
76　二腹小葉　biventral lobule
77　後扁桃裂　retrotonsillar fissure
78　下半月小葉　caudal(inferior)semilunar lobule
79　水平裂　horizontal fissure
80　（下）小脳虫部　(inferior)vermis
81　延髄　medulla

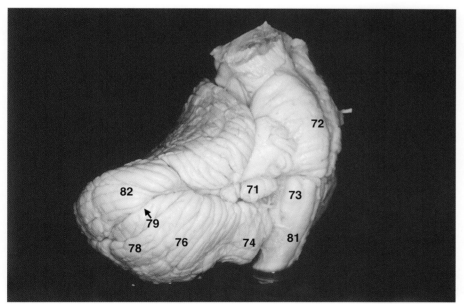

図 1.15　右小脳半球および脳幹の外側斜位.

71　小脳片葉　flocculus
72　橋　pons
73　オリーブ　olive
74　小脳扁桃　tonsil
76　二腹小葉　biventral lobule
78　尾側(下)半月小葉　caudal(inferior) semilunar lobule
79　水平裂　horizontal fissure
81　延髄　medulla
82　頭側(上)半月小葉　rostral(superior) semilunar lobule

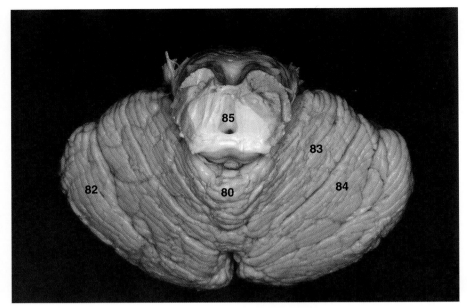

図 **1.16** 小脳の上面.

- 80 （上）小脳虫部 （superior）vermis
- 82 頭側（上）半月小葉 rostral（superior） semilunar lobule
- 83 四角小葉 quadrangular lobule
- 84 単小葉 simplex lobule
- 85 シルビウス水道（中脳水道） aqueduct of Sylvius

1.1 臨床症例

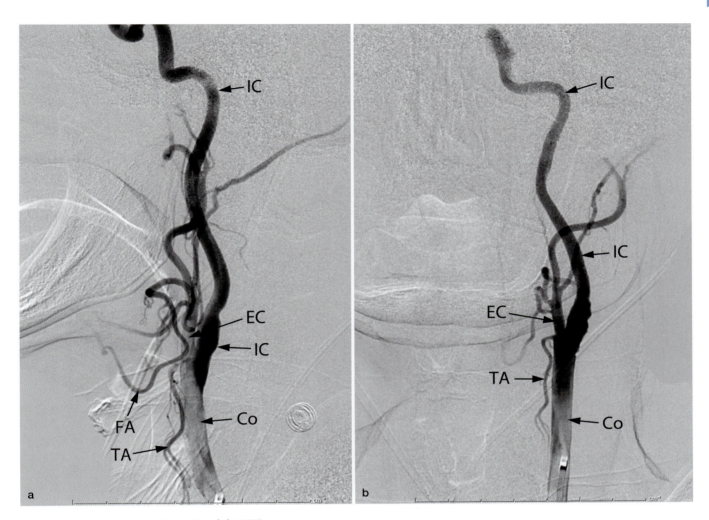

図 1.17　左総頚動脈造影．（a）側面像．（b）正面像．

- IC　内頚動脈　internal carotid artery
- EC　外頚動脈　external carotid artery
- Co　総頚動脈　common carotid artery
- FA　顔面動脈　facial artery
- TA　上甲状腺動脈　superior thyroid artery

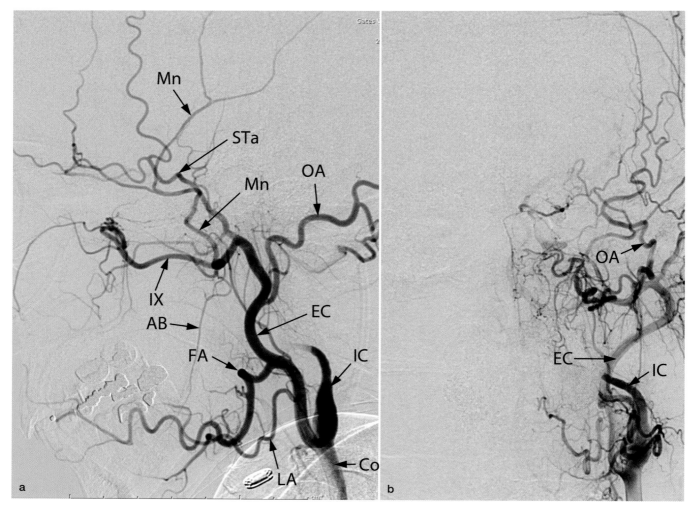

図 1.18 左外頸動脈造影．(a) 側面像．(b) 正面像．

Mn	中硬膜動脈	middle meningeal artery
STa	浅側頭動脈	superficial temporal artery
OA	後頭動脈	occipital artery
IX	顎動脈	internal maxillary artery
AB	頬動脈	buccal artery
EC	外頸動脈	external carotid artery
LA	舌動脈	lingual artery
Co	総頸動脈	common carotid artery
FA	顔面動脈	facial artery
IC	内頸動脈	internal carotid artery

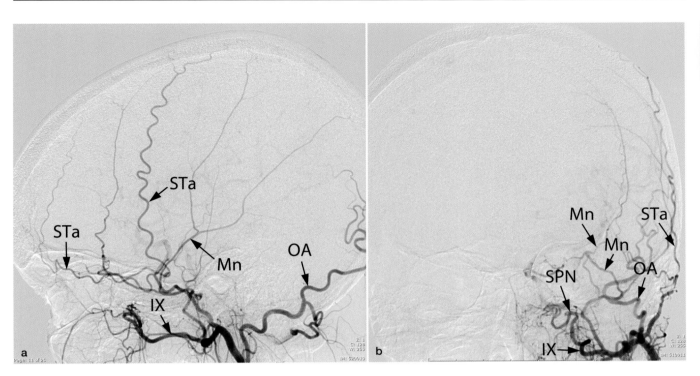

図 **1.19** 左頚部外頚動脈造影．(**a**) 側面像．(**b**) 正面像．

STa 浅側頭動脈 superficial temporal artery
Mn 中硬膜動脈 middle meningeal artery
OA 後頭動脈 occipital artery
IX 顎動脈 internal maxillary artery
SPN 蝶口蓋動脈 sphenopalatine artery

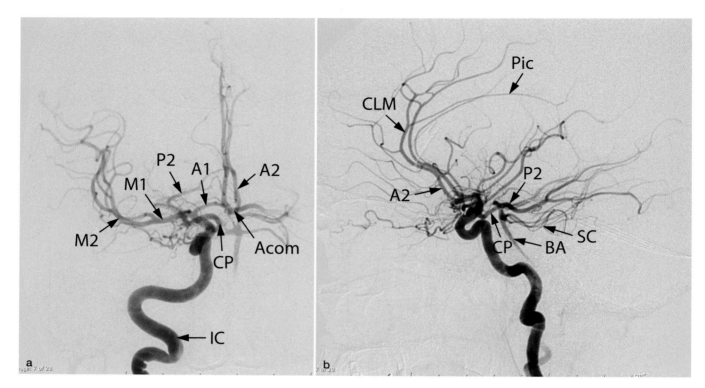

図 1.20 右内頚動脈造影．（**a**）正面像．（**b**）側面像．

IC	内頚動脈	internal carotid artery
Acom	前交通動脈	anterior communicating artery
M1, M2	中大脳動脈	middle cerebral artery
A1, A2	前大脳動脈	anterior cerebral artery
CP	後交通動脈	posterior communicating artery
P2	後大脳動脈	posterior cerebral artery
Pic	脳梁周囲動脈	pericallosal artery
CLM	脳梁縁動脈	callosomarginal artery
BA	脳底動脈	basilar artery
SC	上小脳動脈	superior cerebellar artery

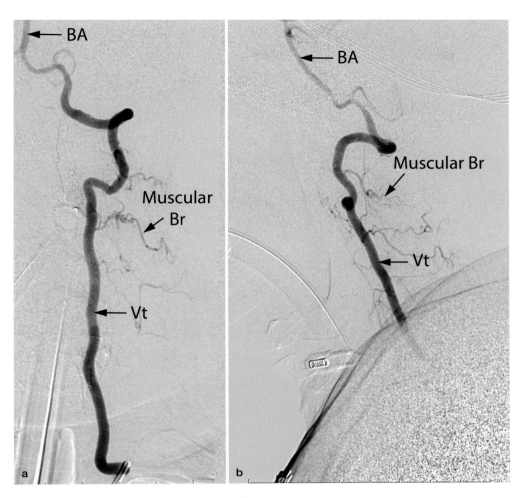

図 1.21　左頸部椎骨動脈造影．(a) 正面像．(b) 側面像．

BA　脳底動脈　basilar artery
Vt　椎骨動脈　vertebral artery
Br　（筋肉）枝　branch

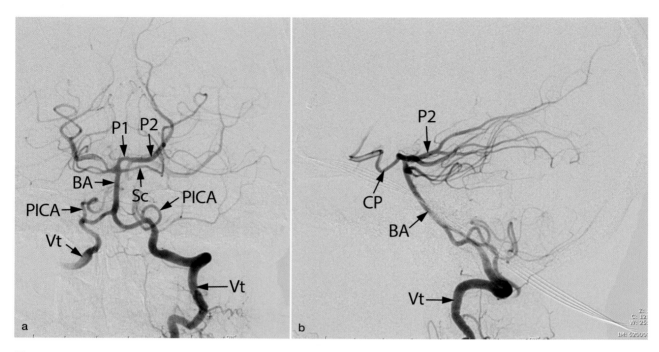

図 1.22　頭蓋内の左椎骨動脈造影．(a) 正面像．(b) 側面像．

BA	脳底動脈	basilar artery
Vt	椎骨動脈	vertebral artery
Sc	上小脳動脈	superior cerebellar artery
P1, P2	後大脳動脈	posterior cerebral artery
PICA	後下小脳動脈	posterior inferior cerebellar artery
CP	後交通動脈	posterior communicating artery

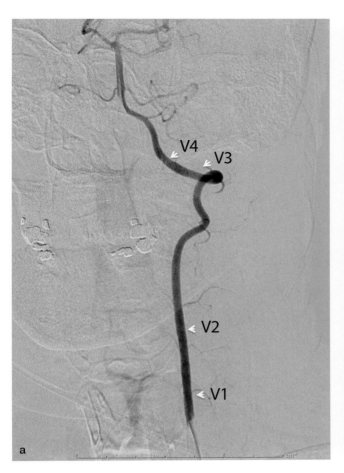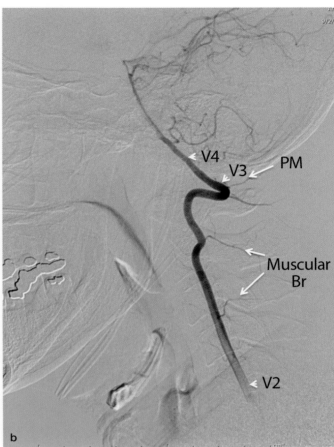

図1.23 (**a**) 左椎骨動脈造影正面像における椎骨動脈の分節．(**b**) 同 側面像．

V1	骨外部	extraosseous segment
V2	孔部	foraminal segment
V3	脊椎外部	extraspinal segment
V4	硬膜内部	intradural segment
PM	後硬膜枝	posterior meningeal branch
Br	（筋肉）枝	branch

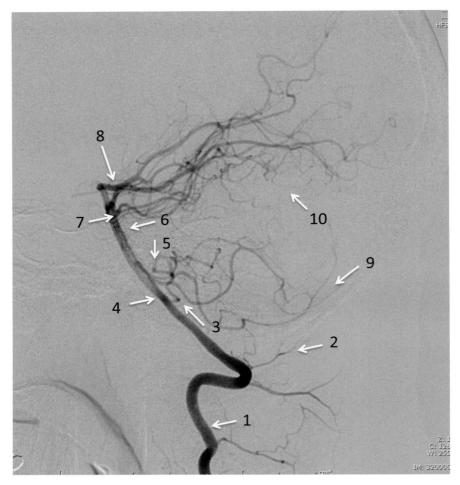

図 1.24 左椎骨動脈造影側面像；頭蓋内分枝．

1 椎骨動脈 vertebral artery
2 後硬膜動脈 posterior meningeal artery
3 後下小脳動脈 posterior inferior cerebellar artery
4 脳底動脈 basilar artery
5 前下小脳動脈 anterior inferior cerebellar artery
6 橋動脈外側枝 lateral pontine branches
7 上小脳動脈 superior cerebellar artery
8 後大脳動脈 posterior cerebral artery
9 大水平裂への皮質枝 cerebellar hemispheric branches in the great horizontal fissure
10 上小脳動脈分枝 superior cerebellar artery branches

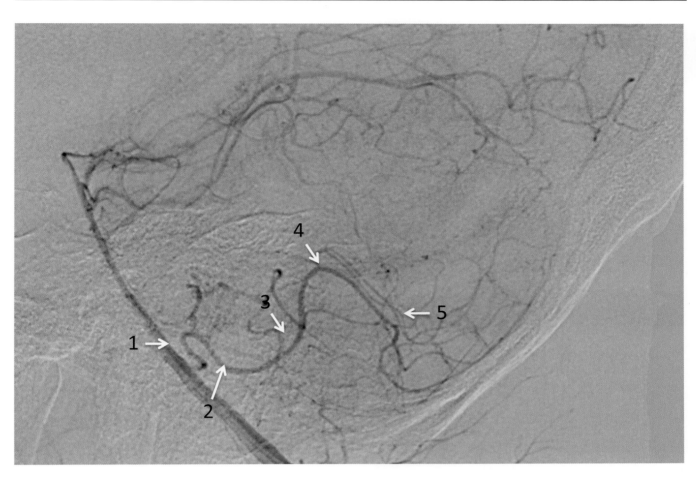

図 1.25　頭蓋内の左椎骨動脈造影側面像.

1　後下小脳動脈（PICA）の前延髄部　anterior medullary segment of posterior inferior cerebellar artery（PICA）
2　PICA の外側延髄部　lateral medullary segment of PICA
3　PICA の後延髄部　posterior medullary segment of PICA
4　PICA の上扁桃部　supra-tonsillar segment of PICA
5　PICA の半球枝と虫部枝　hemispheric and vermian branches of PICA

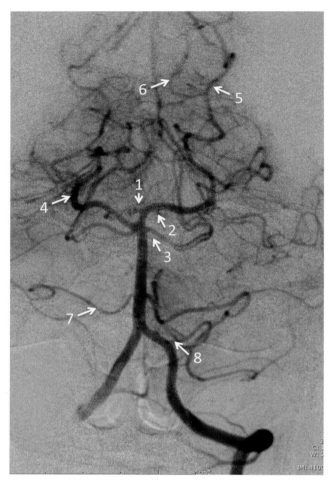

図 1.26 左椎骨動脈造影正面像.

1 視床穿通動脈と視床膝状体動脈 thalamoperforating and thalamogeniculate arteries
2 後大脳動脈の P1 部 P1 segment of the posterior cerebral artery
3 上小脳動脈 superior cerebellar artery
4 後大脳動脈の P2 迂回槽部 P2 ambient segment of the posterior cerebral artery
5 頭頂後頭動脈 parietooccipital artery
6 鳥距動脈 calcarine artery
7 前下小脳動脈 anterior inferior cerebellar artery
8 後下小脳動脈 posterior inferior cerebellar artery

2 外頚動脈

総頚動脈 common carotid artery から起始する外頚動脈 external carotid artery は，後方を胸鎖乳突筋 sternocleidomastoid muscle，下方を肩甲舌骨筋 omohyoid muscle，上方を顎二腹筋の後腹 posterior belly of the digastric muscle と茎乳突筋 stylohyoid muscle で形成される三角形の間隙の中に存在している．外頚動脈は，顎二腹筋の後腹と茎乳突筋の内側を通過する．外頚動脈は下顎頚 neck of the mandible の後方で終わり，そしてそこからは（内）顎動脈（internal）maxillary artery と浅側頭動脈 superficial temporal artery に分岐する．その後，顎動脈は下顎 mandible の内側を通り側頭下窩 subtemporal fossa へ向かう．浅側頭動脈は耳珠 tragus of the ear の前方を走行し頬骨弓 zygomatic bone を越える．

外頚動脈の分枝は2つの構成要素に分類される．1つは外頚動脈本幹からの分枝である．もう一方は顎動脈と浅側頭動脈からの終枝である．

2.1 外頚動脈近位の分枝

2.1.1 上甲状腺動脈

上甲状腺動脈 superior thyroid artery は外頚動脈からの最初の分枝である．舌骨 hyoid bone の同じ高さの反対側から起始し，甲状腺 thyroid gland の上部を通過する．

2.1.2 舌動脈

舌動脈 lingual artery は上甲状腺動脈の直上の外頚動脈から分岐する．舌動脈の最初の部分は舌の筋肉組織を通過しながら，舌下神経 hypoglossal nerve（第XII脳神経）と交差する．

2.1.3 顔面動脈

顔面動脈 facial artery は通常，舌動脈起始部の数mm末梢の外頚動脈から起始する．そして時に舌動脈と共通幹を形成する．顔面動脈は顎二腹筋と茎突舌骨筋の深部を走行し，その後，顎 jaw の上方から頬 cheek に向かいながら下顎 lower jaw に沿った溝を走行する．この血管は眼角動脈 angular artery として，内眼角 inner canthus で終わる．眼角動脈は眼動脈 ophthalmic artery と一緒に，代替の逆行性血行供給として内頚動脈系へ分布する重要な側副血行路である．この起始部の近くで，顔面動脈は扁桃腺 tonsil と耳管 Eustachian tube を通る上行口蓋動脈 ascending palatine artery を分枝する．

多くの成書では外頚動脈は浅側頭動脈と内顎動脈へ二分岐すると記載されている．しかし，時折外頚動脈は顔面動脈を分岐したのちに主たる二分岐となり，その後枝は後頭動脈 occipital artery となる．時に後頭動脈は上行咽頭動脈 ascending pharyngeal artery と共通幹を形成する．上行咽頭動脈と後頭動脈はそれぞれの間のみならず，外頚動脈の主幹部との間に様々な関係がある．

2.1.4 後頭動脈

後頭動脈 occipital artery は外頚動脈の後壁から起こり，内頚動脈と交差する．後頭動脈の起始部の近くで舌下神経が下方に交差する．その後，後頭動脈は軸椎 atlas の横突起 transverse process と乳様突起 mastoid tip の間隙を走行する．後頭動脈の末梢の分枝はやや多様であり，頚静脈孔 jugular foramen を上行し後頭蓋窩 posterior fossa の硬膜に分布する後硬膜枝 posterior meningeal branch を分枝することもある．最も重要な筋肉枝は胸鎖乳突枝 sternomastoid branch である．胸鎖乳突枝は後頭動脈の走行の早期から起こり，胸鎖乳突筋へ入る前に下方へループし，舌下神経を越える．通常，後頭動脈は，乳様突起のすぐ上後方にある乳突孔を通って頭蓋骨を貫通する乳突枝 mastoid branch（penetrating mastoid artery）を分枝して，後頭蓋の硬膜を栄養する．後頭動脈は，後頭下の筋肉に多くの枝を分枝しており，それらは椎骨動脈

vertebral artery の筋肉枝と吻合を形成している．これは時に椎骨動脈との"危険な吻合（dangerous anastomosis）"となりうる．

2.1.5 後耳介動脈

後耳介動脈 posterior auricular artery は外頸動脈の後頭動脈起始部の遠位から起始する．しかし，時に後頭動脈から起始する．後耳介動脈は外耳道 external auditory meatus と乳様突起との間に終わる．外耳道にある胸鎖乳突枝は，顔面神経に沿って茎乳突孔に入る．

2.1.6 上行咽頭動脈

上行咽頭動脈 ascending pharyngeal artery は，しばしば総頸動脈分岐近くの外頸動脈の背面から起始する．しかし，その起始と形状は非常に多彩である．上行咽頭動脈は，内頸動脈や後頭動脈の底部，あるいはより末梢の後頭動脈から起始する．上行咽頭動脈は上方に走行するにつれて，筋肉枝を咽頭に分岐し，耳管に供血する．耳管への枝に先がけ，上行咽頭動脈は後硬膜動脈 posterior meningeal artery を分枝する場合がある．そして頸静脈孔を通過し舌咽・迷走神経（第Ⅸ・Ⅹ脳神経）沿いに上行することもあれば，舌下神経の近位にある舌下神経管 hypoglossal foramen を通過することもある．上行咽頭動脈から起始した後硬膜動脈は，時折二手に分岐し，それぞれ舌下神経管と頸静脈孔を通り，後頭蓋窩の硬膜へ枝を出す．上行咽頭動脈は同側の椎骨動脈と"危険な吻合"を形成することもある．

2.2　外頸動脈の末梢枝

2.2.1　浅側頭動脈

浅側頭動脈 superficial temporal artery は，下顎基部の背面で耳下腺 parotid gland の実質内から外頸動脈の最終分岐の1つとして起始する．時には外頸動脈のより小さい分枝として起始することもある．浅側頭動脈は頬骨弓を越えて走行する．そして前部と後部に分岐する．顔面横動脈 transverse facial artery は耳下腺前面の境界で起始する．そして，顔面神経の頬枝 buccal branch あるいは頬骨枝 zygomatic branch に伴い，前方に走行する．

2.2.2　(内)顎動脈

(内)顎動脈(internal) maxillary artery は外頸動脈の主たる終末枝である．はじめに，顎動脈は耳下腺の中に固定されている．そして外側翼突筋 lateral pterygoid muscle の表面を覆いながら，下顎枝の後方を通る．側頭下経路では，顎動脈は外側翼突筋の深部もしくは表面に位置する．前者では，三叉神経（第Ⅴ脳神経）第3枝 third division of trigeminal nerve（下顎神経 mandibular nerve）の頬枝が卵円孔 foramen ovale を通過しながら，顎動脈を越えて走行する．三叉神経第3枝の残りは顎動脈の内側を走行する．中硬膜動脈 middle meningeal artery は(内)顎動脈から分岐し棘孔 foramen spinosum へ向かって走行する．そして耳介側頭神経 auricular temporal nerve の2つの根本が両動脈を通り抜ける．頬動脈枝 buccal arterial branch は三叉神経第3枝からの枝である頬神経 buccal nerve とともに走行する．顎動脈は，直接卵円孔へ向かい走行する副硬膜動脈 accessory meningeal artery をしばしば分枝する．時々，中硬膜動脈から副硬膜動脈が起始することがある．顎動脈はより末梢で前方に向けて走行するにつれて，側頭筋 temporalis muscle に向かう深側頭枝 deep temporal branch を分枝する．

顎動脈は蝶口蓋窩 sphenopalatine fossa に近づくにつれて，顎骨 maxillary bone を越えて翼状突起の外側板の前方へ後上歯槽動脈 posterior superior alveolar artery を分枝する．内顎動脈はその後，蝶口蓋窩へ入るために，翼状突起の外側板へ向けて深くに走行する．顎動脈は三叉神経第2枝 second division of trigeminal nerve（上顎神経 maxillary nerve）の下方を走行する眼窩下動脈 infraorbital artery を分枝する．眼窩下動脈と三叉神経第2枝は眼窩下管 infraorbital canal へ入る．近位の眼窩下動脈の基部で，蝶口蓋動脈 sphenopalatine artery が起始する．そして鼻腔 nasal cavity 内への顎動脈の終枝として蝶口蓋孔 sphenopalatine foramen に向けて走行する．

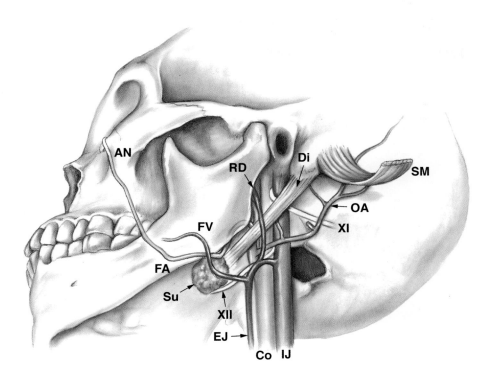

図 2.1 頚部表面と下顎後方.

Su	顎下腺	submandibular gland
XI	副神経（第 XI 脳神経）	accessory nerve
XII	舌下神経（第 XII 脳神経）	hypoglossal nerve
SM	胸鎖乳突筋	sternocleidomastoid muscle
AN	眼角動脈	angular artery
Di	顎二腹筋後腹	posterior belly of digastric muscle
EJ	外頚静脈	external jugular vein
FV	顔面静脈	facial vein
FA	顔面動脈	facial artery
Co	総頚動脈	common carotid artery
IJ	内頚静脈	internal jugular vein
OA	後頭動脈	occipital artery
RD	下顎後静脈	retromandibular vein

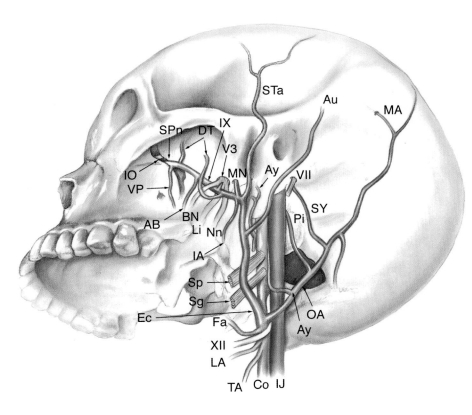

図 2.2 深部解剖．下顎を取り除き側頭下窩と顎動脈の分岐を広範囲に露出．

AB	頬動脈	buccal artery
Au	後耳介動脈	posterior auricular artery
Ay	上行咽頭動脈	ascending pharyngeal artery
BN	頬神経	buccal nerve
Co	総頚動脈	common carotid artery
DT	深側頭動脈	deep temporal arteries
Ec	外頚動脈	external carotid artery
Fa	顔面動脈	facial artery
IO	眼窩下神経	infraorbital nerve (V_2)
IA	下歯槽動脈	inferior alveolar artery
IJ	内頚静脈	internal jugular vein
IX	（内）顎動脈	internal maxillary artery
Li	舌神経	lingual nerve
LA	舌動脈	lingual artery
MA	乳突動脈	mastoid artery
MN	中硬膜動脈	middle meningeal artery
Nn	下歯槽神経	inferior alveolar nerve
OA	後頭動脈	occipital artery
Pi	後硬膜動脈	posterior meningeal artery
Sg	茎突舌筋	styloglossus muscle
Sp	茎突咽頭筋	stylopharyngeus muscle
SPn	蝶口蓋動脈	sphenopalatine artery
STa	浅側頭動脈	superficial temporal artery
SY	茎乳突孔動脈	stylomastoid artery
TA	上甲状腺動脈	superior thyroid artery
VP	後上歯槽動脈	posterior superior alveolar artery
VII	顔面神経（第 VII 脳神経）	facial nerve
XII	舌下神経（第 XII 脳神経）	hypoglossal nerve
V3	下顎神経（三叉神経第 3 枝）	mandibular nerve

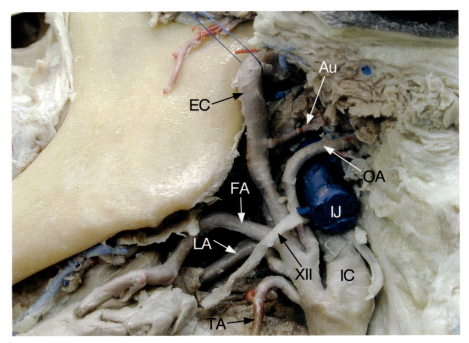

図 2.3　頚動脈分枝の顎下面.

IJ	内頚静脈	internal jugular vein
XII	舌下神経(第 XII 脳神経)	hypoglossal nerve
FA	顔面動脈	facial artery
LA	舌動脈	lingual artery
TA	上甲状腺動脈	superior thyroid artery
Au	後耳介動脈	posterior auricular artery
OA	後頭動脈	occipital artery
EC	外頚動脈	external carotid artery
IC	内頚動脈	internal carotid artery

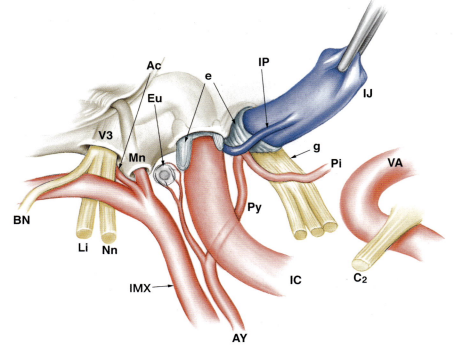

図 2.4　左側頭下窩の外側面拡大図. 下錐体静脈が頚部で内頚静脈と合流することに注意.

Ac	副硬膜動脈	accessory meningeal artery
AY	上行咽頭動脈	ascending pharyngeal artery
BN	頬神経	buccal nerve
C_2	第 2 頚神経	second cervical nerve
Eu	耳管	eustachian tube
IC	内頚動脈	internal carotid artery
IP	下錐体静脈	inferior petrosal vein
IJ	内頚静脈	internal jugular vein
IMX	(内)顎動脈	internal maxillary artery
Li	舌神経	lingual nerve
Mn	中硬膜動脈	middle meningeal artery
Nn	下歯槽神経	inferior alveolar nerve
Pi	後硬膜動脈(後頭の)	posterior meningeal artery (occipital)
Py	後硬膜動脈(上行咽頭の)	posterior meningeal artery (ascending pharyngeal)
VA	椎骨動脈	vertebral artery
V3	下顎神経(三叉神経第 3 枝)	mandibular nerve
e	線維束	fibrous band
g	神経葉	pars nervosa

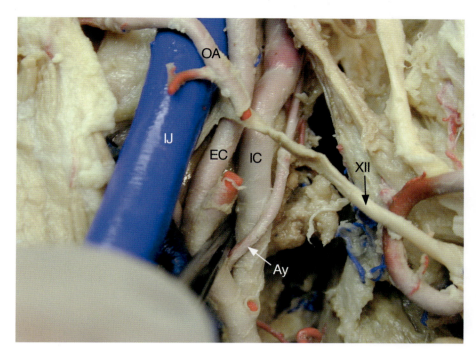

図 2.5 右頚部．外頚動脈の基部から起始する上行咽頭動脈．

IC	内頚動脈	internal carotid artery
XII	舌下神経（第 XII 脳神経）	hypoglossal nerve
OA	後頭動脈	occipital artery
IJ	内頚静脈	internal jugular vein
EC	外頚動脈	external carotid artery
Ay	上行咽頭動脈	ascending pharyngeal artery

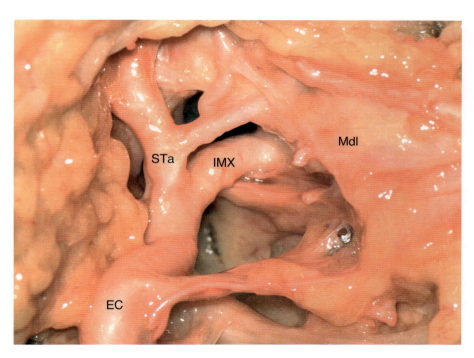

図 2.6 右外頚動脈の浅側頭動脈と（内）顎動脈への分岐部．顎動脈は下顎角の後方で，側頭下窩へ消える．

EC	外頚動脈	external carotid artery
STa	浅側頭動脈	superficial temporal artery
IMX	（内）顎動脈	internal maxillary artery
Mdl	下顎角	angle of the mandible

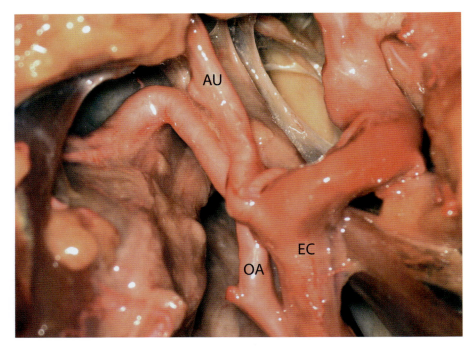

図 2.7　右側の外頚動脈から分岐する後頭動脈と後耳介動脈．

EC　外頚動脈　external carotid artery
OA　後頭動脈　occipital artery
AU　後耳介動脈　posterior auricular artery

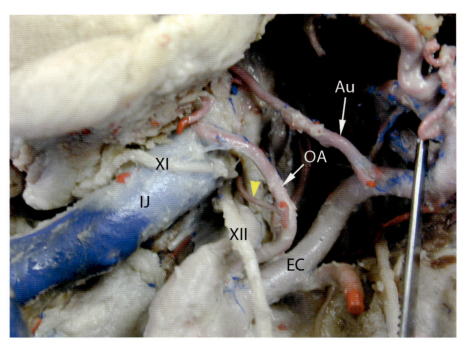

図 2.8　副神経（第 XI 脳神経）は内頚静脈の深部を通過する．そして内頚静脈の後方，表面に方向転換する．

XI　副神経（第 XI 脳神経）accessory nerve
XII　舌下神経（第 XII 脳神経）hypoglossal nerve
IJ　内頚静脈　internal jugular vein
OA　後頭動脈　occipital artery
Au　後耳介動脈　posterior auricular artery
EC　外頚動脈　external carotid artery
矢頭　後頭動脈から後頭蓋窩の硬膜に供血するために頚静脈孔に向かう枝

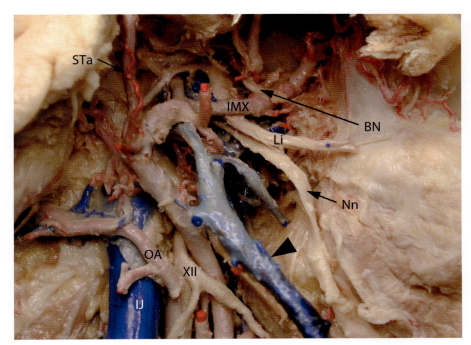

図 2.9　右側頭下窩を走行する（内）顎動脈．舌神経と下歯槽神経の両者が顎動脈の内側を通過する．

IMX	（内）顎動脈　internal maxillary artery
Li	舌神経　lingual nerve
Nn	下歯槽神経　inferior alveolar nerve
BN	頬神経　buccal nerve
STa	浅側頭動脈　superficial temporal artery
OA	後頭動脈　occipital artery
IJ	内頚静脈　internal jugular vein
XII	舌下神経（第 XII 脳神経）　hypoglossal nerve
矢頭	大きな導出静脈が側頭下窩に向かい，総顔面静脈に合流する．

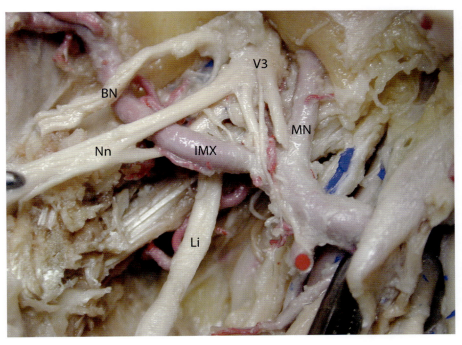

図 2.10　左側．（内）顎動脈が下歯槽神経を貫通する．

IMX	（内）顎動脈　internal maxillary artery
Nn	下歯槽神経　inferior alveolar nerve
BN	頬神経　buccal nerve
Li	舌神経　lingual nerve
V3	下顎神経（三叉神経第 3 枝）　mandibular nerve
MN	中硬膜動脈　middle meningeal artery

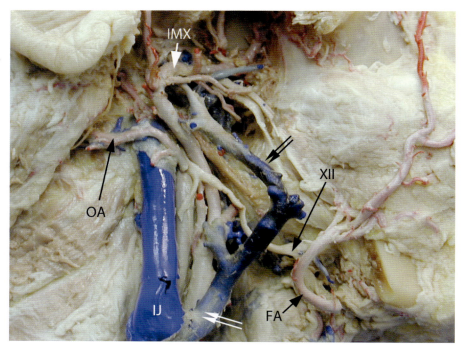

図 2.11 内頚静脈に合流する右総顔面静脈（白二重矢印）．側頭下窩から大きな静脈が総顔面静脈の分岐として存在する（黒二重矢印）．

FA	顔面動脈 facial artery
IMX	（内）顎動脈 internal maxillary artery
OA	後頭動脈 occipital artery
IJ	内頚静脈 internal jugular vein
XII	舌下神経（第 XII 脳神経）hypoglossal nerve

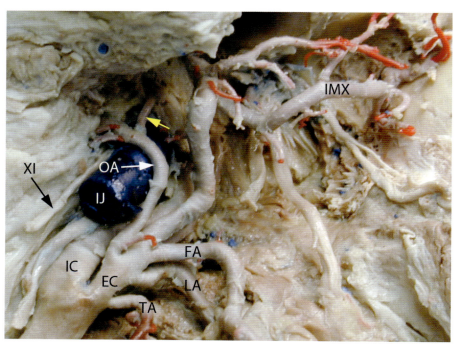

図 2.12 右後頭動脈が後頭蓋窩の硬膜に頚静脈孔を通って分枝を出す（黄矢印）．副神経（第 XI 脳神経）が内頚静脈の内側・後方を通過する．

OA	後頭動脈 occipital artery
FA	顔面動脈 facial artery
LA	舌動脈 lingual artery
TA	上甲状腺動脈 superior thyroid artery
IMX	（内）顎動脈 internal maxillary artery
IC	内頚動脈 internal carotid artery
EC	外頚動脈 external carotid artery
IJ	内頚静脈 internal jugular vein
XI	副神経（第 XI 脳神経）accessory nerve

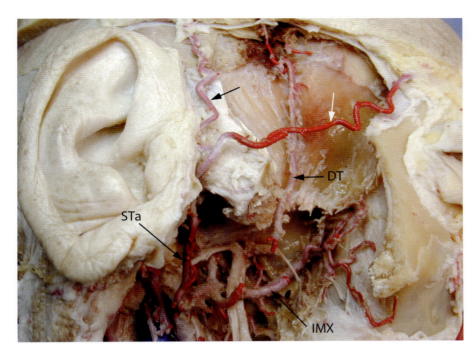

図 2.13 帽状腱膜下で，浅側頭動脈の後枝（黒矢印）と前枝（白矢印）への二分岐．（内）顎動脈からの側頭筋への分枝が浅側頭動脈へと通過する．

STa	浅側頭動脈	superficial temporal artery
IMX	（内）顎動脈	internal maxillary artery
DT	深側頭動脈	deep temporal artery

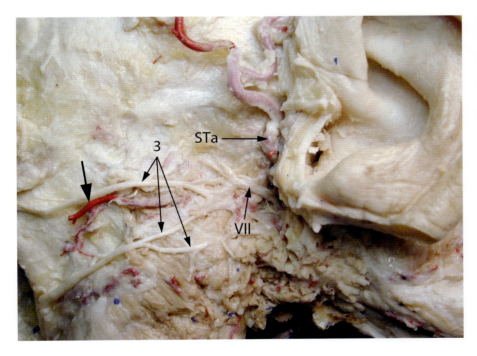

図 2.14 顔面神経（第 VII 脳神経）の出現と浅側頭動脈の基部との関係．

STa	浅側頭動脈	superficial temporal artery
VII	顔面神経（第 VII 脳神経）	facial nerve
3	顔面神経（第 VII 脳神経）の頬枝 Buccal branches of facial nerve	
大矢印	顔面横動脈	transverse facial artery

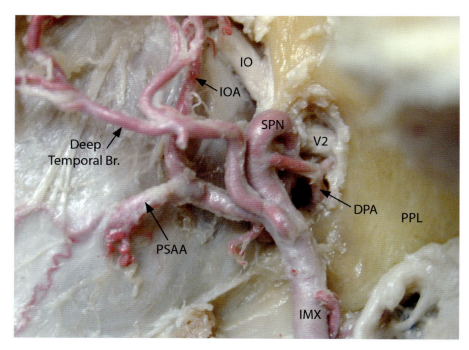

図 2.15　翼状突起板の前面にある蝶口蓋窩で(内)顎動脈が終わる．眼窩下神経へと移り変わる上顎神経(三叉神経第 2 枝)．

PPL	翼状突起板 pterygoid plate
IMX	(内)顎動脈 internal maxillary artery
IO	眼窩下神経 infraorbital nerve
SPN	蝶口蓋動脈 sphenopalatine artery
IOA	眼窩下動脈 infraorbital artery
PSAA	後下歯槽動脈 posterior inferior alveolar artery
DPA	下行口蓋動脈 descending palatine artery
V2	上顎神経(三叉神経第 2 枝) maxillary nerve

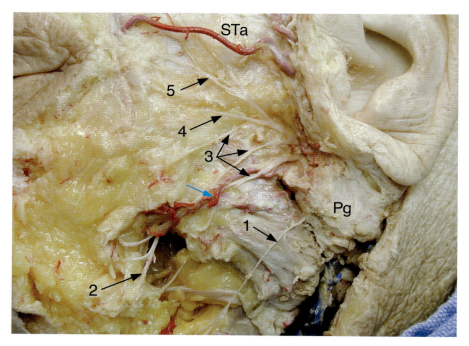

図 2.16　顔面の左側面．顔面横動脈(青矢印)，浅側頭動脈の前枝との顔面神経(第 VII 脳神経)の解剖的な関係．

1	頚部枝 cervical branch
2	下顎枝 mandibular branch
3	頬枝 buccal branches
4	頬骨枝 zygomatic branch
5	側頭頬骨枝 temporozygomatic branch
Pg	耳下腺 parotid gland
STa	浅側頭動脈 superficial temporal artery

2 外頚動脈

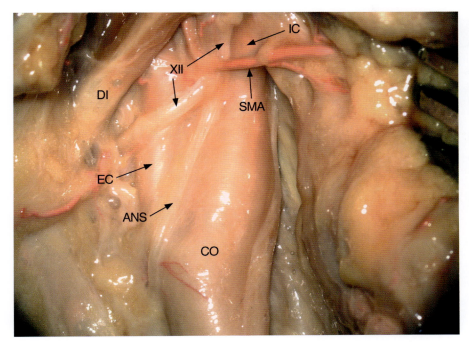

図 2.17 頚部での左総頚動脈の露出．外頚動脈から胸鎖乳突筋へ分岐する動脈の下を，輪を作り走行する舌下神経（第 XII 脳神経）を示す．

CO	総頚動脈	common carotid artery
EC	外頚動脈	external carotid artery
DI	顎二腹筋の後腹	posterior belly of digastric muscle
ANS	下行舌下神経ワナ	descending ansa-hypoglossus
SMA	胸鎖乳突筋への動脈	artery to sternocleidomastoid muscle
IC	内頚動脈	internal carotid artery
XII	舌下神経（第 XII 脳神経）	hypoglossal nerve

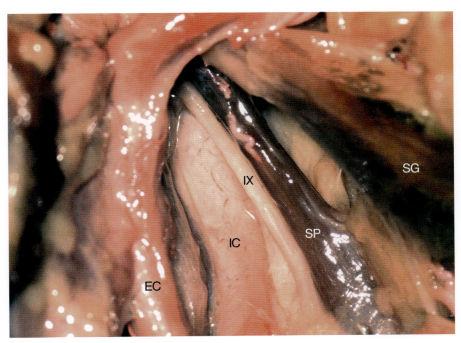

図 2.18 舌咽神経（第 IX 脳神経）と斜めに交差し咽頭括約筋に入る右内頚動脈．

SP	咽頭筋	stylopharyngeus muscle
SG	茎突舌筋	styloglossus muscle
EC	外頚動脈	external carotid artery
IC	内頚動脈	internal carotid artery
IX	舌咽神経（第 IX 脳神経）	glossopharyngeal nerve

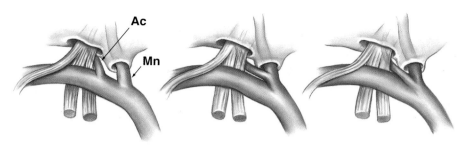

図 2.19 中硬膜動脈起始部と副硬膜動脈との関係のバリエーションの左外側面拡大図．

Ac 副硬膜動脈 accessory meningeal artery
Mn 中硬膜動脈 middle meningeal artery

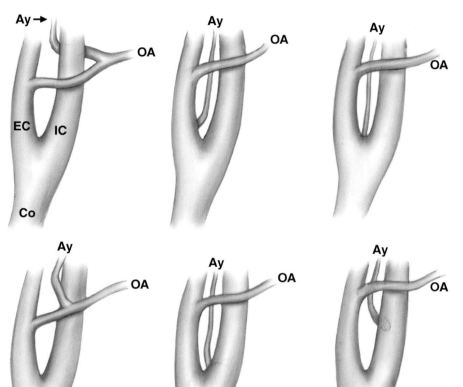

図 2.20 総頸動脈からの上行咽頭動脈起始部のバリエーション．

Ay 上行咽頭動脈 ascending pharyngeal artery
Co 総頸動脈 common carotid artery
EC 外頸動脈 external carotid artery
IC 内頸動脈 internal carotid artery
OA 後頭動脈 occipital artery

2.3 臨床症例

2.3.1 症例 1

　増大する痛みのない頸部腫脹をもつ 10 歳代．MRI では均一に造影される腫瘍を示し，頸動脈分岐角度が拡大していた．血管造影により，近位外頸動脈から多くの枝が供血され明確な腫瘍濃染を伴っている頸動脈小体腫瘍を確認できた．これらの枝は，バルーン閉塞試験を経て，選択的にカテーテルを挿入され，液状塞栓物質を使用して塞栓された．頸部切開を経て腫瘍は摘出された．内頸動脈は温存された．病理学的には良性頸動脈小体グロームス腫瘍として矛盾がなかった．

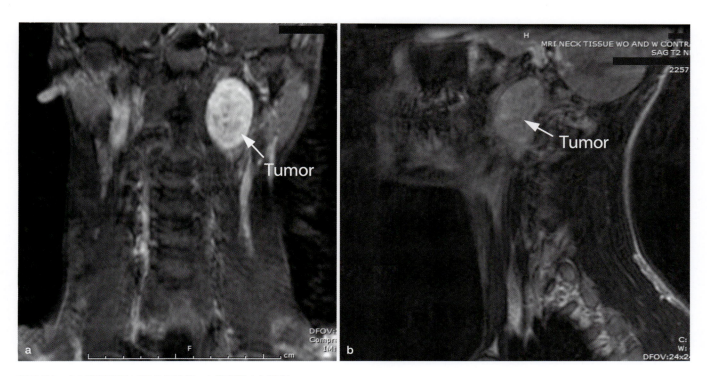

図 2.21　(a) 頸部造影 MRI の前後像．左頸動脈小体腫瘍．
(b) 同 側面像．

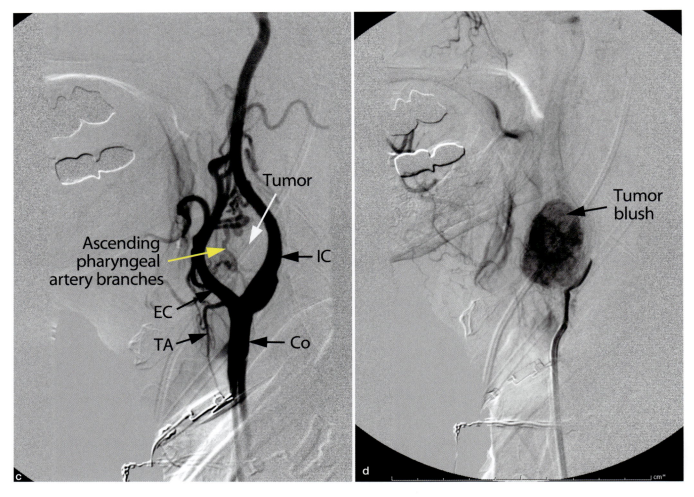

図 2.21（続き）　（c）左総頸動脈（Co）造影．内頸動脈（IC）と外頸動脈（EC）が腫瘍により分岐の角度が広がる．TA：上甲状腺動脈，黄矢印：上行咽頭動脈．
(d) 腫瘍濃染像を伴う後期相．

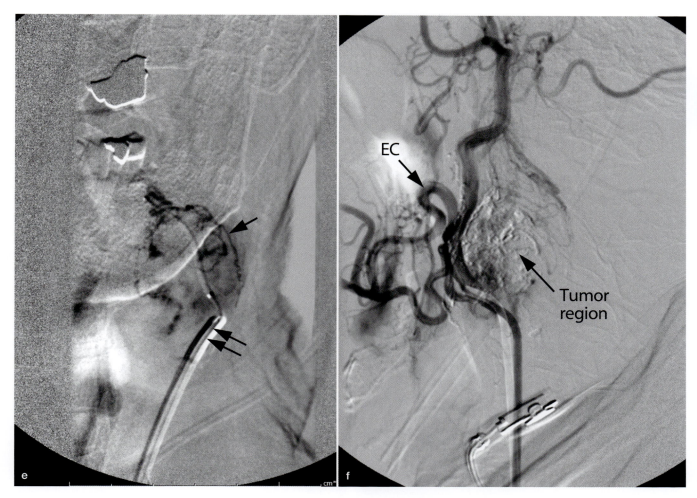

図 2.21（続き） (e) 外頸動脈へのマイクロカテーテルからの造影（二重矢印）は，明確な腫瘍への供血を示す（矢印）．
(f) 塞栓術後の頸部動脈造影の後期相は，外頸動脈（EC）の温存と腫瘍濃染像が消失したことを示す．

2.3.2　症例 2

人格変化と増悪する頭痛で目覚めるほどの頭痛が主訴の中年女性．MRI では，病変に近接する右前頭葉皮質に著明な脳浮腫を伴う，巨大な右前頭葉の円蓋部の硬膜に基部をもつ腫瘤を認めた．血管造影で右中硬膜動脈からの著明な血管供給を認め，液状塞栓物質を用いて塞栓された．腫瘍は右前頭開頭で摘出された．病理学的には良性髄膜腫で矛盾しなかった．

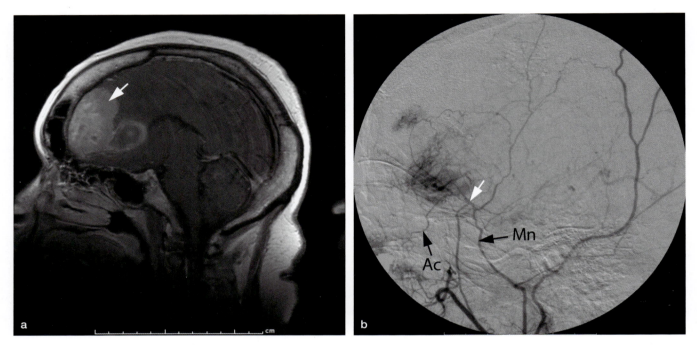

図 2.22　(a) 造影 T1 強調 MRI，矢状断．大きく不均一に造影される，部分的に囊胞性で硬膜に基部を持つ腫瘤（白矢印）．周辺に浮腫を伴っている．
(b) 選択的左外頚動脈造影では，中硬膜動脈（Mn）の前頭枝（白矢印）と副硬膜動脈（Ac）の分枝から腫瘤への著明な供血を示す．

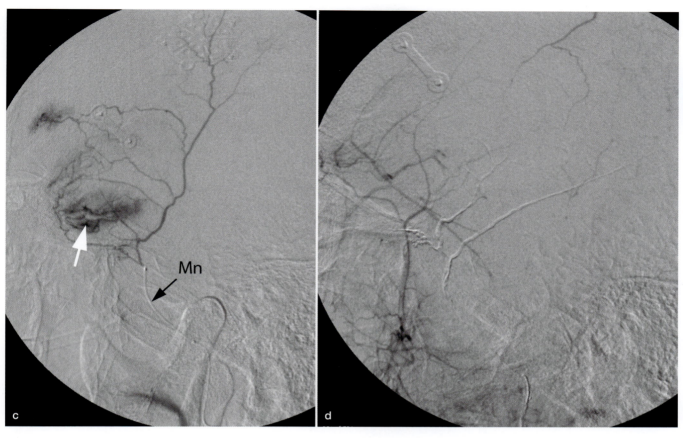

図 2.22（続き） (c) 中硬膜動脈（Mn）に進めたマイクロカテーテル．中硬膜動脈からの腫瘍濃染（白矢印）．
(d) 中硬膜動脈からの液状塞栓物質を用いた塞栓術により腫瘍濃染が消失した．

2.3.3 症例3

　失神発作と急速に増大する右側の顔面腫脹を認めた12歳男児．MRIでは鼻咽頭の後方に均一に造影される著明なflow voidを伴った，前下方に向け上顎洞，右眼窩，篩骨洞と蝶形骨洞に進展する腫瘤を示した．CTにより骨の侵食とremodelingが確認された．血管造影により中硬膜動脈，副硬膜動脈，蝶口蓋枝と篩骨枝を含む顎動脈の終末外頚動脈の分枝からの著明な血管が示された．加えて，内頚動脈の海綿静脈洞枝cavernous branch，主に下外側動脈幹inferolateral trunkから供血があった．蝶口蓋と副硬膜動脈が塞栓された．中硬膜動脈と眼動脈の間に，反回動脈を経由した著明な吻合が認められた．反回神経は塞栓物質が眼動脈や内頚動脈に流れるのを防止するために，最初にコイルで塞栓された．腫瘍塞栓術後にextended endonasal transmaxillary approachにより腫瘍は摘出された．患者は神経学的脱落なく，著明な改善を得た．病理学的には若年鼻血管線維腫として矛盾しなかった．

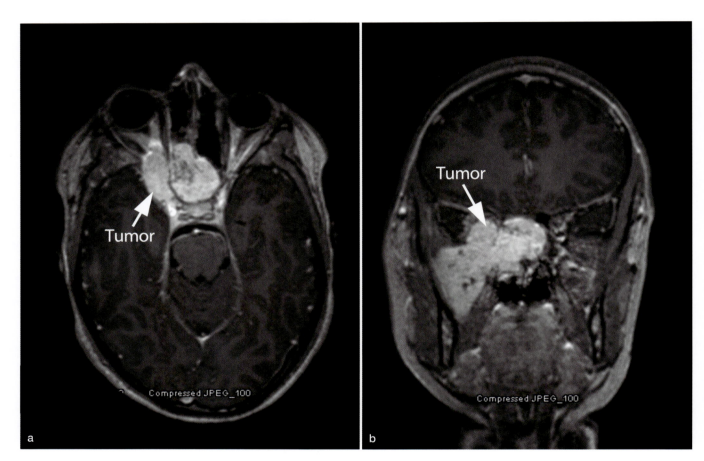

図2.23　(a) 頭蓋底の造影T1強調MRI，水平断．鼻咽頭と頭蓋底に造影される腫瘤を認める．
(b) 同 冠状断．

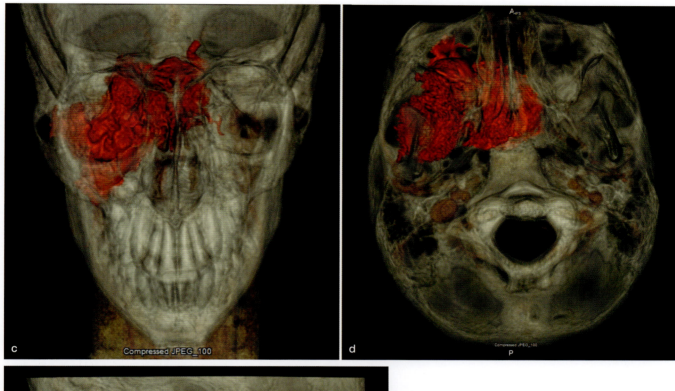

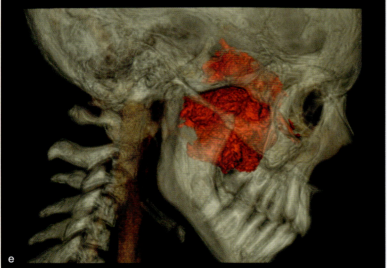

図2.23（続き） （c）頭蓋底の冠状三次元CT再構成像．腫瘍と頭蓋骨性構造物の関係を示す．
(d) 同 水平断．
(e) 同 側面像．

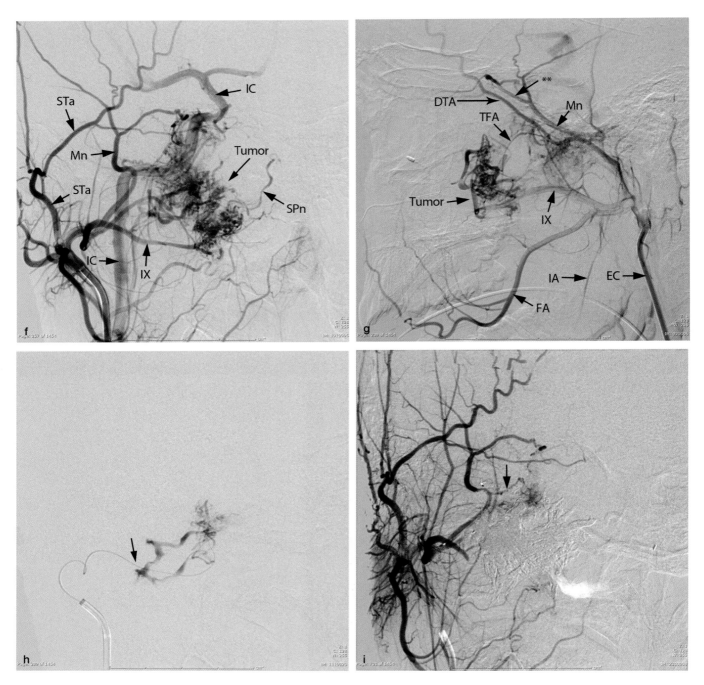

図 2.23(続き) **(f)** 外頚動脈の選択的マイクロカテーテル造影の前後像. Mn：中硬膜動脈 middle meningeal artery, SPn：蝶口蓋動脈 sphenopalatine artery, STa：浅側頭動脈 superficial temporal artery, IX：(内)顎動脈 internal maxillary artery, IC：内頚動脈 internal carotid artery.
(g) (f)の側面像. FA：顔面動脈 facial artery, EC：外頚動脈 external carotid artery, IX：(内)顎動脈 internal maxillary artery, IA：下歯槽動脈 inferior alveolar artery, Mn：中硬膜動脈 middle meningeal artery, ＊＊：反回硬膜動脈 recurrent meningeal artery, DTA：深側頭動脈 deep temporal artery, TFA：顔面横動脈 transverse facial artery.
(h) Onyx® を使用した蝶口蓋接合部(矢印)での内顎動脈分枝の選択的塞栓術.
(i) 塞栓術後の外頚動脈造影. 残存する中硬膜動脈からの腫瘍栄養血管(矢印).

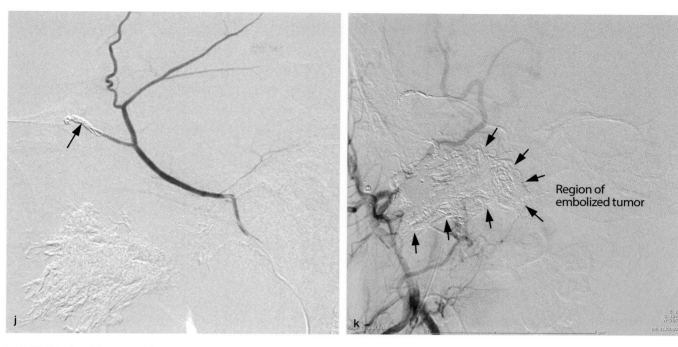

図 2.23（続き） (j) コイルが中硬膜枝に留置された（矢印）．
(k) 塞栓術は腫瘍濃染を残さずに終えた．

クリニカルパール

- 眼角動脈は，眼動脈とともに内頸動脈への逆行性血液供給路となりうる重要な側副血行路である．
- 後頭動脈は，乳様突起の上部や背部で頭蓋骨を貫通する乳突貫通動脈を分岐し，後頭蓋窩の硬膜を栄養する．後頭動脈は数多くの分枝を，後頭下の筋肉に供給する．それらは椎骨動脈の筋肉枝と吻合する．これは時々，椎骨動脈との"危険な吻合"となる可能性がある．
- 下部外耳道で茎乳突枝は顔面神経に沿って茎乳突孔へ入る．そのため硬膜動静脈瘻や腫瘍の塞栓術中に顔面神経麻痺を考慮すべきである．
- 上行咽頭動脈も同側の椎骨動脈と吻合を形成しうる．硬膜枝も舌咽神経(第Ⅸ脳神経)と迷走神経(第Ⅹ脳神経)の神経核への血管供給に関与する．そのため，この枝を塞栓しているときには注意を払うべきである．
- 中硬膜動脈は中頭蓋窩底に沿って，膝神経節に供血しうる錐体枝を棘孔のレベルで後方に向かって分枝する．それは錐体上部と横-S状静脈洞部硬膜動静脈瘻の大きな栄養血管となることが多い．逸脱した塞栓は顔面麻痺を起こす可能性がある．中硬膜動脈の主幹動脈は前方に蝶形骨翼へ沿って，外側頭頂部の硬膜へ走行する．そして上眼窩裂の側面を横切る反回硬膜枝を通って眼動脈と頻繁に吻合する．この危険な側副路を通って，中硬膜動脈の塞栓術は失明を引き起こす可能性がある．
- 蝶口蓋動脈は篩骨洞に分枝を出す．これらの枝は眼動脈の前・後篩骨枝と頻回に吻合する．鼻出血や腫瘍の粒子での塞栓術は，これらの危険な側副路を通って，失明や神経学的合併症を引き起こすことがある．

3 内頚動脈

内頚動脈 internal carotid artery(ICA)は頚部で外頚動脈 external carotid artery と同じ高さで総頚動脈 common carotid artery から分岐する．内頚動脈はまず頚動脈三角 carotid triangle 内で胸鎖乳突筋 sternocleidomastoid muscle の内側から前縁を走行し，深筋膜で覆われている．近位側では顎二腹筋後腹 posterior belly of the digastric muscle と茎突舌骨筋 stylohyoid muscle がその外側を横切っている．内頚動脈は遠位側では茎状突起 styloglossus(or styloid process)と茎突咽頭筋 stylopharyngeus muscles の内側を走行し，その一方で外頚動脈はこれらの筋の外側を走行するようになる．この場所で内頚動脈は上咽頭収縮筋 superior pharyngeal constrictor の上方表面を走行する．頭蓋底部で内頚動脈は舌咽神経 glossopharyngeal nerve(第Ⅸ脳神経)と下錐体静脈 inferior petrosal vein に近接しその外側を走行し，一方で内頚静脈 internal jugular vein は迷走神経 vagus nerve(第Ⅹ脳神経)，副神経 accessory nerve(第Ⅺ脳神経)に近接する．

頭蓋底部での内頚動脈入孔部の内側やや後方に舌下神経管 hypoglossal(Ⅻ)canal があり，内頚動脈と舌咽・迷走・副・舌下神経(第Ⅸ・Ⅹ・Ⅺ・Ⅻ脳神経)は頭蓋底部で強固な帯状の線維性組織で覆われている．内頚動脈は錐体骨内に入り，蝸牛 cochlea と鼓膜 tympanum の前下方を走行する．その後，前上方にカーブしてガッセル神経節 gasserian ganglion の内側をくぐり，海綿静脈洞 cavernous sinus の上方に入る．通常，ガッセル神経節は薄い骨性組織で頚動脈管 IC canal と隔てられているが，この隔壁が欠損している場合は強固な線維性の膜組織によって頚動脈管の骨膜とガッセル神経節の下面が結合されている．この線維性組織は頚動脈三叉神経靱帯 carotid trigeminal ligament と呼ばれる．破裂孔 foramen lacerum の底部において，内頚動脈は海綿静脈洞への入り口のわずかに手前で骨膜と一緒にしばしば錐体骨に固く付着している．これにより頚部や破裂孔出口部分での内頚動脈解離が起こりうる．頭蓋底部の頚動脈管内での内頚動脈はその遠位部の硬膜内内頚動脈よりも径が太くなっている．海綿静脈洞に入る手前の骨内の頚動脈管部分では，内頚動脈は頑丈な骨膜組織で覆われており，この膜組織内に交感神経と静脈洞も存在する．

頚動脈管の骨膜の外側部分は海綿静脈洞外側壁の内側に位置する．三叉神経(第Ⅴ脳神経)第1枝 first division of trigeminal nerve(眼神経 ophthalmic nerve)や動眼神経 oculomotor nerve(第Ⅲ脳神経)，滑車神経 trochlear nerve(第Ⅳ脳神経)はこの外側壁に存在する．外転神経 abducens nerve(第Ⅵ脳神経)は海綿静脈洞内を走行し，非常に短くて繊細な線維性靱帯で内頚動脈に付着している．内頚動脈の骨膜はトルコ鞍 sella turcica の床部分の硬膜にも続いている．内頚動脈は下垂体窩 pituitary fossa(蝶形骨体部 body of the sphenoid bone にある溝)のすぐ下外側を通り，それから内側へ曲がって近位硬膜輪 proximal ring とその上方にある孔である遠位硬膜輪 distal ring を通過して硬膜内へ進入する．海綿静脈洞内の天井から床部分に下行するベール状の硬膜組織によって，海綿静脈洞は下垂体内側と隔てられている．動眼神経，滑車神経が海綿静脈洞外側壁内を通過する際に骨や骨膜でできた管を通ることは重要である．滑車神経は海綿静脈洞外側壁内を通過して総腱輪の上方表層を通って眼窩に進入する．動眼神経は眼窩尖 apex of the orbit において総腱輪内を上方成分と下方成分に分岐して走行する．三叉神経第1枝は眼窩尖内を走行するが，そのさらなる分枝のうち鼻毛様神経のみが総腱輪内を走行して残りの分枝は総腱輪外を走行して眼窩内構造物を支配する．三叉神経第2枝 second division of trigeminal nerve(上顎神経 maxillary nerve)は蝶形骨体部の溝を走行して正円孔 foramen rotundum を通り下眼窩裂 inferior orbital fissure 内に至る．三叉神経第2枝は海綿静脈洞外側壁底部を走行するが，ここは厳密には海綿静脈洞壁ではない．

内頚動脈の錐体部 petrous portion からは海綿静脈洞部 cavernous portion と同様に細かい分枝が分岐する．これらは色素注入解剖標本でも発見することは難しい．頚動脈鼓室枝 caroticotympanic branch は頚動脈管の小孔を通過し

て鼓室に至る細い分枝である．その後，内頚動脈は海綿静脈洞内をわずかに上行して髄膜下垂体動脈幹 meningohypophyseal trunk を分岐する．海綿静脈洞内内頚動脈の水平部中間位からは下海綿静脈洞動脈 inferior cavernous artery，下外側動脈幹 inferolateral trunk が分岐し，海綿静脈洞内で外転神経の上外側を走行して近接する硬膜やガッセル神経節を栄養する．海綿静脈洞内内頚動脈の水平部からはトルコ鞍底部を通過する細かい分枝や蝶形骨小翼 lesser wing of the sphenoid の硬膜を栄養する前硬膜枝 anterior meningeal branch が分枝する．

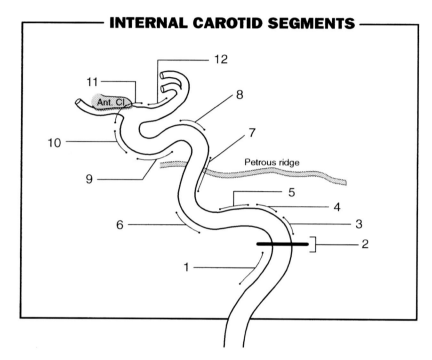

図 3.1　内頚動脈の解剖学的区分．

1　頚部　cervical
2　頭蓋骨進入部　skull entry zone
3　錐体部上行部　ascending petrous
4　錐体部膝部　genu petrous
5　錐体部ガッセル神経節前部　pregasserian petrous
6　錐体部ガッセル神経節後部　retrogasserian petrous
7　破裂孔部　lacerum
8　海綿静脈胴後部膝部　posterior cavernous genu
9　海綿静脈洞水平部　horizontal cavernous
10　海綿静脈洞前部膝部　anterior cavernous genu
11　頚動脈眼動脈三角部　carotid-ophthalmic triangle
12　床上部　supraclinoid

3 内頚動脈

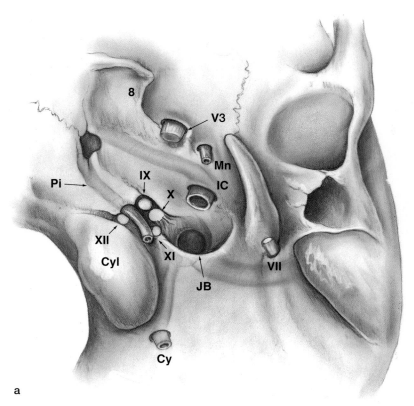

図3.2 （a）左頭蓋骨の底面．下錐体静脈洞は頭蓋骨内で独自の孔を貫通し，頚部では下錐体静脈になり，最終的には内頚動脈に合流する．

Pi	下錐体静脈洞	inferior petrosal sinus
8	翼状突起外側板	lateral pterygoid plate
V3	下顎神経（三叉神経第3枝）	mandibular nerve
IX	舌咽神経（第IX脳神経）	glossopharyngeal nerve
X	迷走神経（第X脳神経）	vagus nerve
XI	副神経（第XI脳神経）	accessory nerve
XII	舌下神経（第XII脳神経）	hypoglossal nerve
JB	頚静脈球	jugular bulb
Cyl	後頭顆	condyle
IC	内頚動脈	internal carotid artery
Mn	中硬膜動脈	middle meningeal artery
VII	顔面神経（第VII脳神経）	facial nerve
Cy	後頭顆静脈孔	condyloid venous foramen

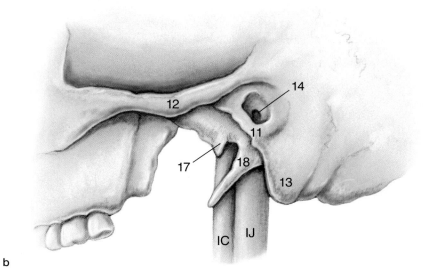

図3.2（続き）（b）左頭蓋骨底部外側面：茎状突起と内頚動脈，内頚静脈の関係を示す（図1.3bと同図）．

11	鼓室板	tympanic plate
12	頬骨突起	zygomatic process
13	乳様突起	mastoid process
14	外耳道	external auditory canal
17	鼓室稜	crista tympanic
18	茎状突起	styloid process
IC	内頚動脈	internal carotid artery
IJ	内頚静脈	internal jugular vein

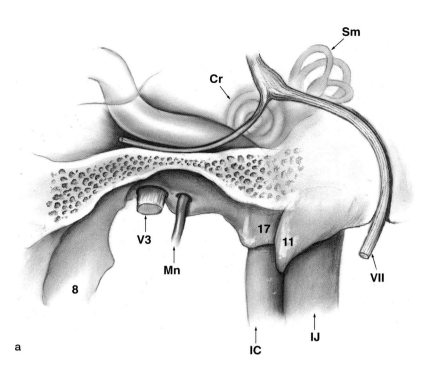

図 3.3 （a）頭蓋左外側面．高位頚部内頚動脈，内頚動脈の頭蓋骨進入部，内頚動脈錐体部の関係を示す．

Cr	蝸牛	cochlea
IC	内頚動脈	internal carotid artery
IJ	内頚静脈	internal jugular vein
Mn	中硬膜動脈	middle meningeal artery
Sm	半規管	semicircular canals
V3	下顎神経（三叉神経第3枝）	mandibular nerve
8	翼状突起外側板	lateral pterygoid plate
11	鼓室壁	tympanic plate
17	鼓室稜	crista tympanic
VII	顔面神経（第VII脳神経）	facial nerve

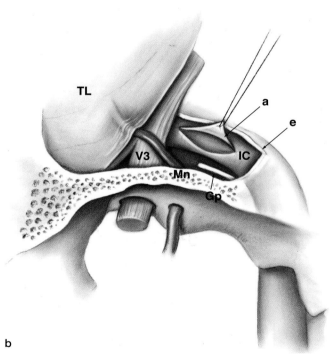

図 3.3（続き） （b）頭蓋左外側面．

a	内頚動脈（骨膜除去）	cut periosteum of IC
e	頚動脈管骨内	bony window into carotid canal
V3	下顎神経（三叉神経第3枝）	mandibular nerve
Gp	大浅錐体神経	greater superficial petrosal nerve
IC	内頚動脈	internal carotid artery
Mn	中硬膜動脈	middle meningeal artery
TL	側頭葉硬膜	temporal lobe（dura）

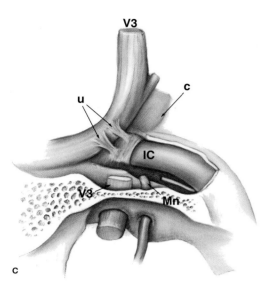

図 3.3（続き） (c) 頭蓋左外側面．

IC	内頚動脈	internal carotid artery
V3	下顎神経（三叉神経第3枝）	mandibular nerve
Mn	中硬膜動脈	middle meningeal artery
c	メッケル腔（床部）	Meckel's cave (floor)
u	頚動脈三叉神経靱帯	trigeminal carotid ligament

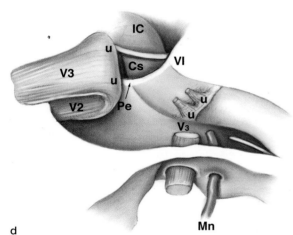

図 3.3（続き） (d) 頭蓋左外側面．

Cs	海綿静脈洞	cavernous sinus
IC	内頚動脈	internal carotid artery
Pe	錐体小舌靱帯	petrolingual ligament
V2	上顎神経（三叉神経第2枝）	maxillary nerve
V3	下顎神経（三叉神経第3枝）	mandibular nerve
u	頚動脈三叉神経靱帯切断後の断端	cut ends of trigeminal carotid ligament
VI	外転神経（第VI脳神経）	abducens nerve
Mn	中硬膜動脈	middle meningeal artery

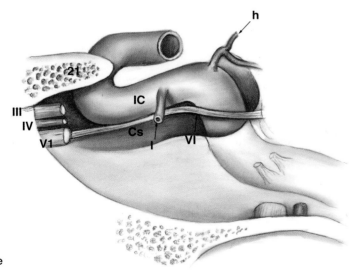

図 3.3（続き） (e) 頭蓋左外側面．

Cs	海綿静脈洞	cavernous sinus
IC	内頚動脈	internal carotid artery
h	髄膜下垂体動脈幹	meningohypophyseal trunk
I	下外側動脈幹	inferolateral trunk
III	動眼神経（第III脳神経）	oculomotor nerve
IV	滑車神経（第IV脳神経）	trochlear nerve
V1	眼神経（三叉神経第1枝）	ophthalmic nerve
VI	外転神経（第VI脳神経）	abducens nerve
21	前床突起	anterior clinoid

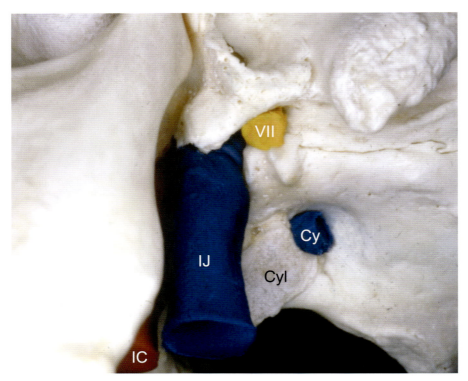

図 3.4 　内頸動脈は下顎角の内側，内頸静脈の前内側を走行する．

VII 　茎乳突孔から出る顔面神経（第 VII 脳神経） facial nerve exiting stylomastoid foramen
Cy 　後頭顆導出静脈　condyloid emissary vein
Cyl 　後頭顆　condyle
IC 　内頸動脈　internal carotid artery
IJ 　内頸静脈　internal jugular vein

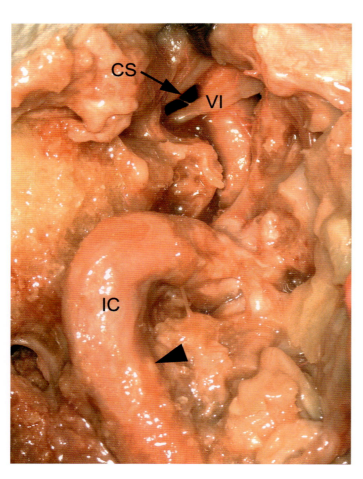

図 3.5 　頭蓋底の骨を削除した右内頸動脈．前上方へ向かい海綿静脈洞内へ向かう．

IC 　内頸動脈　internal carotid artery
CS 　海綿静脈洞　cavernous sinus
VI 　外転神経（第 VI 脳神経）　abducens nerve
矢頭 　頭蓋底進入点　entry point into skull base

3 内頚動脈

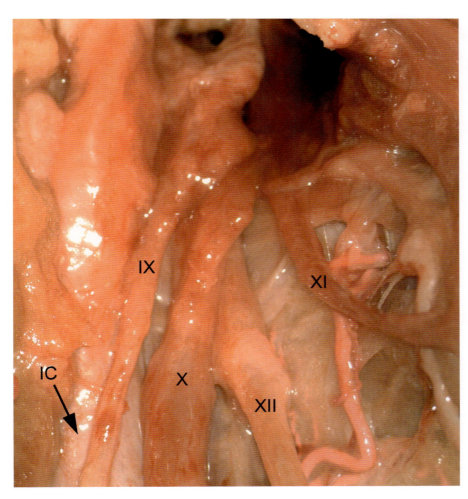

図 3.6 頚静脈孔から出る下位脳神経の内側面（内頚静脈は取り除いてある）．

- XI 副神経（第 XI 脳神経）accessory nerve
- X 迷走神経（第 X 脳神経）vagus nerve
- IX 舌咽神経（第 IX 脳神経）glossopharyngeal nerve：舌咽神経は内頚動脈の外側を越えて走行する．
- XII 舌下神経（第 XII 脳神経）hypoglossal nerve：舌下神経は舌咽・迷走・副神経（第 IX・X・XI 脳神経）の奥を下行し，より表層を走行して外頚動脈を横切る．
- IC 内頚動脈 internal carotid artery

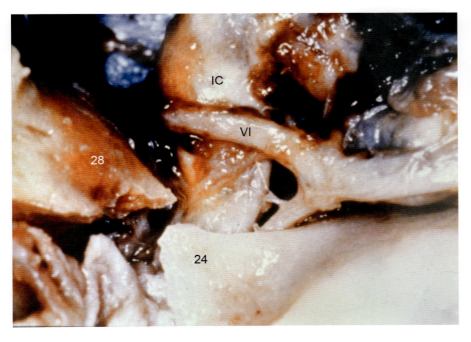

図 3.7 右内頚動脈が錐体小舌靱帯を通過して海綿静脈洞に入る部分．硬膜は取り除いてある．

- IC 内頚動脈 internal carotid artery
- VI 外転神経（第 VI 脳神経）abducens nerve
- 24 蝶形骨小舌 sphenoidal lingula (lingular process of the sphenoid bone)
- 28 錐体尖 petrous apex

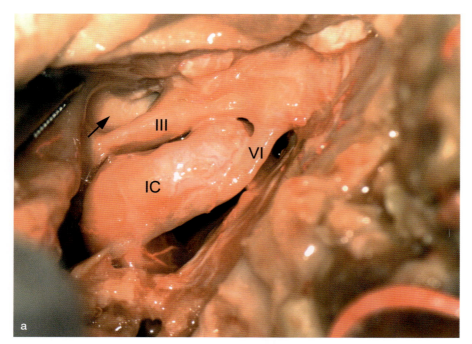

図 3.8 （a）海綿静脈洞内から硬膜内（矢印）の右内頸動脈．外側面．

IC	内頸動脈　internal carotid artery
VI	外転神経（第 VI 脳神経）　abducens nerve
III	動眼神経（第 III 脳神経）　oculomotor nerve

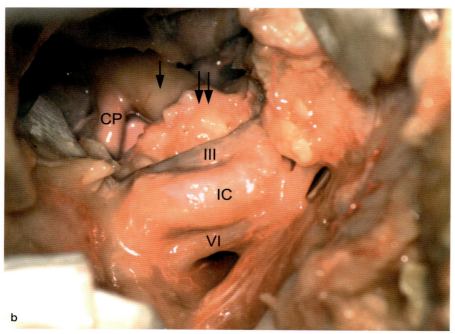

図 3.8（続き）　（b）遠位硬膜輪（二重矢印）を出た直後の頭蓋内内頸動脈（矢印）．

IC	内頸動脈海綿静脈胴部　cavernous internal carotid artery
CP	後交通動脈　posterior communicating artery
III	動眼神経（第 III 脳神経）　oculomotor nerve
VI	外転神経（第 VI 脳神経）　abducens nerve

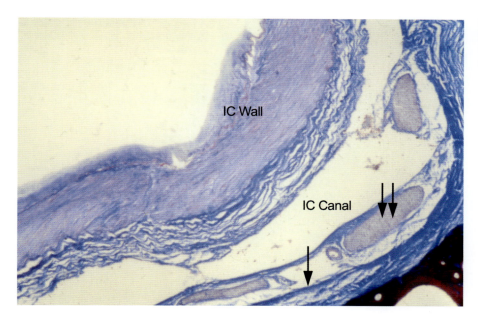

図 3.9 図 3.18 参照．内頚動脈（IC）錐体部矢状断面の病理像．矢印は頚動脈管骨膜を示す．交感神経叢（二重矢印）がこの骨膜で覆われている．

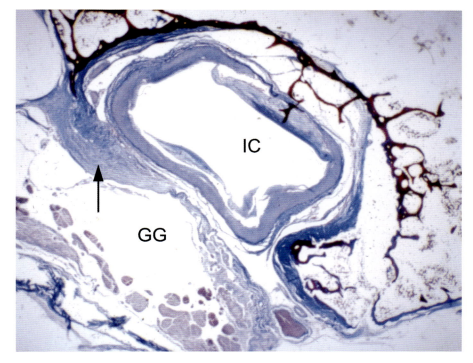

図 3.10 頚動脈管内の内頚動脈断面の病理像．厚い硬膜でガッセル神経節と隔てられている（矢印）．

IC 内頚動脈　internal carotid artery
GG ガッセル神経節　gasserian ganglion

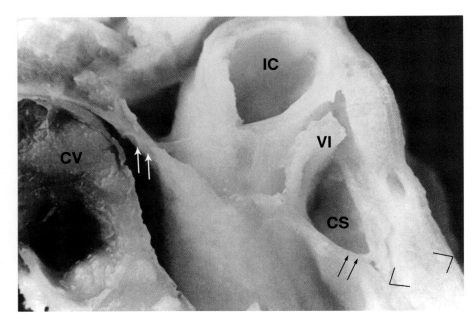

図 3.11 斜台，海綿静脈洞後部での冠状断面．内頚動脈は海綿静脈洞後部に進入する．ここで骨膜がフレア状になっていることは重要である（黒二重矢印）．頚動脈管の骨膜は海綿静脈洞内側壁と結合している（〈 〉）．内側部では頚動脈管骨膜（白二重矢印）は海綿静脈洞後部の内側硬膜と連続する．

CV 斜台 clivus
CS 海綿静脈洞 cavernous sinus
IC 内頚動脈 internal carotid artery
VI 外転神経（第 VI 脳神経） abducens nerve

3 内頚動脈

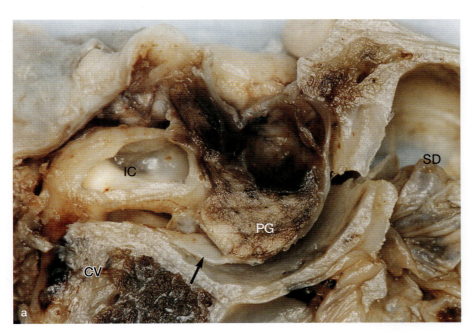

図 3.12 （a）下垂体窩レベルでの矢状断面の内側面．矢印は頚動脈管骨膜と後下方で連続する下垂体窩床部の硬膜を示す．

IC　内頚動脈　internal carotid artery
CV　斜台　clivus
PG　下垂体　pituitary gland
SD　蝶形骨洞　sphenoid sinus

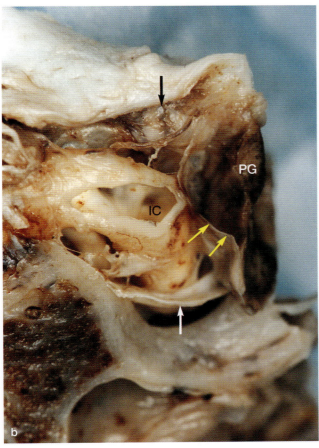

図 3.12（続き）　（b）（a）と同じ標本の後面．黄矢印は下垂体と海綿静脈洞部内頚動脈を隔てるベール状の硬膜を示し，海綿静脈洞の天井側（黒矢印），床側（白矢印）に伸展する．

IC　内頚動脈　internal carotid artery
PG　下垂体　pituitary gland

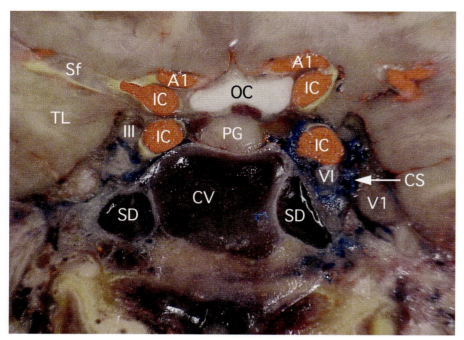

図 3.13 視交叉部．下垂体窩中央部レベルでの頭蓋底部冠状断面図．

A1	前大脳動脈 anterior cerebral artery
IC	内頚動脈 internal carotid artery
OC	視交叉 optic chiasm
CS	海綿静脈洞 cavernous sinus
CV	斜台 clivus
PG	下垂体 pituitary gland
SD	蝶形骨洞 sphenoid sinus
Sf	シルビウス裂 Sylvian fissure
TL	側頭葉 temporal lobe
V1	眼神経（三叉神経第1枝）ophthalmic nerve
VI	外転神経（第VI脳神経）abducens nerve
III	動眼神経（第III脳神経）oculomotor nerve

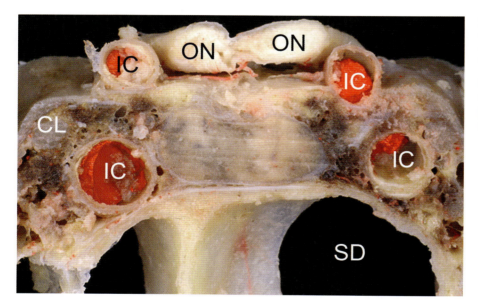

図 3.14 蝶形骨洞，前床突起基部レベルでの頭蓋底部冠状断面．後方から前方を見ている．前床突起下部から上部にかけて内頚動脈の径は減少する．

SD	蝶形骨洞 sphenoid sinus
CL	前床突起 anterior clinoid process
IC	内頚動脈 internal carotid artery
ON	視神経（第II脳神経）optic nerve

3.1 臨床症例

3.1.1 症例 1

増悪する頭痛，左顔面痛のある中年女性．CTA で遺残三叉神経動脈 persistent trigeminal artery が見つかり，脳血管撮影では遺残三叉神経動脈のメッケル腔内に動脈瘤が確認された．動脈瘤のコイル塞栓術が行われ，症状は消失した．

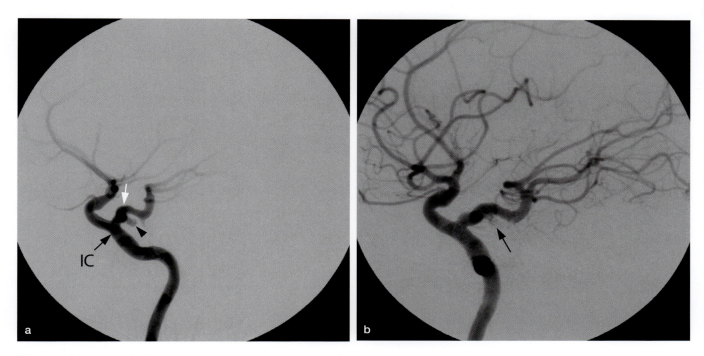

図 3.15　(a) 内頚動脈(IC)撮影側面像．海綿静脈洞部内頚動脈膝部(黒矢印)から分岐する遺残三叉神経動脈(白矢印)が偶然見つかった．メッケル腔内に動脈瘤が存在する(矢頭)．
(b) メッケル腔内の動脈瘤に対するコイル塞栓術後(矢印)．

3.1.2 症例2

頭痛を主訴とする中年女性．MRAにて傍前床突起部paraclinoid動脈瘤が示唆された．脳血管撮影では遺残聴神経動脈 persistent otic artery が見つかり前下小脳動脈 anterior inferior cerebellar artery につながっていた．同時に，小さいが不整形の上下垂体動脈瘤が認められた．flow diversion にて治療され，頭痛は消失した．

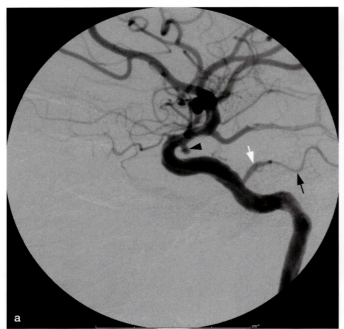
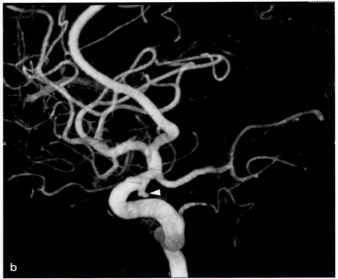
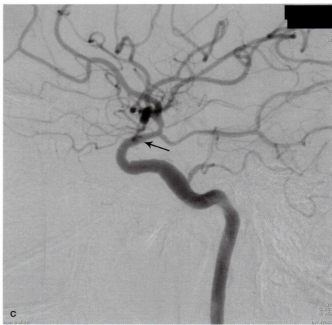

図 3.16 (a) 内頚動脈撮影側面像．遺残聴神経動脈（白矢印）が前下小脳動脈（黒矢印）につながっている．上下垂体動脈瘤も存在する（矢頭）．
(b) 動脈瘤を示した三次元構成画像（矢頭）．
(c) 血管内治療後の内頚動脈撮影．動脈瘤は描出されない（矢印）．

3.1.3 症例3

ふらつき，めまい，顔面と上肢のしびれによる一過性脳虚血発作を繰り返す中年女性．CTAでは舌下神経管を通る遺残舌下神経動脈が確認され，全後方循環系の血流を担っていた．MRIでは明らかな虚血巣はなかった．脳血管撮影では遺残舌下神経動脈の高度狭窄があり，プロキシマルプロテクションによるステント留置術が行われ，症状は改善した．

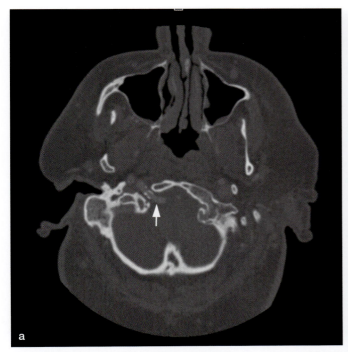

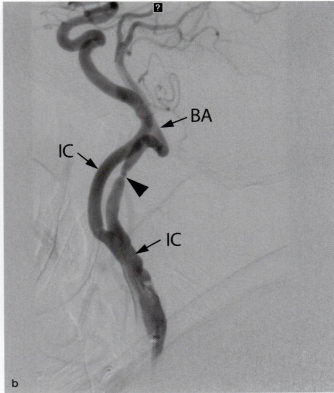

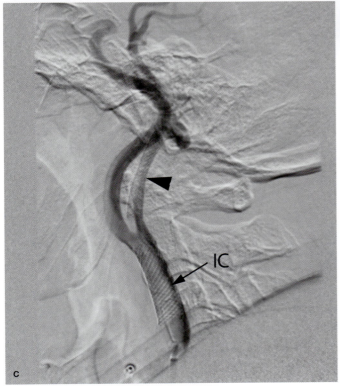

図3.17 (a) CTA．石灰化した右遺残舌下神経動脈（矢印）．
(b) 内頚動脈造影．遺残舌下神経動脈（矢頭）は頚部を通過して脳底動脈 basilar artery（BA）につながっている．矢頭に狭窄部位を示す．内頚動脈（IC）も確認される．
(c) 内頚動脈（IC）と遺残舌下神経動脈（矢頭）にステントが留置され，狭窄は消失している．

3.1.4 症例 4

一過性黒内障の既往がある中年男性．CTA で内頚動脈の偽閉塞が示唆された．脳血管撮影では頚部内頚動脈の完全閉塞であり，上行咽頭動脈の神経髄膜動脈幹 ascending pharyngeal neuromeningeal trunk と顎動脈の終末枝からの側副血行路から内頚動脈は描出されていた．内科的に加療されて症状は改善し，また血管反応性は保たれて脳血流量の低下はなかった．

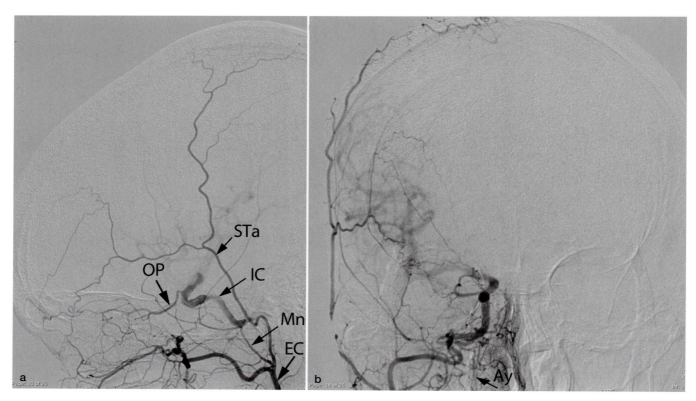

図 3.18 (a) 右総頚動脈撮影．右内頚動脈(IC)は頚部で閉塞している．
(b) 外頚動脈の分枝である上行咽頭動脈(矢印)からの側副血行路で内頚動脈は描出されている．

EC	外頚動脈	external carotid artery
STa	浅側頭動脈	superficial temporal artery
Mn	中硬膜動脈	middle meningeal artery
OP	眼動脈	ophthalmic artery
Ay	上行咽頭動脈	ascending pharyngeal artery

3.1.5　症例5

頭痛と右耳の拍動性の耳鳴りを訴える中年男性．MRIで右の横静脈洞-S状静脈洞移行部周囲の異常血管を認め，MR静脈撮影では右の横静脈洞の閉塞が疑われた．脳血管撮影では右横静脈洞の閉塞と硬膜動静脈瘻を認めた．流入血管は，内頚動脈からは髄膜下垂体動脈幹，外頚動脈からは主に中硬膜動脈の錐体枝，後耳介動脈，後頭動脈であった．中硬膜動脈の頭頂枝に選択的にカテーテルを導入して硬膜動静脈瘻の静脈パウチで経動脈的にアクセス可能であり，液体塞栓物質による塞栓術を行った．上錐体静脈洞 superior petrosal sinus を含めて動静脈瘻を閉塞し，頭痛と耳鳴りは改善した．

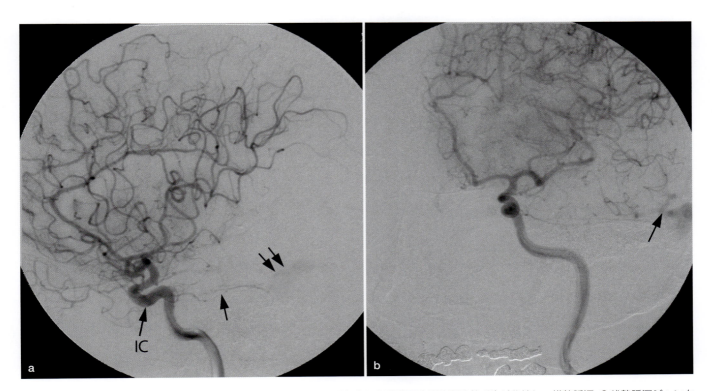

図3.19　(a) 左内頚動脈撮影側面像．動静脈瘻を認める．内頚動脈(IC)から髄膜下垂体動脈幹(矢印)が分岐し，横静脈洞-S状静脈洞ジャンクションの動静脈瘻(二重矢印)へ流入している．
(b) 同 正面像．動静脈瘻を認める(矢印)．

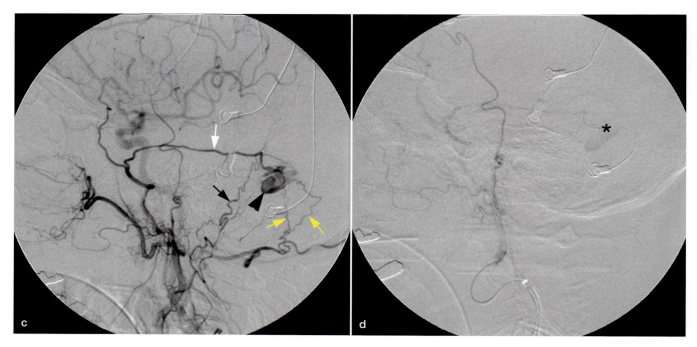

図 3.19（続き）　（c）左外頚動脈選択撮影．中硬膜動脈の錐体枝（白矢印），後耳介動脈（黒矢印），後頭動脈の骨貫通枝（黄矢印）が動静脈瘻に流入している．動静脈瘻の静脈パウチも確認される（矢頭）．多数の血管が硬膜動静脈瘻の流入血管となっている．横静脈洞−S 状静脈洞移行部も描出されている（矢頭）．
（d）アステリスク（★）部分にマイクロカテーテルが確認される．

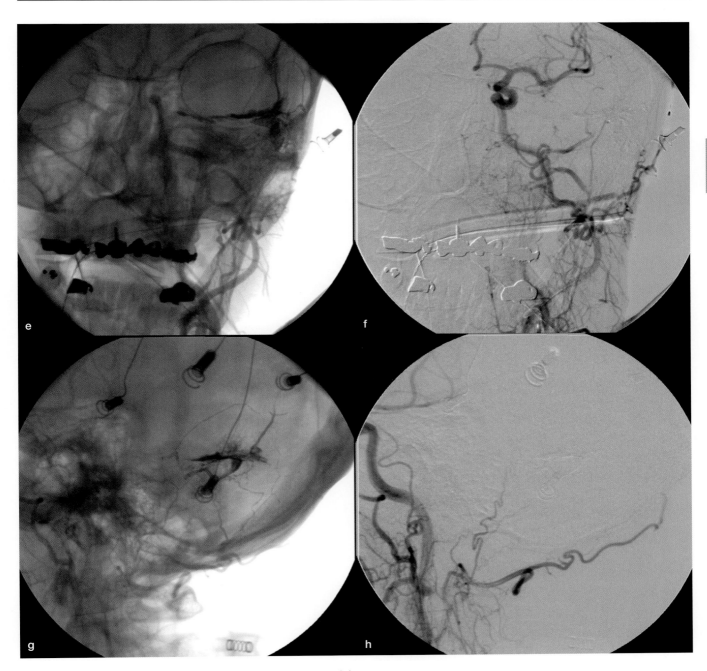

図 3.19（続き） （e〜h）右外頚動脈撮影．動静脈瘻は消失している（e）．

3.1.6 症例6

意識消失発作と頭痛を主訴とする若年女性．MR血管撮影で内頚動脈錐体部に大きな動脈瘤を認めた．flow diversionにて加療され，症状は消失した．フォローアップの脳血管撮影では瘤は消失して正常の内頚動脈が描出された．

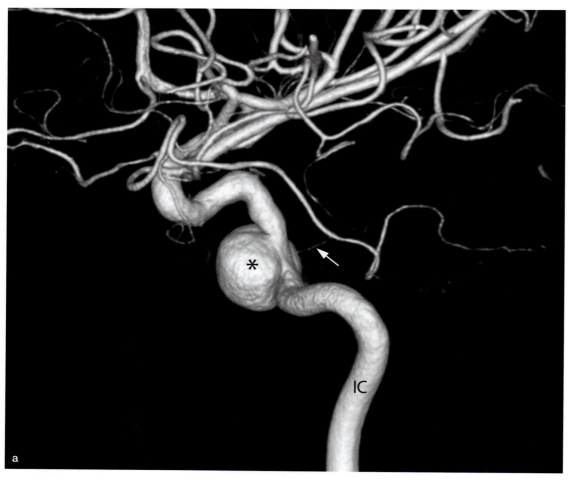

図 3.20 （a）左内頚動脈撮影の三次元構成画像．左内頚動脈(IC)錐体部に 10 × 14 mm の動脈瘤（＊）を認め，頚動脈鼓室枝が分岐している（矢印）．

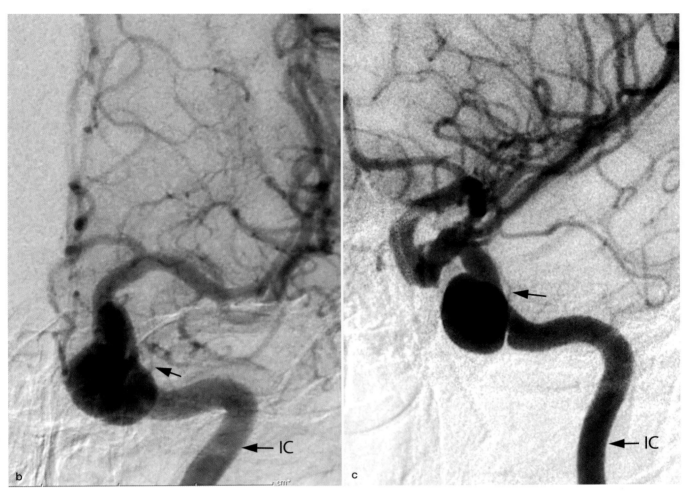

図 3.20(続き) （b）左内頸動脈（IC）撮影正面像．頸動脈鼓室枝が動脈瘤から分岐している（矢印）．
（c）同 側面像．

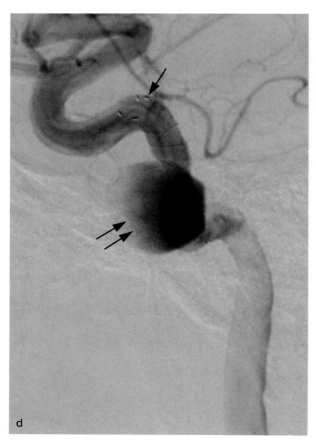
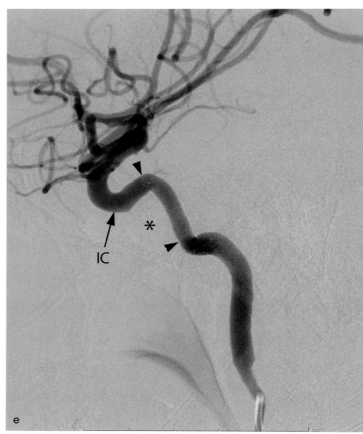

図 3.20（続き）　**(d)** フローダイバーター（矢印）が動脈瘤のネックを含んで海綿静脈洞部内頚動脈近位部から錐体部に留置されている．瘤内の血流停滞を認める（二重矢印）．
(e) フォローアップ時の左脳血管撮影．動脈瘤は完全に消失し（＊），正常化した内頚動脈（IC）が描出されている．留置されたフローダイバーターが確認される（矢頭）．

3.1.7 症例7

棒を持って兄弟を追いかけていた少年が転倒，棒が口から後咽頭に刺さった．当初は神経学的な問題はなかったが，救急救命室に到着するまでに左片麻痺が出現した．CT血管撮影では右内頚動脈の解離による閉塞と二次的に生じた血栓による右中大脳動脈の閉塞を認めた．直ちに血管内治療による血行再建術が行われた．内頚動脈は自己拡張型ステントを用いて再建され，中大脳動脈の血栓はステントレトリーバーと吸引によって回収された．症状は劇的に改善，わずかな左手の脱力が残存したが3か月後には消失した．

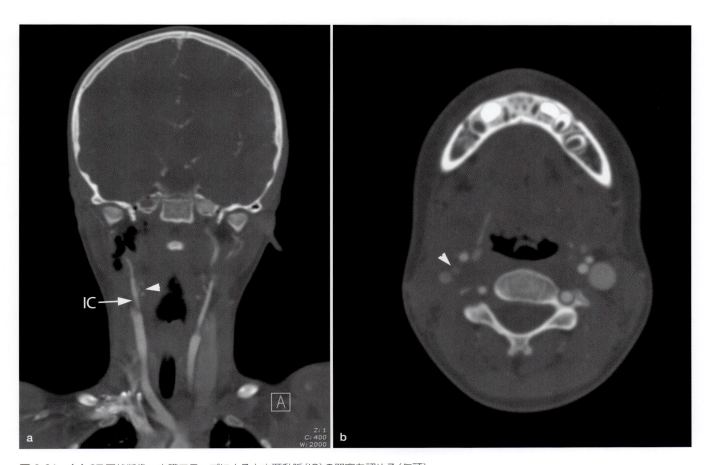

図 3.21 （a）CT 冠状断像．内膜フラップによる右内頚動脈（IC）の閉塞を認める（矢頭）．
（b）同 水平断像．矢頭は内膜フラップ（内頚動脈直接損傷による仮性動脈瘤）を示す．

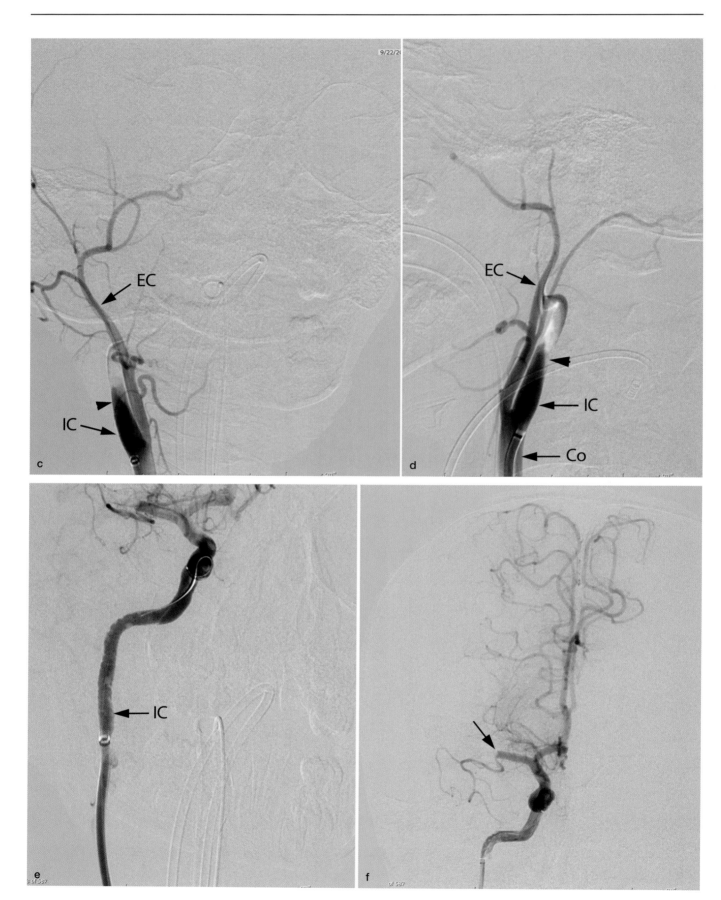

図 3.21(続き) （c）右総頸動脈(Co)撮影．内頸動脈(IC)解離は近位側で矢頭で示す部分まで伸展している．EC：外頸動脈．（d）同 側面像．（e）右内頸動脈(IC)に自己拡張型ステントが留置されている．（f）右中大脳動脈の閉塞は残存している（矢印）．

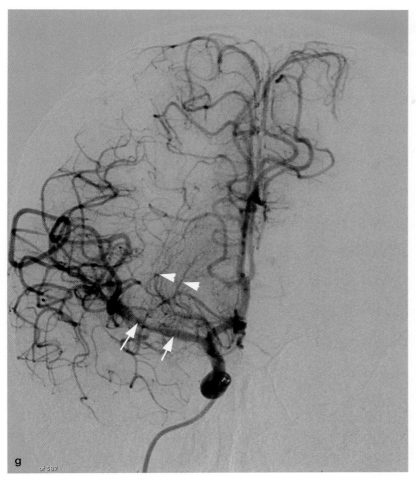

図 3.21（続き）　（g）自己拡張型のステントレトリーバーにて M1（矢印）の閉塞は消失し，レンズ核線条体動脈 lenticulostriate arteries が描出されている（矢頭）．

クリニカルパール

- 内頚動脈と後方循環系をつなぐ胎児期の血管の遺残は稀であるが，最も尾側のものは遺残環椎前動脈である．これは頚部内頚動脈から分岐して椎骨動脈と吻合し，典型的にはC1椎弓を通過する．
  内頚動脈と後方循環系をつなぐ胎児期の遺残血管の中で次に尾側から分岐するのが遺残舌下神経動脈である．これは頚部内頚動脈の終末部から分岐して舌下神経管を通過し椎骨動脈に吻合する．
- 頚動脈小体部の腫瘍で典型的なものは，交感神経系から発生するグロームス腫瘍と舌咽神経（第Ⅸ脳神経）や迷走神経（第Ⅹ脳神経）から発生する神経鞘腫であるが，これらは内頚動脈と外頚動脈の両者の間を広げるようにして発育する．
  内頚動脈は錐体骨に進入して蝸牛と鼓膜の前下方を走行する．垂直方向に走行した頚部内頚動脈は鋭角に曲がり，水平内側方向に内頚動脈錐体部に移行して頚動脈管の近位部を走行する．
- 内頚動脈の解離の好発部位は，可動性のある頚部から周囲と結合している錐体部への移行部である．この位置での解離に対する血管内治療では，頚動脈の屈曲部でステントを展開できないため解離開始部位を覆うようにステントを留置することは容易ではない．多くの場合は屈曲部位を通過するために追加のステントを要する．
- 翼突管動脈 vidian artery と呼ばれる内頚動脈の分枝が稀に認められるが，卵円孔を通過して大浅錐体神経 greater superficial petrosal nerve に沿って走行し，翼突管 vidian canal を通って蝶口蓋神経節 sphenopalatine ganglion に到達する．
- 頚動脈三叉神経靱帯は，頚部内頚動脈あるいは頭蓋底破裂孔部での内頚動脈の解離の原因となる．翼突管動脈は硬膜動静脈瘻や内頚動脈閉塞のときに拡張して顎動脈からの側副血行路を形成することがある．また頭頚部腫瘍や鼻出血に対する顎動脈の塞栓術の際には危険な吻合を形成している可能性もある．大浅錐体神経，小浅錐体神経は顔面神経（第Ⅶ脳神経）と舌咽神経の節前線維であり，ガッセル神経節の下にある内頚動脈錐体部に沿って走行する．このすぐ下には耳管があり，深部を平行して走行している．
- 内頚動脈錐体部の水平部は天井部分が骨で覆われていないことが多く，側頭下アプローチによる錐体骨硬膜外削除（メッケル腔や聴神経鞘腫への中頭蓋窩経由アプローチあるいは斜台部へのKawaseのアプローチ）の際に，露出されて損傷する危険性がある．また同部位でインターポジショングラフトを用いた内頚動脈-内頚動脈吻合術も行われていた．
- 海綿静脈洞部内頚動脈瘤では，しばしば海綿静脈洞内あるいはその壁内での脳神経の圧迫による症状が出現する．最も頻度が高いのは外転神経（第Ⅵ脳神経）である．
- 頚動脈鼓室枝は，鼓室小体腫瘍，硬膜動静脈瘻で拡張し，また頚部内頚動脈閉塞時には，上行咽頭動脈の神経髄膜枝や前下小脳動脈の迷路枝を介して側副血行路を形成する．そして海綿静脈洞内でわずかに垂直に走行後，髄膜下垂体動脈幹を分枝する．同血管はすぐに下下垂体動脈，テント枝（ベルナスコニ-カッシナリ動脈 artery of Bernasconi and Cassinari），斜台枝に分かれ，これらの動脈は上錐体静脈洞，下錐体静脈洞に沿って走行する．斜台枝と硬膜枝は後頭動脈や椎骨動脈の髄膜枝と同様に，上行咽頭動脈の終末枝（神経髄膜枝）と豊富な吻合を形成する．通常は退化する内頚動脈-脳底椎骨動脈の吻合の中で最も頻度の高い遺残三叉神経動脈は，髄膜下垂体動脈幹のすぐ近位部から分岐し，メッケル腔を通過して後頭蓋窩に至る．
- 下下垂体動脈は妊娠時に血栓で閉塞して下垂体卒中（シーハン症候群 Sheehan's syndrome）を生じることがある．テント枝はテント部硬膜動静脈瘻やテント部髄膜腫で拡張する．同血管の塞栓術は，近位部の蛇行，海綿静脈洞部内頚動脈への逆流や栄養血管の予期せぬ閉塞による脳神経障害の危険性があり，非常に難しい．
- 下外側動脈幹 inferolateral trunk は正円孔や上眼窩裂を通過する枝を介して顎動脈の終末枝と吻合する．これらの血管は海綿静脈洞部の硬膜動静脈瘻や髄膜腫の際に拡張する．また，近位部の頚部内頚動脈の閉塞例では，海綿静脈洞部内頚動脈への側副血行路として重要な役割を果たす．

4 頚動脈眼動脈三角

頚動脈眼動脈三角 carotid-ophthalmic triangle は，眼動脈 ophthalmic artery が内頚動脈 internal carotid artery からオプティック・ストラット optic strut へと走行する空間として定義される．この三角の上壁は視神経 optic nerve（第Ⅱ脳神経），内側壁は蝶形骨 sphenoid bone 体部，外側壁は前床突起 anterior clinoid process 近位部であり，下壁は遠位硬膜輪 distal dural ring に沿った内頚動脈である．この空間の直下および内部で，内頚動脈は，その走行を，後内側向きから後外側向きへと変化させる．この方向の劇的な変化は，血流の向きが変化するというだけではなく，詳細な局所解剖学的構造を理解するうえで重要である．頚動脈眼動脈三角の内頚動脈は，蝶形骨体部に溝を作って走行し，また蝶形骨洞 sphenoid sinus にも近接している．

4.1 眼動脈

眼動脈は，内頚動脈が遠位硬膜輪から出現するのと同じように，通常内頚動脈の内側上面の硬膜下腔から起始する．また，眼動脈の分岐部は視神経の内側下方に位置する．しかし眼動脈の起始部は，①視神経の側方，②硬膜外および硬膜下，③硬膜外腔内の遠位硬膜輪の下，あるいは④海綿静脈洞部の内頚動脈などバリエーションに富んでいる．後者の場合，動脈は別個の骨管を通って眼窩に入る．稀であるが，眼動脈が存在せず，中硬膜動脈 middle meningeal artery の分岐から全血液が供給されることもある．

眼動脈の分岐部では，最初に短い垂直枝が存在し，続いておよそ4mmの間に硬膜内に伸びるより長い水平肢が存在する．最も一般的な構成では，眼動脈は最初は視神経の下内側を走行し，その後頚動脈眼動脈三角を離れて前方に向かうにつれて徐々に外側に移動し，硬膜を突き抜けて，眼窩 orbit 内へと進入する．

眼窩内では，眼動脈は視神経より上方へと走行を変え，眼窩内側壁へと向かう．前篩骨動脈 anterior ethmoidal artery および後篩骨動脈 posterior ethmoidal artery は，眼窩の内側壁に沿って眼動脈から生じる．前篩骨動脈は，その後滑車上動脈 supratrochlear artery となるべき動脈から起始することが最も多く，眼窩上動脈 supraorbital artery から発生する頻度は低い．前篩骨動脈は，前篩骨孔 anterior ethmoidal foramen を経由して，眼窩骨膜 periorbita の陥入を伴って篩骨洞に進入する．前篩骨孔に入ると同時に，前篩骨動脈は前篩骨洞の上壁に沿って走行し，粘膜を栄養する．前篩骨動脈は，前頭蓋窩 frontal fossa の硬膜にも血液を供給し，次いで篩骨洞の内側面に沿って下方に方向を変え，鼻粘膜も栄養する．前篩骨動脈は，前頭洞 frontal sinus の粘膜を栄養することもある．

後篩骨動脈はその径は小さいが，前篩骨動脈よりも長く走行する．後篩骨動脈は，眼窩内の眼動脈から直接生じることが多いが，時に滑車上動脈から生じたり，あるいは存在しないこともある．後篩骨動脈もまた，眼窩硬膜の陥入を伴って後篩骨孔に進入する．後篩骨孔に入り後篩骨洞へと到達したのち，後篩骨動脈は後篩骨洞の上壁に沿って走行し，粘膜を栄養する．前頭蓋窩硬膜または鼻粘膜を栄養することもある．

4.2 上下垂体動脈

1～3本の小さな血管によって構成される上下垂体動脈 superior hypophyseal artery は，頚動脈眼動脈三角内で，内頚動脈の内側面かつ眼動脈起始部の4～5mm遠位側で起始する．上下垂体動脈は下垂体茎 pituitary stalk に血液を供給する．さらに，上下垂体動脈は視交叉 optic chiasm や視神経に小さな枝を送ることがある．視神経自体は，視神経管の上縁に付着したバイザー様の靱帯（鎌状靱帯 falciform ligament）を有する．それは最も幅広いところで4mmにもなり，これを切除すると，硬膜内視神経の上面をより多く露出させることができる．

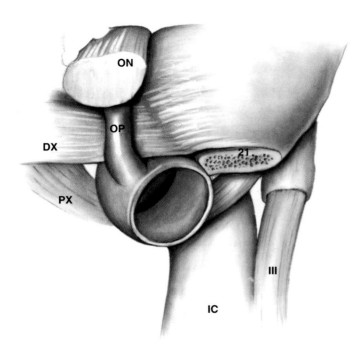

図 4.1 海綿静脈洞硬膜の上面が切除された，右内頚動脈の上面．前床突起が部分的に切除されている．

III	動眼神経（第 III 脳神経）	oculomotor nerve
21	前床突起	anterior clinoid
DX	遠位硬膜輪	distal ring
ON	視神経（第 II 脳神経）	optic nerve
OP	眼動脈	ophthalmic artery
PX	近位硬膜輪	proximal ring
IC	内頚動脈	internal carotid artery

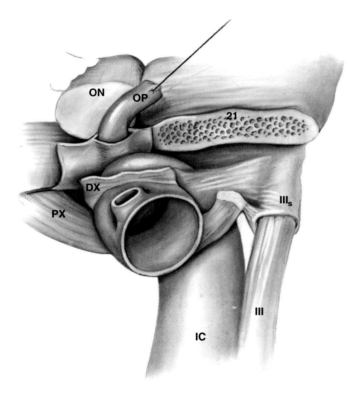

図 4.2 動眼神経鞘と近位硬膜輪周囲の構造を露出するために，さらに前床突起が切除された右内頚動脈の上面．薄い硬膜のベールが，動眼神経鞘から内頚動脈外側に向かって伸びている．また動眼神経鞘は，近位硬膜輪にも接している．

III	動眼神経（第 III 脳神経）	oculomotor nerve
III$_s$	動眼神経鞘	oculomotor nerve sheath
21	前床突起	anterior clinoid
DX	遠位硬膜輪	distal ring
ON	視神経（第 II 脳神経）	optic nerve
OP	眼動脈	ophthalmic artery
PX	近位硬膜輪	proximal ring
IC	内頚動脈	internal carotid artery

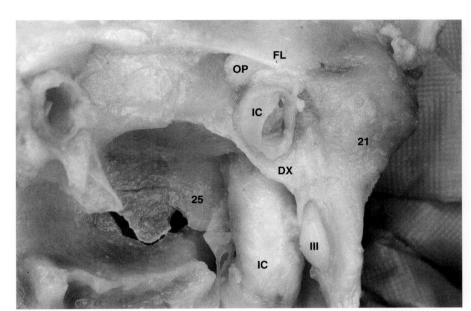

図4.3 右傍鞍部内頚動脈の上面．内頚動脈は，海綿静脈洞を走行し，硬膜輪を抜けて，頚動脈眼動脈三角へと至る．下垂体が下垂体窩から切除され，また傍鞍部内頚動脈上の海綿静脈洞の上部も切除されている．

25	下垂体窩	pituitary fossa
21	前床突起	anterior clinoid
III	動眼神経（第 III 脳神経）	oculomotor nerve
DX	遠位硬膜輪	distal ring
FL	鎌状靱帯	falciform ligament
IC	内頚動脈	internal carotid artery
OP	視神経（第 II 脳神経）	optic nerve

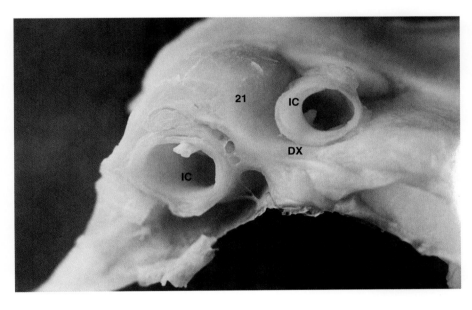

図4.4 内頚動脈の断面．前床突起の下を走行したのちに，その突起の内側より上方へと走行する．前床突起下部の内頚動脈と，その後上方に走行してきた部分の内頚動脈の口径が減少しているのがわかる．

21	前床突起	anterior clinoid
DX	遠位硬膜輪	distal ring
IC	内頚動脈	internal carotid artery

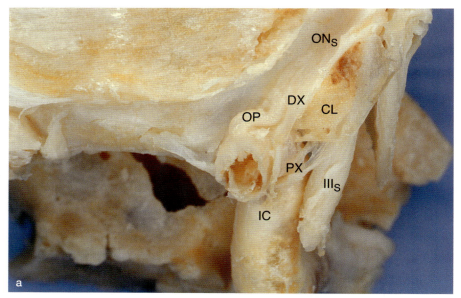

図 4.5 （a）頸動脈眼動脈三角部の上外側面像．一部前床突起が切除されており，遠位硬膜輪，近位硬膜輪や内頸動脈の関係が同定できる．視神経が切除されていて，眼動脈が硬膜を貫通し，内側から外側寄りに走行している．

III$_s$	動眼神経鞘	oculomotor nerve sheath
DX	遠位硬膜輪	distal ring
IC	内頸動脈	internal carotid artery
ON$_s$	視神経鞘	optic nerve sheath
OP	眼動脈	ophthalmic artery
PX	近位硬膜輪	proximal ring
CL	前床突起	anterior clinoid

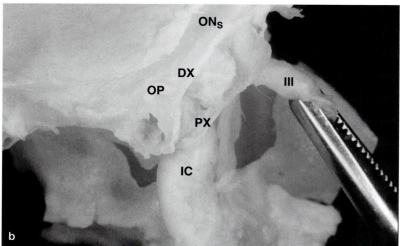

図 4.5（続き）（b）動眼神経鞘が部分的に切除されており，近位硬膜輪と動眼神経鞘との接着が確認できる．

III	動眼神経（第Ⅲ脳神経）	oculomotor nerve
DX	遠位硬膜輪	distal ring
IC	内頸動脈	internal carotid artery
ON$_s$	視神経鞘	optic nerve sheath
OP	眼動脈	ophthalmic artery
PX	近位硬膜輪	proximal ring

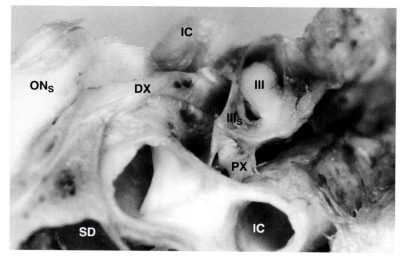

図 4.6 右内頸動脈の下面．内頸動脈は，海綿静脈洞を走行し，硬膜輪を抜けて，硬膜下腔へと至る．同様に動眼神経鞘と近位硬膜輪との付着が確認できる．

III	動眼神経（第Ⅲ脳神経）	oculomotor nerve
III$_s$	動眼神経鞘	oculomotor nerve sheath
DX	遠位硬膜輪	distal ring
IC	内頸動脈	internal carotid artery
ON$_s$	視神経鞘	optic nerve sheath
PX	近位硬膜輪	proximal ring
SD	蝶形骨洞	sphenoid sinus

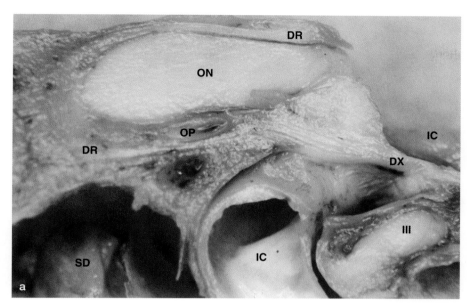

図 4.7 (a) optic strut の矢状断写真．内頚動脈が上方へと走行し，遠位硬膜輪へと至る．左側面像．

III	動眼神経（第 III 脳神経）	oculomotor nerve
DR	硬膜	dura
DX	遠位硬膜輪	distal ring
IC	内頚動脈	internal carotid artery
ON	視神経（第 II 脳神経）	optic nerve
OP	眼動脈	ophthalmic artery
SD	蝶形骨洞	sphenoid sinus

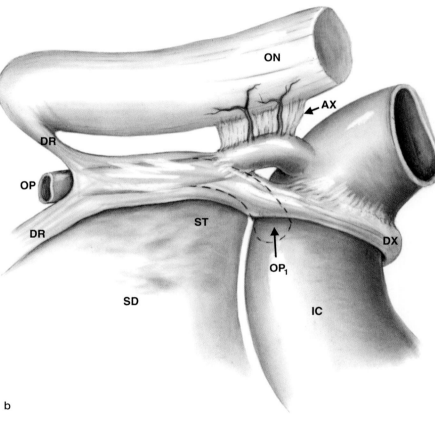

図 4.7（続き） (b)（a）と同様のイラスト．内頚動脈が遠位硬膜輪を貫通している部分と，それを取り巻く周辺構造が示されている．左内頚動脈の眼動脈三角の側面．

AX	くも膜	arachnoid
DR	硬膜	dura
DX	遠位硬膜輪	distal ring
IC	内頚動脈	internal carotid artery
ON	視神経（第 II 脳神経）	optic nerve
OP	眼動脈	ophthalmic artery
OP$_1$	眼動脈の変位起始部	alternate origin of ophthalmic artery
SD	蝶形骨洞	sphenoid sinus
ST	オプティック・ストラット	optic strut

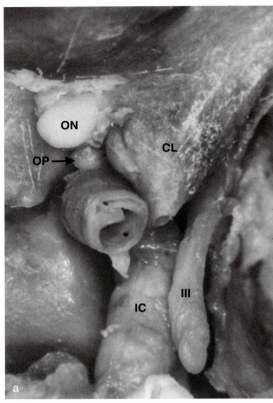

図 4.8 （a）前床突起下部から頚動脈眼動脈三角内の傍鞍部へと至る内頚動脈の上面.

OP 眼動脈 ophthalmic artery
III 動眼神経（第 III 脳神経） oculomotor nerve
CL 前床突起 anterior clinoid
IC 内頚動脈 internal carotid artery
ON 視神経（第 II 脳神経） optic nerve

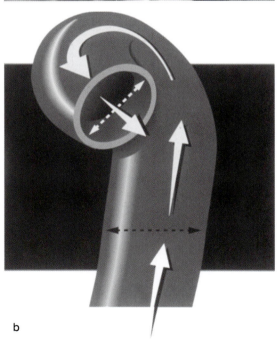

図 4.8（続き） （b）前床突起下部から突起上部に至るまでの内頚動脈の血流方向変化とその口径差変化の模式図.

4　頚動脈眼動脈三角

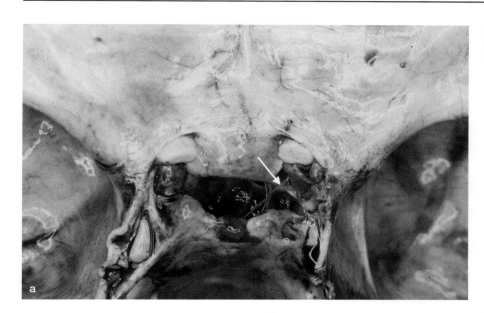

図 4.9　**(a)** トルコ鞍部の解剖写真．右上下垂体動脈（矢印）が内後方へと走行し，下垂体柄と至る．

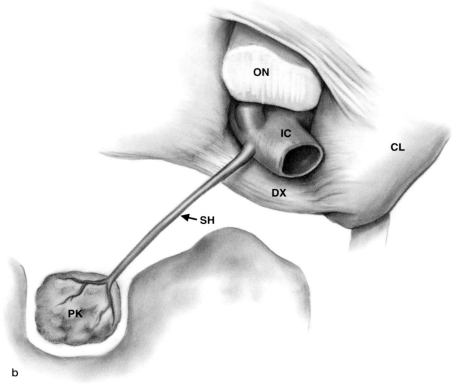

図 4.9（続き）　**(b)** (a)の模式図．上下垂体動脈の走行を示している．

CL　前床突起　anterior clinoid
DX　遠位硬膜輪　distal ring
IC　内頚動脈　internal carotid artery
ON　視神経（第 II 脳神経）　optic nerve
PK　下垂体柄　pituitary stalk
SH　上下垂体動脈　superior hypophyseal artery

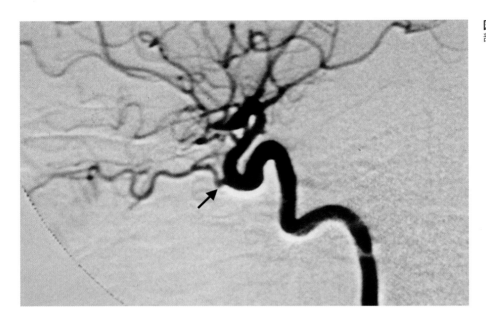

図 4.10 右内頸動脈撮影像．眼動脈（矢印部）の海綿静脈洞内起始を示している．

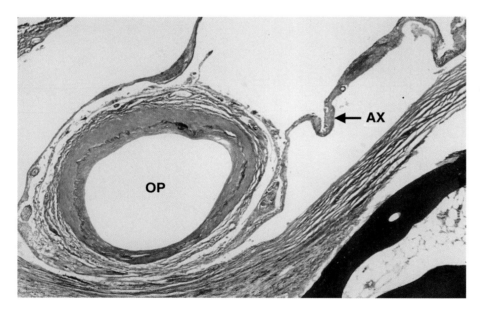

図 4.11 頸動脈眼動脈三角内に存在する眼動脈の顕微鏡断面像．上方にくも膜のベールが覆っている．

OP 眼動脈 ophthalmic artery
AX くも膜 arachnoid

4 頚動脈眼動脈三角

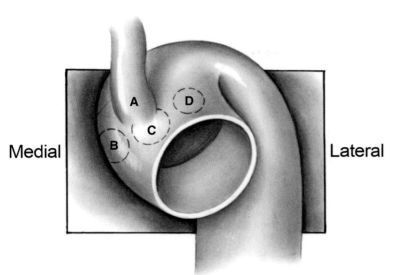

図 4.12 頚動脈眼動脈三角内より起始する眼動脈のバリエーション（右側面）.

A 一般的 common
B ときどき occasional
C 一般的 common
D 稀 rare

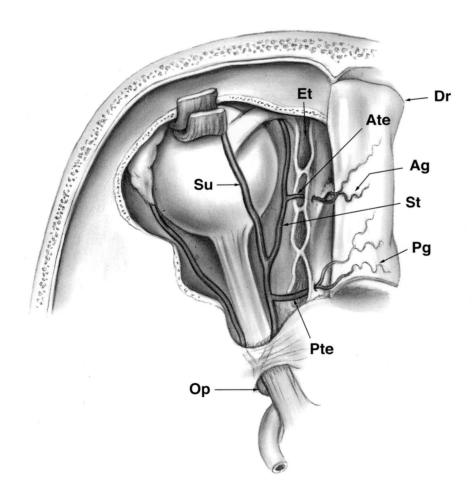

図 4.13 左眼窩の上面．篩骨動脈の前硬膜枝と後硬膜枝が確認できる．

Ag 前硬膜枝 anterior meningeal branch
Pg 後硬膜枝 posterior meningeal branch
Ate 前篩骨動脈 anterior ethmoidal artery
Dr 硬膜 dura
Et 篩骨蜂巣 ethmoid sinus
Op 眼動脈 ophthalmic artery
Pte 後篩骨動脈 posterior ethmoidal artery
St 滑車上動脈 supratrochlear artery
Su 眼窩上動脈 supraorbital artery

4.3 臨床症例

4.3.1 症例1

　中年女性．左半身の脱力としびれ感を伴う右半球の一過性虚血発作がみられた．MRA を含む検査で，巨大な傍前床突起 paraclinoid 動脈瘤が発見された．血管造影では，動脈瘤は多くのコンパートメントに分かれていて傍前床突起全体に影響を及ぼし，海綿静脈洞，前床突起周辺にも動脈瘤の突出成分が存在していた．治療は，動脈瘤のすべての別々の区画に3つのフローダイバーターを用いて行われた．遅延血管造影では，すべての区画の動脈瘤の完全閉塞および内頚動脈の再建が確認された．患者は，症状の再発や後遺症を伴わずに神経学的に安定したまま経過された．

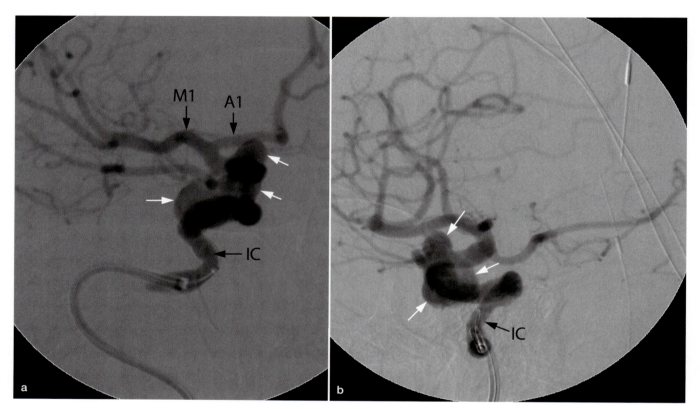

図 4.14 （**a**）右内頚動脈撮影正面像．巨大内頚動脈瘤（矢印）が遠位海綿静脈洞，前床突起部やその上部にも囊状の突出を有している．IC：内頚動脈，M1：中大脳動脈，A1：前大脳動脈．
（**b**）（a）の側面像．

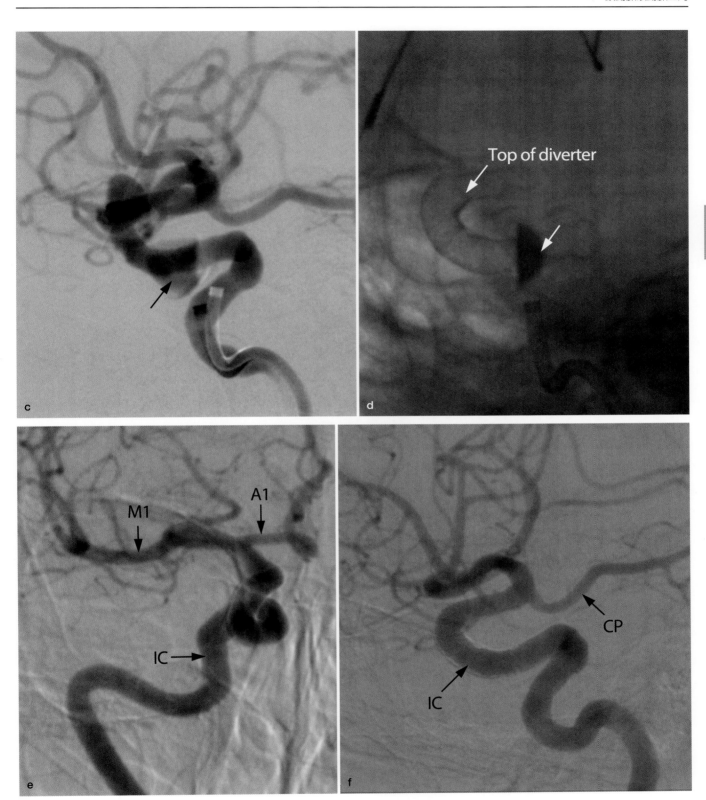

図 4.14（続き） （c）3本のフローダイバーターが右内頚動脈に留置されており，即時的な造影剤停滞が確認される（矢印）．
(d) 術中の遅延撮影で，動脈瘤（矢印）内に半月様の造影剤停滞が確認される．
(e) (d)と同じ手順での右内頚動脈(IC)の遅延撮影正面像．動脈瘤は完全閉塞されている．A1：前大脳動脈，M1：中大脳動脈．
(f) (e)の側面像．CP：右後交通動脈．

4.3.2 症例2

若年女性．母親がくも膜下出血で亡くなったことを契機に，スクリーニングの検査で上下垂体動脈瘤が発見された．動脈瘤は血管撮影で確定され，ステント補助下にコイル塞栓術が行われた．遅延動脈撮影では，動脈瘤の完全閉塞が確認される．患者は無症状のまま経過している．

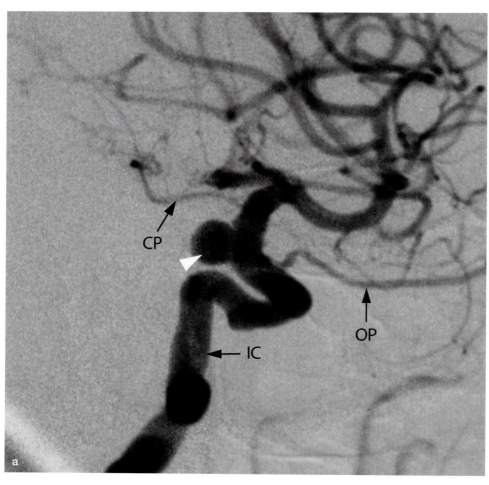

図4.15 （a）左内頚動脈（IC）撮影．上下垂体動脈瘤（矢頭）．

OP　眼動脈　ophthalmic artery
CP　左後交通動脈　left posterior communicating artery

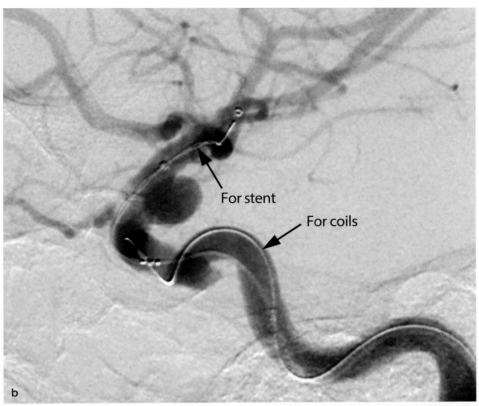

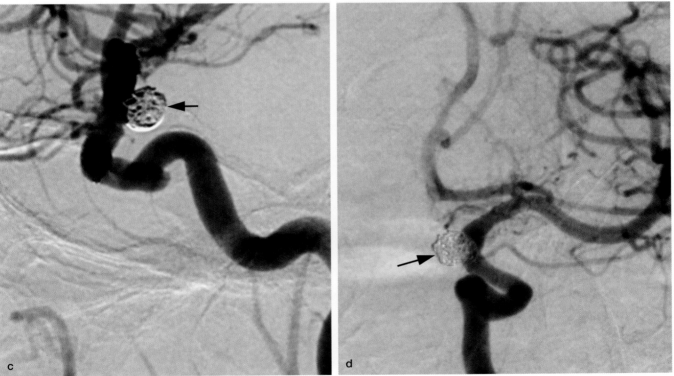

図 4.15(続き)　(b) 2 本のマイクロカテーテル(矢印)が左内頸動脈内に留置されている．1 本はステント留置用で，もう 1 本はコイル塞栓用である．
(c) 左内頸動脈側面像．動脈瘤(矢印)がコイル塞栓されている．
(d) (c)の正面像．

4.3.3 症例3

増悪する頭痛と眼圧亢進が主訴の女性．MRI 画像では，前頭蓋窩に巨大な静脈瘤を認め，これは上矢状静脈洞へと灌流していた．脳血管撮影では，前頭蓋窩に硬膜動静脈瘻が確認され，これは篩骨枝を介して眼動脈が feeder となっており，ここから逆流して頭蓋内静脈へと灌流し，巨大な静脈瘤を伴っていた．稀ではあるが，眼動脈は時に欠損していることがあったり，上眼窩裂内の中硬膜動脈から分岐する反回硬膜動脈によって眼窩の血流がすべて賄われることがある．眼動脈の稀な異型として，背側眼動脈と呼ばれる動脈があり，これは海綿静脈洞部の内頚動脈から起始するもので，顎動脈の発達した遺残血管である．

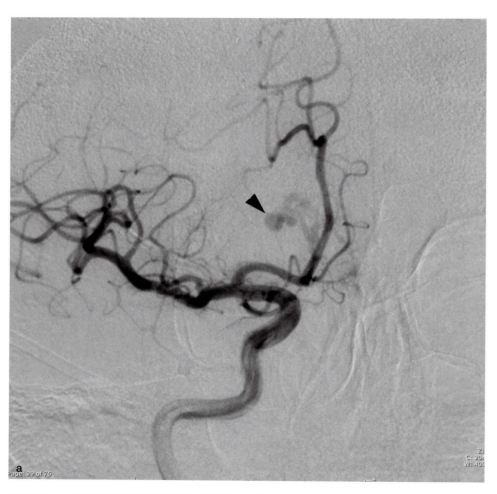

図 4.16 （a）右内頚動脈撮影の斜位像．前頭蓋底に静脈瘤を伴った動静脈瘻が存在する（矢頭）．

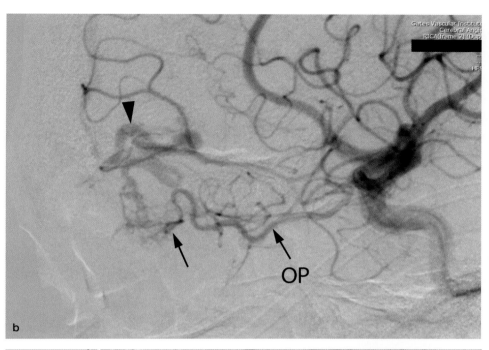
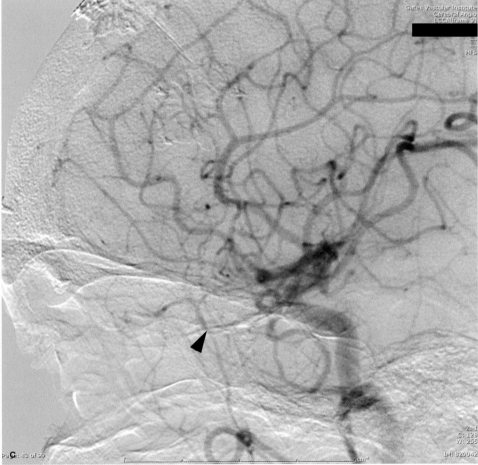

図 4.16（続き） (b) (a)の側面像．眼動脈（OP）の前篩骨枝（矢印）が硬膜動静脈瘻に血流を供給している．矢頭は静脈瘤．
(c) 硬膜動静脈瘻の開頭術後．眼動脈（矢頭）の径が縮小しており，動静脈瘻は描出されない．

クリニカルパール

- 前篩骨動脈や後篩骨動脈は，顎動脈の篩骨枝と末梢で広く吻合を有しており，これらは頭頸部腫瘍や鼻出血に対して行われる塞栓術前に同定される"危険な吻合"を形成している．さらにこれらの血管は，前頭蓋窩の硬膜動静脈瘻を巻き込んでいることが多く，網膜枝への危険を考慮すると，治療では開頭術により静脈への灌流を遮断することが最良である．眼動脈は近位主幹動脈閉塞などにおいて，頭蓋内に血液を供給する重要な側副血行路となりうるものである．傍前床突起部脳動脈瘤のフローダイバーターによる治療の際に，眼動脈の閉塞が生じても，同様に外頸動脈からの広範な側副血行路の存在によって，網膜虚血が起こることはきわめて稀である．
- 上下垂体動脈瘤は，その分岐する部位によって眼動脈瘤とは異なるものである．上下垂体動脈瘤は内下方に向かって存在する一方で，眼動脈瘤は上外側向きに存在する．したがって，眼動脈瘤は同側の視神経（第Ⅱ脳神経）をより圧迫する傾向にあるが，巨大な上下垂体動脈瘤は，対側の視神経を圧迫することがある．したがって，クリッピング術において，眼動脈瘤は同側からアプローチするべきであるが，小さな下垂体動脈瘤の際には，対側からのアプローチが有効である．

5　後交通動脈，前脈絡叢動脈

5.1　後交通動脈

　通常，後交通動脈 posterior communicating artery (Pcom) は，内頚動脈が視神経 optic nerve（第Ⅱ脳神経）の下から現れ，前床突起 anterior clinoid process の先端からわずか数 mm 遠位の内頚動脈下外側壁から起始する．ただし，Pcom がそれより近位から起始し，前床突起の下に隠れていることもある．Pcom 自体が外側を走行し，動眼神経 oculomotor nerve（第Ⅲ脳神経）に隣接し，内頚動脈の外側でループを形成したのち，後方内側を走行して後大脳動脈 posterior cerebral artery の P1 に合流することがある．また，内頚動脈の内側下面から起始する場合もある．Pcom の直径は 1～2.5 mm とばらつきがあり，完全欠損は稀である．Pcom 起始部と前脈絡叢動脈起始部は 3～4 mm 離れている．ただし，Pcom が後大脳動脈に合流する部位では，前脈絡叢動脈と上・下方向に 1 cm 以上離れている．全長約 2 cm で，蛇行してから後大脳動脈 P1 部に合流することがある．3～12 本の穿通枝が上外側に走行していく．内頚動脈から分岐した Pcom の最初の数 mm と P1 に合流する手前の数 mm は，穿通枝が最も少ない部位である．最も太く重要な穿通枝は，前乳頭動脈 premammillary artery（視床灰白隆起動脈 thalamotuberal artery）であり，直径は最大 1 mm 程度である．前乳頭動脈は通常，Pcom の中央 1/3 から起始し，上外側方向に向かって走行し，乳頭体 mammillary body の外側，大脳脚 peduncle の前，視索 optic tract の内側を穿通する．この三角の領域を穿通し，外側と内側前部の視床に血液供給している．稀に，穿通枝が Pcom と P1 部の合流部から起始し，脚間窩 interpeduncular fossa に走行することがある．後交通動脈が低形成であっても，常に前乳頭動脈は明確に識別できる．また Pcom から起始する，その他の小さな穿通枝は，乳頭体，灰白隆起 tuber cinereum および大脳脚に向かって走行する．

5.2　前脈絡叢動脈

　前脈絡叢動脈 anterior choroidal artery (Acho) は通常，後交通動脈起始部から 3～4 mm 末梢の内頚動脈下外側壁から起始し，その欠損は稀である．内頚動脈の終末分岐部にきわめて近い位置から起始することもあれば，起始部が後交通動脈とほぼ共通となっている場合もあるが，筆者らは Acho が内頚動脈から通常分離された起始部を有していることを確認した．Acho 自体は 0.5 mm と細く，1.5 mm を超えることは稀である．Acho と同時に起始している別の穿通枝が存在していたり，Acho からの分枝が側頭葉内側部および鈎 uncus に走行することがある．Acho の血管走行を慎重に切離すれば，その走行に沿って伸展する 16～20 本の分枝が認められる．Acho は起始部から後方に 4～5 mm 走行したのち，内側に向きを変えて視索に向かい，その後後方に走行し，大脳脚 peduncle の外側を迂回する．

　Acho は後方に向かって走行し，脈絡裂 choroidal fissure に入る．脈絡裂は C 字型をしており，モンロー孔 foramen of Monro から腹側に凹状を呈し，後下方に向かって伸展し，側脳室下角 temporal horn の前方に及ぶ．脈絡裂は，側脳室内の脈絡叢 choroid plexus が視床 thalamus および脳弓 fornix に付着している部位である．脈絡叢自体は，脳弓ヒモ taenia fornicis によって脳弓に付着し，脈絡ヒモ taenia choroidea (thalami) によって視床に付着している．側頭下角では，脳弓ヒモが采ヒモ taenia fimbriae になる．ヒモ taenia は，脈絡膜裂にある小さな膜状隆起であり，1 層の軟膜と 1 層の上衣層で構成され，神経組織は有さない．脈絡叢も同様に，上衣層によって取り囲まれている．

　Acho は側脳室下角に終端し，下角の脈絡叢および側脳室房 temporal atrium に血液供給している．後外側の脈絡叢への血液供給が比較的少ない場合，Acho が比例して大型化することがよくある．視索が外側膝状体 lateral geniculate に入る合流部で，Acho は外側上方に向きを変え，外側膝状体に分枝を出している．この動脈は視索の

下方内側を走行し，視索の上方内側と外側に沿って分枝を出し，上方の中脳 midbrain を穿通する．一部の分枝は視索を穿通し，淡蒼球 globus pallidus および内包後脚 posterior limb of the internal capsule などの深部構造に血液供給する．また，Acho は赤核 red nucleus および黒質 substantia nigra への血液供給にも寄与している．Acho とその分枝および後交通動脈とその穿通枝は，共通のくも膜層によって覆われている．

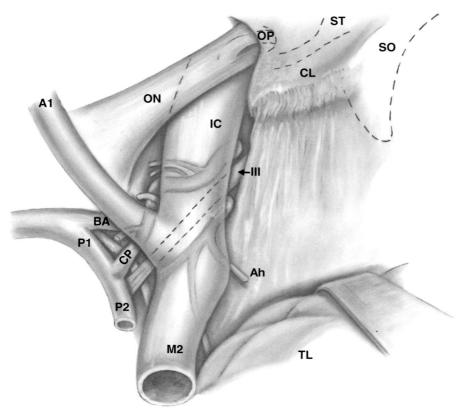

図 5.1 右前頭側頭開頭時の鞍上部内頚動脈付近の術野．

A1	前大脳動脈 A1 部 A1 segment of the anterior cerebral artery
Ah	前脈絡叢動脈 anterior choroidal artery
BA	脳底動脈 basilar artery
CL	前床突起 anterior clinoid
CP	後交通動脈 posterior communicating artery
IC	内頚動脈 internal carotid artery
III	動眼神経（第 III 脳神経）oculomotor nerve
M2	中大脳動脈 M2 部 M2 segment of the middle cerebral artery
ON	視神経（第 II 脳神経）optic nerve
OP	眼動脈 ophthalmic artery
P1	後大脳動脈 P1 部 P1 segment of the posterior cerebral artery
P2	後大脳動脈 P2 部 P2 segment of the posterior cerebral artery
SO	上眼窩裂 superior orbital fissure
ST	オプティック・ストラット optic strut
TL	側頭葉 temporal lobe

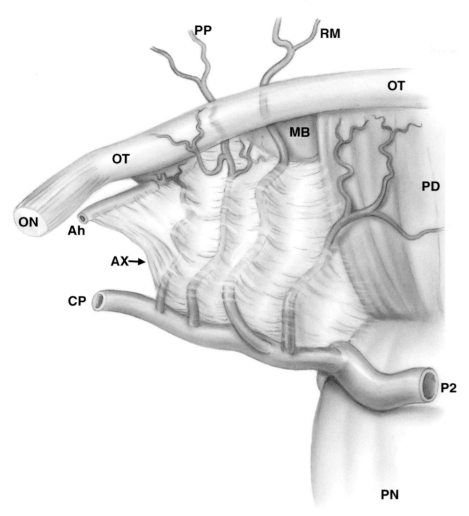

図 5.2 後交通動脈および穿通枝の左外側面．前脈絡叢動脈と後交通動脈を覆う共通するくも膜層を認める．

- Ah　前脈絡叢動脈　anterior choroidal artery
- AX　くも膜　arachnoid
- CP　後交通動脈　posterior communicating artery
- MB　乳頭体　mammillary body
- ON　視神経（第Ⅱ脳神経）　optic nerve
- OT　視索　optic tract
- PD　大脳脚　peduncle
- PN　橋　pons
- PP　中脳穿通枝　perforator to midbrain
- P2　後大脳動脈 P2 部　P2 segment of the posterior cerebral artery
- RM　前乳頭動脈（視床灰白隆起動脈）premammillary artery（thalamotuberal artery）

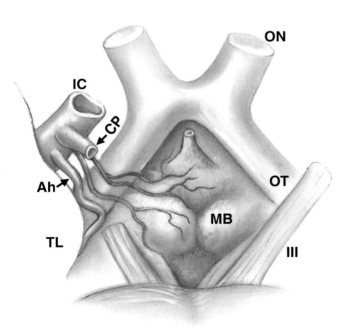

図 5.3 内頚動脈から分岐した後交通動脈と前脈絡叢動脈の関係の腹側面．

- Ah　前脈絡叢動脈　anterior choroidal artery
- CP　後交通動脈　posterior communicating artery
- IC　内頚動脈　internal carotid artery
- MB　乳頭体　mammillary body
- ON　視神経（第Ⅱ脳神経）　optic nerve
- OT　視索　optic tract
- TL　側頭葉　temporal lobe
- Ⅲ　動眼神経（第Ⅲ脳神経）　oculomotor nerve

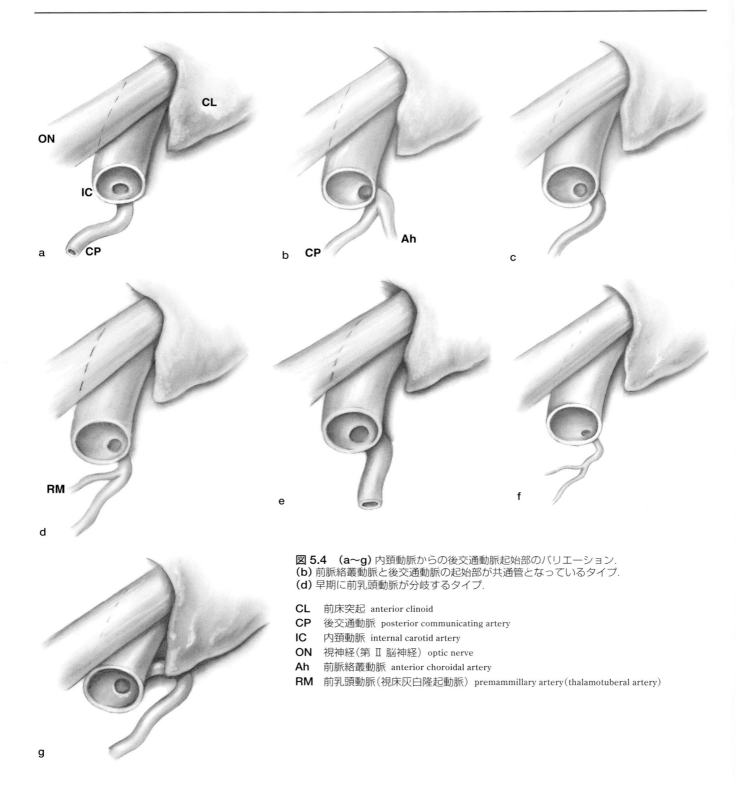

図 5.4 （a〜g）内頚動脈からの後交通動脈起始部のバリエーション．
（b）前脈絡叢動脈と後交通動脈の起始部が共通管となっているタイプ．
（d）早期に前乳頭動脈が分岐するタイプ．

CL	前床突起	anterior clinoid
CP	後交通動脈	posterior communicating artery
IC	内頚動脈	internal carotid artery
ON	視神経（第 II 脳神経）	optic nerve
Ah	前脈絡叢動脈	anterior choroidal artery
RM	前乳頭動脈（視床灰白隆起動脈）	premammillary artery（thalamotuberal artery）

5 後交通動脈，前脈絡叢動脈

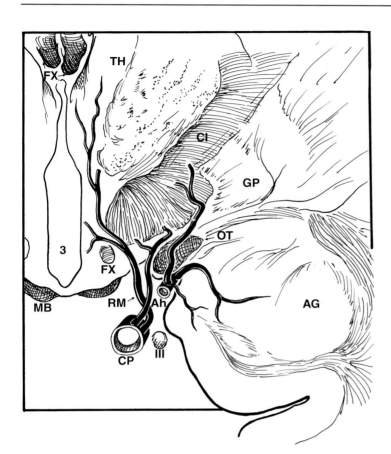

図 5.5 乳頭体前面での冠状断面．後交通動脈と前脈絡叢動脈の周辺構造物との関係を示している．

Ah	前脈絡叢動脈	anterior choroidal artery
AG	扁桃体	amygdala
CI	内包	internal capsule
CP	後交通動脈	posterior communicating artery
FX	脳弓	fornix
GP	淡蒼球	globus pallidus
MB	乳頭体	mammillary body
OT	視索	optic tract
RM	前乳頭動脈（視床灰白隆起動脈）	premammillary artery (thalamotuberal artery)
TH	視床	thalamus
III	動眼神経（第 III 脳神経）	oculomotor nerve
3	第三脳室	third ventricle

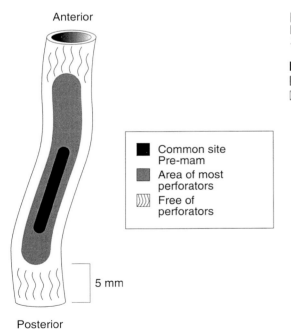

図 5.6 後交通動脈の上面のシェーマ．一般的に後交通動脈の両側断端 5 mm の範囲には穿通枝は認められない．また，稀に前乳頭動脈が後交通動脈と同時に起始することがある．

■ 一般的に前乳頭動脈が起始する領域
▨ 大部分の穿通枝が起始する領域
▩ 穿通枝が起始しない領域

89

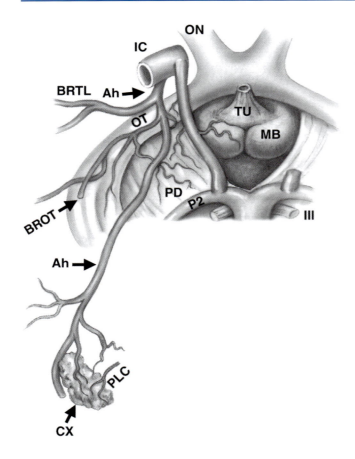

図 5.7　前脈絡叢動脈とその分枝の走行の腹側面．

Ah	前脈絡叢動脈　anterior choroidal artery
BRTL	側頭葉に向かう分枝　branch to temporal lobe
BROT	視索を穿通する分枝　branch penetrating optic tract
CX	脈絡叢　choroid plexus
IC	内頚動脈　internal carotid artery
MB	乳頭体　mammillary body
ON	視神経（第 II 脳神経）optic nerve
OT	視索　optic tract
PD	大脳脚　peduncle
P2	後大脳動脈 P2 部　P2 segment of the posterior cerebral artery
PLC	外側後脈絡叢動脈　posterior lateral choroidal artery
TU	灰白隆起　tuber cinereum
III	動眼神経（第 III 脳神経）oculomotor nerve

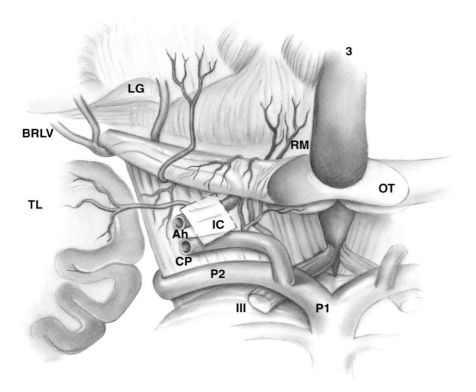

図 5.8　前脈絡叢動脈と後交通動脈，およびその穿通枝の走行の前−後面．大脳半球は冠状断で示している．この図は，血管造影の前後像と同様である．

Ah	前脈絡叢動脈　anterior choroidal artery
BRLV	側脳室に向かう分枝　branch to lateral ventricle
IC	内頚動脈　internal carotid artery
CP	後交通動脈　posterior communicating artery
LG	外側膝状体　lateral geniculate body
OT	視索　optic tract
P1	後大脳動脈 P1 部　P1 segment of the posterior cerebral artery
P2	後大脳動脈 P2 部　P2 segment of the posterior cerebral artery
RM	前乳頭動脈（視床灰白隆起動脈）premammillary artery（thalamotuberal artery）
TL	側頭葉　temporal lobe
III	動眼神経（第 III 脳神経）oculomotor nerve
3	第三脳室　third ventricle

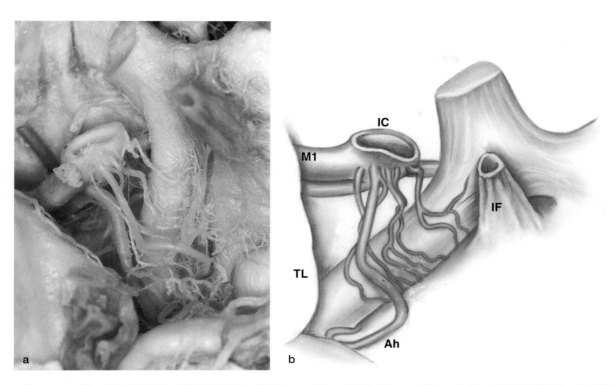

図 5.9 （a，b） 右視索の腹側面．前脈絡叢動脈から起始した穿通枝の複雑なパターンを示している．前脈絡叢動脈が，視索の外側から内側下方に走行しているのが認められる．

Ah　前脈絡叢動脈　anterior choroidal artery
IC　内頚動脈　internal carotid artery
IF　漏斗　infundibulum
M1　中大脳動脈 M1 部　middle cerebral artery（M1）
TL　側頭葉　temporal lobe

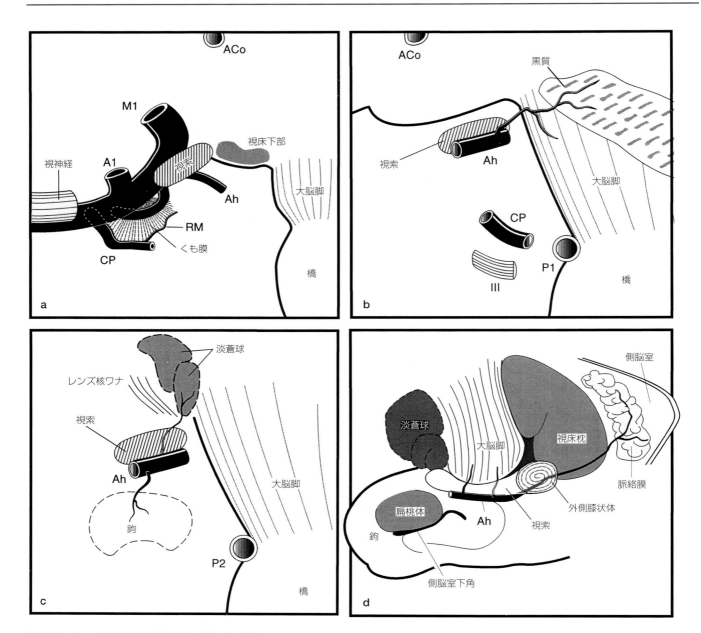

図 5.10 （a〜d）右前脈絡叢動脈の内側の矢状断面. a〜d にかけて，断面が内側から外側に移行している．

ACo　前交通動脈　anterior commissure
Ah　前脈絡叢動脈　anterior choroidal artery
A1　前大脳動脈　anterior cerebral artery
CP　後交通動脈　posterior communicating artery
III　動眼神経（第 III 脳神経）oculomotor nerve
M1　中大脳動脈　middle cerebral artery
P1　後大脳動脈 P1 部　P1 segment of the posterior cerebral artery
P2　後大脳動脈 P2 部　P2 segment of the posterior cerebral artery
RM　前乳頭動脈（視床灰白隆起動脈）premammillary artery（thalamotuberal artery）

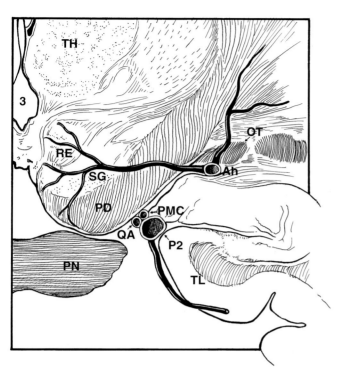

図 5.11 赤核レベルでの冠状断面．前脈絡叢動脈からの穿通枝が大脳脚を穿通しており，黒質や赤核に分枝を出しているのが認められる．

Ah	前脈絡叢動脈	anterior choroidal artery
OT	視索	optic tract
P2	後大脳動脈 P2 部	P2 segment of the posterior cerebral artery
PD	大脳脚	peduncle
PMC	内側後脈絡叢動脈	posterior medial choroidal artery
PN	橋	pons
QA	四丘体動脈	quadrigeminal artery
RE	赤核	red nucleus
SG	黒質	substantia nigra
TH	視床	thalamus
TL	側頭葉	temporal lobe
3	第三脳室	third ventricle

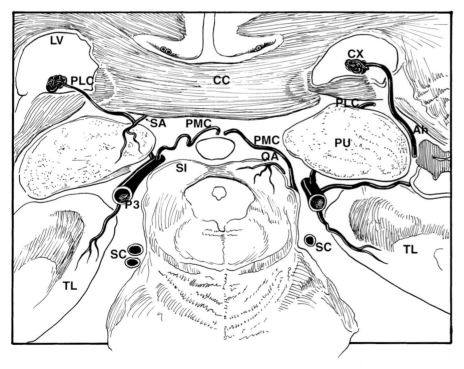

図 5.12 視床枕および脳梁膨大部における冠状断面．後大脳動脈の P3 部から起始した分枝が脳梁膨大部動脈および外側後脈絡叢動脈になることが認められる．

Ah	前脈絡叢動脈	anterior choroidal artery
CC	脳梁	corpus callosum
CX	脈絡叢	choroid plexus
LV	側脳室	lateral ventricles
P3	後大脳動脈 P3 部	P3 segment of the posterior cerebral artery
PLC	外側後脈絡叢動脈	posterior lateral choroidal artery
PMC	内側後脈絡叢動脈	posterior medial choroidal artery
PU	視床枕	pulvinar
QA	四丘体動脈	quadrigeminal artery
SA	脳梁膨大部動脈	splenial artery
SC	上小脳動脈	superior cerebellar artery
TL	側頭葉	temporal lobe
SI	上丘	superior colliculus

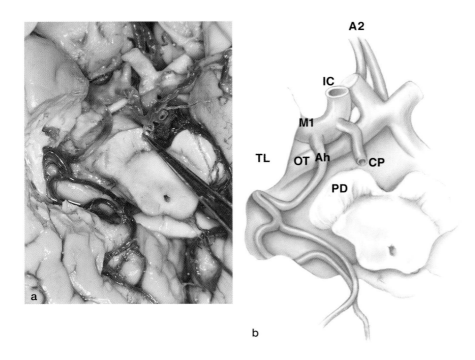

図 5.13 (a, b) 稀な血管走行として，前脈絡叢動脈が鳥距皮質を含む後頭葉に血流を供給することがある．

Ah	前脈絡叢動脈 anterior choroidal artery
A2	前大脳動脈 A2 部 A2 segment of the anterior cerebral artery
CP	後交通動脈 posterior communicating artery
IC	内頚動脈 internal carotid artery
M1	中大脳動脈 M1 部 M1 segment of the middle cerebral artery
OT	視索 optic tract
PD	大脳脚 peduncle
TL	側頭葉 temporal lobe

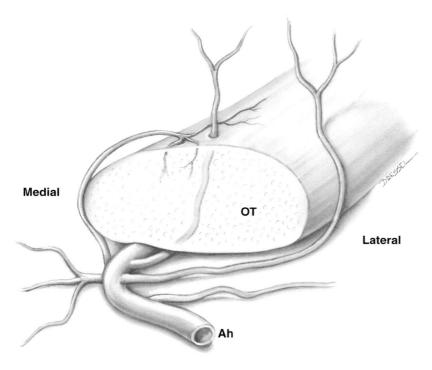

図 5.14 前脈絡叢動脈の分枝と視索の関係を示したシェーマ．穿通枝が視索を直接貫通し，内包や淡蒼球に血液を供給していることが認められる．また，前脈絡叢動脈からの穿通枝は通常視索の内側を走行し上方に向かうが，直接視索に血液を供給する穿通枝も認められる．

| Ah | 前脈絡叢動脈 anterior choroidal artery |
| OT | 視索 optic tract |

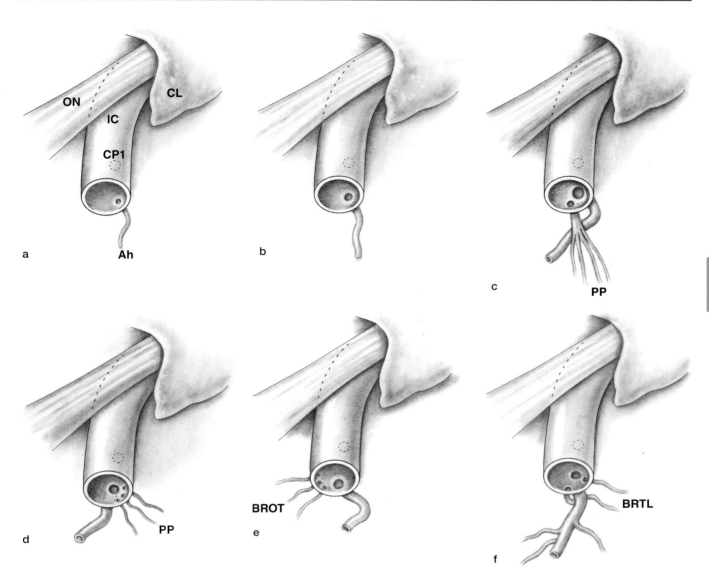

図 5.15 （a〜f）内頚動脈からの前脈絡叢動脈起始部のバリエーション．前脈絡叢動脈と後交通動脈の起始部は 4〜5 mm 離れているが，共通管となっていることもある．

Ah 　前脈絡叢動脈　anterior choroidal artery
CL 　前床突起　anterior clinoid
CP1 　後交通動脈起始部　posterior communicating artery origin
IC 　内頚動脈　internal carotid artery
ON 　視神経（第Ⅱ脳神経）　optic nerve
PP 　穿通枝　perforators
BRTL 　側頭葉に向かう分枝　branch to temporal lobe
BROT 　視索に向かう分枝　branches to optic tract

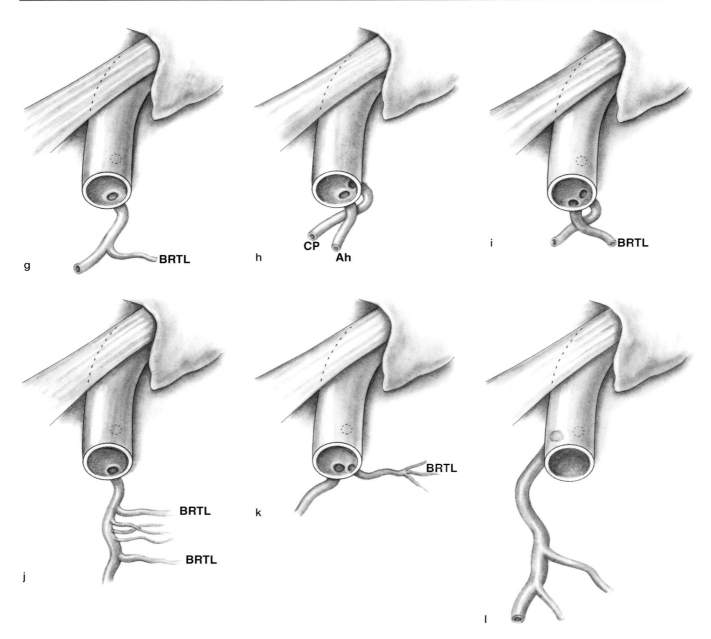

図 5.15（続き） （g〜l）内頚動脈からの前脈絡叢動脈起始部のバリエーション．前脈絡叢動脈と後交通動脈の起始部は 4〜5 mm 離れているが，共通管となっていることもある．

Ah　前脈絡叢動脈　anterior choroidal artery
BRTL　側頭葉に向かう分枝　branch to temporal lobe
CP　後交通動脈　posterior communicating artery

5 後交通動脈，前脈絡叢動脈

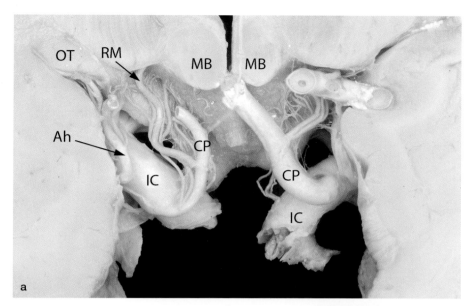

図 5.16　(a) 内頸動脈から後交通動脈が起始する脳底部の後-前面.

IC	内頸動脈	internal carotid artery
CP	後交通動脈	posterior communicating artery
MB	乳頭体	mammillary body
RM	前乳頭動脈（視床灰白隆起動脈）	premammillary artery（thalamotuberal artery）
Ah	前脈絡叢動脈	anterior choroidal artery
OT	視索	optic tract

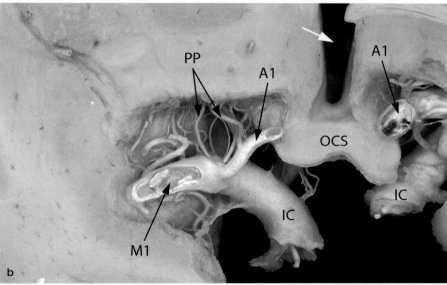

図 5.16（続き）　(b) (a)の前-後面.

OCS	視交叉	optic chiasm
A1	前大脳動脈	anterior cerebral artery
IC	内頸動脈	internal carotid artery
M1	中大脳動脈 M1 部	M1 segment of the middle cerebral artery
PP	穿通枝	perforators
白矢印	第三脳室	third ventricle

97

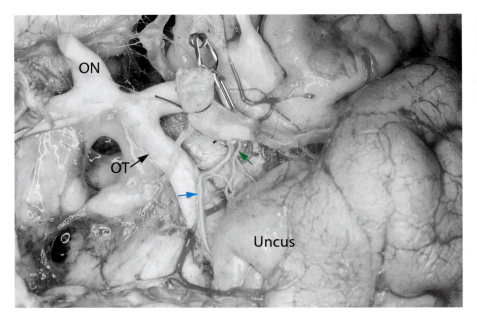

図 5.17　左大脳半球の腹側面．前脈絡叢動脈（青矢印）を選択的に染色している．内頚動脈から鉤に向かう分枝（緑矢印）が認められる．

OT　視索 optic tract
ON　視神経（第Ⅱ脳神経）optic nerve

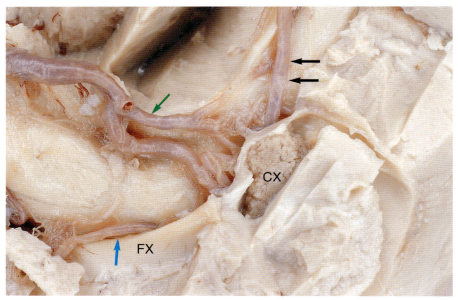

図 5.18　前脈絡叢動脈，外側後脈絡叢動脈，（ローゼンタール）脳底静脈の関係．

黒矢印　前脈絡叢動脈 anterior choroidal artery
青矢印　外側後脈絡叢動脈 posterior lateral choroidal artery（PLC）
緑矢印　（ローゼンタール）脳底静脈 basal vein（of Rosenthal）
CX　脈絡叢 choroid plexus
FX　脳弓 fornix

5 後交通動脈，前脈絡叢動脈

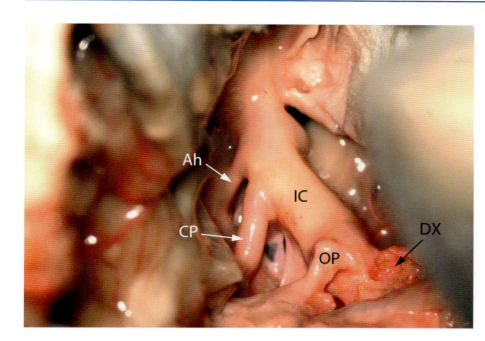

図 5.19　硬膜内の内頚動脈.

IC	内頚動脈	internal carotid artery
DX	硬膜輪（遠位）	distal ring
OP	眼動脈	ophthalmic artery
CP	後交通動脈	posterior communicating artery
Ah	前脈絡叢動脈	anterior choroidal artery

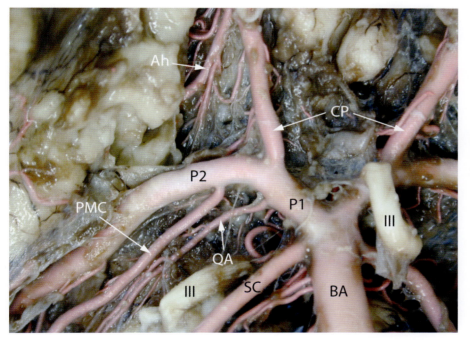

図 5.20　脳底動脈先端部の腹側面.

Ah	前脈絡叢動脈	anterior choroidal artery
BA	脳底動脈	basilar artery
SC	上小脳動脈	superior cerebellar artery
CP	後交通動脈	posterior communicating artery
QA	四丘体動脈	quadrigeminal artery
PMC	内側後脈絡叢動脈	posterior medial choroidal artery
P1, P2	後大脳動脈	posterior cerebral artery
III	動眼神経（第 III 脳神経）	oculomotor nerve

99

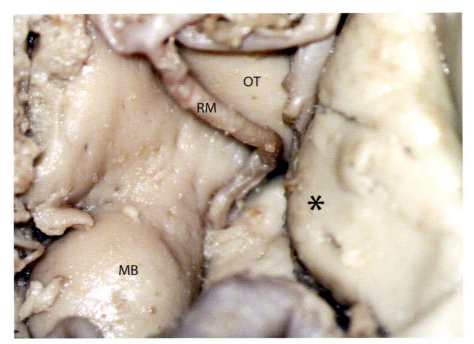

図 5.21　前乳頭動脈の腹側面の拡大.

RM	前乳頭動脈（視床灰白隆起動脈）premammillary artery（thalamotuberal artery）
MB	乳頭体　mammillary body
OT	視索　optic tract
*	鉤　uncus

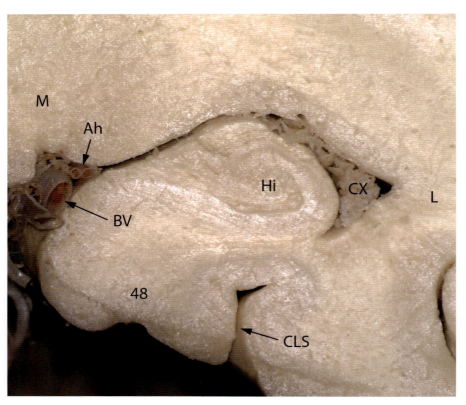

図 5.22　側頭葉内側の切断面.

M	内側　medial
L	外側　lateral
BV	（ローゼンタール）脳底静脈　basal vein (of Rosenthal)
Hi	海馬　hippocampus
48	海馬傍回　parahippocampal gyrus
Ah	前脈絡叢動脈　anterior choroidal artery
CX	脈絡叢　choroid plexus
CLS	側副溝　collateral sulcus

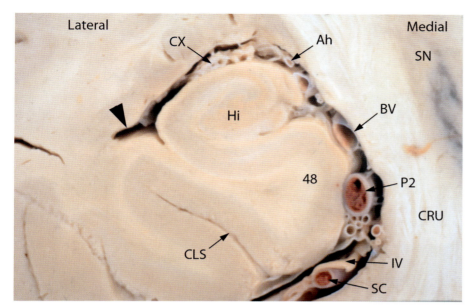

図 5.23 側頭葉内側の切断面.

矢頭	脳室（下角）	ventricle (temporal horn)
Ah	前脈絡叢動脈	anterior choroidal artery
P2	後大脳動脈 P2 部	P2 segment of the posterior cerebral artery
SC	上小脳動脈	superior cerebellar artery
IV	滑車神経（第 IV 脳神経）	trochlear nerve
BV	（ローゼンタール）脳底静脈	basal vein (of Rosenthal)
Hi	海馬	hippocampus
48	海馬傍回	parahippocampus
CLS	側副裂	collateral fissure
CRU	大脳脚	crus cerebri
SN	淡蒼球	substantia nigra
CX	脈絡叢	choroid plexus

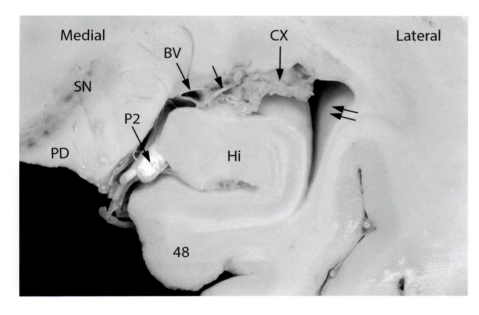

図 5.24 側頭葉の切断面.

矢印	脈絡裂	choroidal fissure (membrane)
二重矢印	下角	temporal horn
CX	脈絡叢	choroid plexus
Hi	海馬	hippocampus
P2	後大脳動脈 P2 部	P2 segment of the posterior cerebral artery
48	海馬傍回	parahippocampal gyrus
BV	（ローゼンタール）脳底静脈	basal vein (of Rosenthal)
PD	大脳脚	peduncle
SN	淡蒼球	substantia nigra

5.3 臨床症例

5.3.1 症例1

　一過性脳虚血発作(TIA)により一過性の左不全片麻痺を来して来院した中年女性．CTAで後交通動脈遠位部に動脈瘤を示唆する所見を認め，脳血管造影で末梢性前脈絡叢動脈瘤が認められた．前脈絡叢動脈(Acho)の血管径が小さく，動脈瘤がワイドネック型であった．本症例に対し右側 orbitozygomatic approach にてクリッピング術を実施した．シルビウス裂を広範囲に露出開放して Acho を特定したのち，鉤内側を軟膜下に切除したところ，鉤の真後ろに動脈瘤を確認できた．ネッククリップにて，Acho 本幹を温存することができた．本症例は術後，特に神経脱落症状は認められなかった．

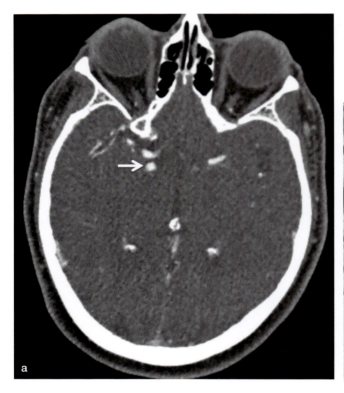 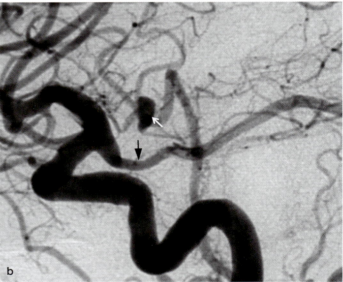

図 5.25　(a) 頭部 CTA．右末梢性前脈絡叢動脈瘤を認める(矢印)．
(b) 右内頚動脈造影．動脈瘤は前脈絡叢動脈から発生している(白矢印)．後交通動脈(黒矢印)．

5 後交通動脈，前脈絡叢動脈

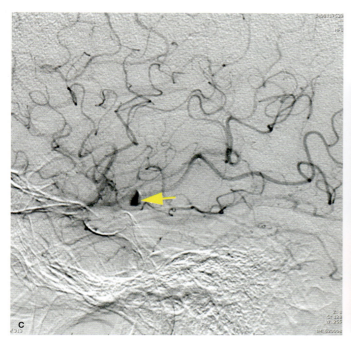

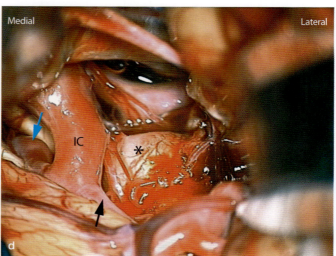

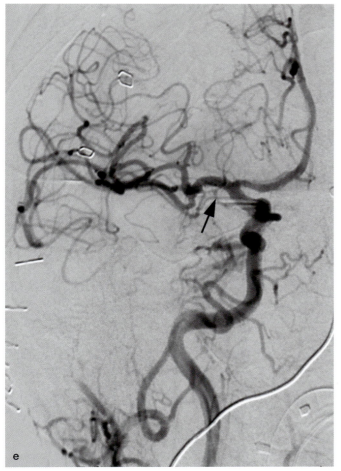

図 5.25（続き） (c) (b)の遅延相．瘤内に造影剤の停留を認める（矢印）．
(d) 術中所見．右 orbitozygomatic approach にて前脈絡叢動脈瘤（＊）を露出している．IC：右内頚動脈，黒矢印：中大脳動脈の M1 部，青矢印：右前大脳動脈の A1 部．
(e) 術中右内頚動脈造影．動脈瘤にクリップが掛かっており，動脈瘤が消失し前脈絡叢動脈は温存されている（矢印）．

5.3.2 症例2

拍動性耳鳴を主訴に来院した中年男性．MRAにて脳動脈瘤を疑う所見を認めた．血管造影にて，前脈絡叢動脈（Acho）より内頚動脈末梢から起始する後交通動脈（Pcom）が描出され，動脈瘤は認められなかった．

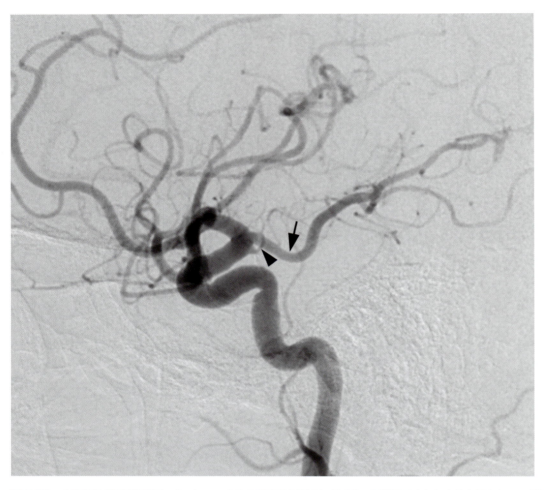

図 5.26 内頚動脈撮影（側面像）．fetal type の後交通動脈を認めた（矢印）．偶然発見された血管変異として，前脈絡叢動脈（矢頭）が後交通動脈より中枢側から起始していた（通常は末梢側から起始）．

5.3.3 症例 3

　頭痛と間欠性の複視を主訴に来院した中年女性．MRI・MRA を実施したところ，巨大左海綿静脈洞部動脈瘤が発見され，血管造影で，巨大な海綿静脈洞部動脈瘤と診断した．すべての選択肢を検討したのちに，内頚動脈床上部（C1，2）から動脈瘤頚部にかかるように，フローダイバーターを留置した．しかし，ステントデリバリーシステムの回収中にフローダイバーターが短縮し，動脈瘤内に入り込んだ．何度かステントを介した順行性アクセスを試みたが困難であった．フローダイバーターの遠位側は依然として内頚動脈床上部に固定されていたため，逆行性アクセスを試みるために，鼠径部からアクセスをもう1つ増やし，左椎骨動脈にカテーテルを誘導した．マイクロカテーテルおよびマイクロワイヤを使用し，左後交通動脈（Pcom）に選択的にカテーテルを挿入した．そして，左内頚動脈床上部へアクセスしたのち，フローダイバーターを通過してマイクロワイヤがフローダイバーターの近位側から抜け出るまで送り出した．次に，スネア用のマイクロカテーテルを Pcom 経由で留置されたマイクロワイヤを介して誘導した．スネアでフローダイバーターを捕らえ，順行性にマイクロカテーテルを引き戻し，フローダイバーターが内頚動脈床上部に収まるまで引き戻した（デンタルフロス法 dental floss technique）．この時点で，マイクロワイヤを緩め，スネアを外し，別のフローダイバーターを設置して，海綿静脈洞部内頚動脈を血行再建した．術後，本症例はきわめて良好に回復し，複視と mass effect は完全消失した．

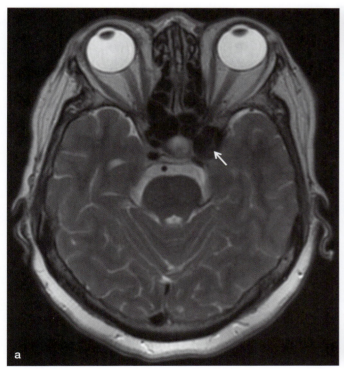
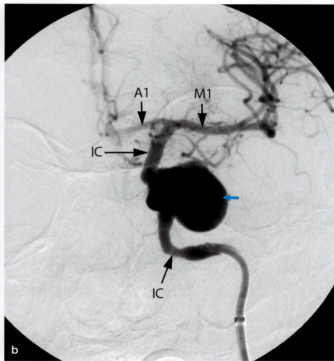

図 5.27　(a) 頭部 MRI T2 強調画像，水平断．左海綿静脈洞付近の部分血栓化動脈瘤を認める（矢印）．
(b) 左内頚動脈血管撮影．左内頚動脈瘤（青矢印）を海綿静脈洞内に認める．

IC	内頚動脈	internal carotid artery
A1	前大脳動脈	anterior cerebral artery
M1	中大脳動脈	middle cerebral artery

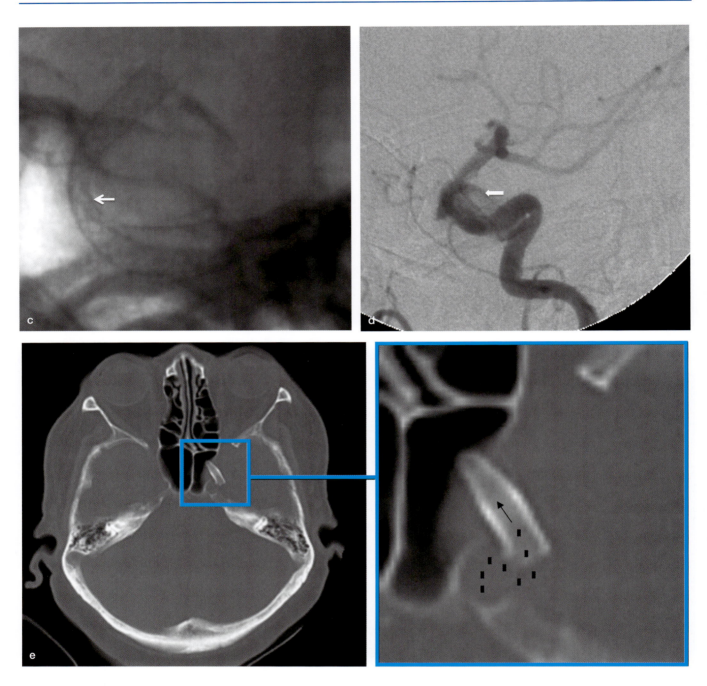

図 5.27（続き）　（c）術中頭部 X 線透視画像．フローダイバーターが左内頚動脈内に展開されている（矢印）．
(d) フローダイバーター留置後の左内頚動脈撮影．動脈瘤内の造影剤停滞を認める．
(e) 治療直後の頭部 CT 画像（骨条件）．短縮したフローダイバーター（囲み枠）を動脈瘤内に認める．囲み枠の拡大図内の矢印は，動脈瘤からフローダイバーター内腔を通過する血流を示唆している．

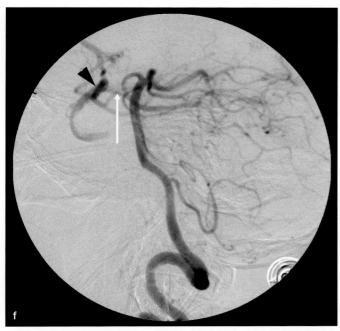

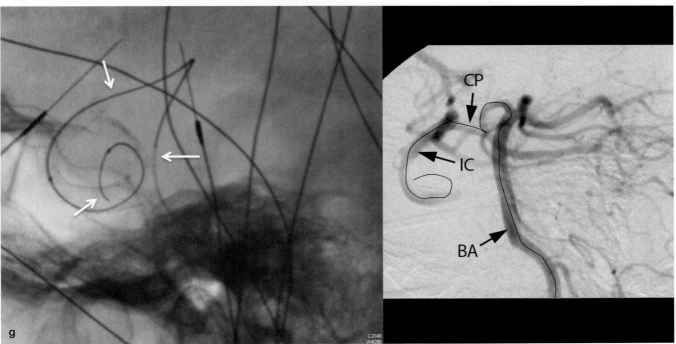

図 5.27（続き）　(f) 左椎骨動脈撮影．太い左後交通動脈（矢印）と左内頸動脈（矢頭）の交通を認める．
(g) マイクロガイドワイヤ（左の図矢印）が動脈瘤内に挿入されている．右の図で，左椎骨動脈（図では示していない），脳底動脈（BA）を経由して，左後交通動脈（CP）から左内頸動脈（IC）に到達している．

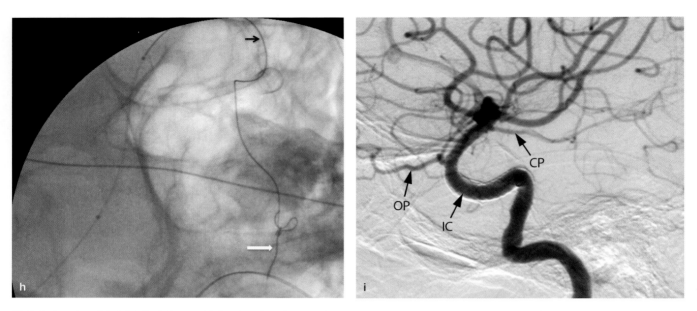

図 5.27(続き)　**(h)** (g)と同時期の正面撮像．経左内頚動脈的に動脈瘤内にマイクロカテーテルを挿入している(白矢印)．左椎骨動脈から左後交通動脈(CP)を経由して，スネアがマイクロワイヤを掴んでいる(黒矢印)．その後追加のフローダイバーターが留置された．
(i) 手術後 6 か月時点での左内頚動脈撮影．左内頚動脈(IC)は完全に血行再建されており，動脈瘤は消失している．

OP　眼動脈　ophthalmic artery

クリニカルパール

- 後交通動脈瘤のクリッピングに先立ち，前床突起と後交通動脈（Pcom）との関係性を明確にすることが重要である．Pcom が通常よりも近位から生じ，前床突起の下から現れる場合，内頚動脈中枢側での血流コントロールのために頚部内頚動脈の露出が必要となるかもしれない．また，後交通動脈瘤を露出する場合には，動脈瘤が完全に露出されるまで側頭葉を圧排しないようにすることが重要である．その理由として，動脈瘤が側頭葉内側部およびテント硬膜に癒着しており，くも膜が完全に切離される前に側頭葉を圧排すると動脈瘤が破裂する可能性が挙げられる．
- 脳底動脈終末部の動脈瘤をクリッピングする場合，Pcom が，動脈瘤頚部および関連する穿通枝を観察するための必要な術野確保の妨げとなることがある．Pcom が fetal type または大型で P1 部の低形成を伴う場合でなければ，Pcom を後大脳動脈との合流部で 2 つのミニクリップを掛け，その間を切断することができる．この方法はバイポーラで焼灼切断するよりも好ましいといえる．バイポーラは Pcom 末梢から起始する前視床穿通動脈を常に障害する．
- 後交通動脈瘤をクリッピングする場合，前脈絡叢動脈（Acho）の起始部や中枢側が問題ないことをきちんと確認することがきわめて重要である．その理由として，確認しないで後交通動脈瘤にクリップを掛けた場合，クリップが Acho 本幹を障害または閉塞し，長期の片麻痺に至る可能性があるからである．
- Acho 自体へのカテーテル挿入を軟膜下脳動静脈奇形の塞栓術時に考慮する場合，頭蓋内血管における他の主要な名称のある血管よりもリスクがきわめて高い．基本的に，レンズ核線条体，視床穿通枝または脳底主幹穿通枝と同様に考えるべきである．これは盲端血管であり，直接的な血管損傷や親血管での塞栓性物質逆流はよく遭遇するため，主要な神経脱落症状のリスクを提起する可能性がある．

6 中大脳動脈

中大脳動脈 middle cerebral artery（MCA）は内頚動脈 internal carotid artery 終末部から起始するが，嗅神経三角 olfactory trigone の高さで視交叉 optic chiasm の側方から起始する．前側方に向かって走行し，島限 limen insulae を越えたのちに島 insula に入っていく．中大脳動脈の主たる分岐の位置にはバリエーションがある．分岐部は時に島限に現れることもある．しかし，M1（起始から分岐部まで）がきわめて長い場合，実際に島に入っていくまで分岐部が現れないこともある．分岐したのちは，中大脳動脈の本幹と皮質枝は島の表面を走行し，前頭葉，頭頂葉，側頭葉の表面に向かってループし，脳表の脳溝に伸びていく．皮質枝はシルビウス裂 sylvian fissure から脳表まで5 cm ほど走行することもある．中大脳動脈の分岐は二分岐することもあれば三分岐することもあり，両者の間のバリエーションを呈することもある．中大脳動脈の末梢の皮質枝はバリエーションが豊富で，正確な命名をするのは難しい．しかし，末梢の皮質枝の走行する領域から，側頭枝 temporal branch（前枝 anterior temporal，中枝 midtemporal，後枝 posterior temporal），前頭枝 frontal branch（下枝 inferior，中枝 middle，後枝 posterior），中心枝 central branch，頭頂枝 parietal branch（縁上回枝 supramarginal，角回枝 angular），側頭後頭枝 temporooccipital branch と分類することができる．

6.1 前側頭枝

しばしば，M1 が二分岐もしくは三分岐する前に，M1 から前側頭枝（側頭枝の前枝）が分岐する．時に，前側頭動脈 anterior temporal artery は中大脳動脈が分岐する直前の内頚動脈から起始することもある．真の"副中大脳動脈 accessory middle cerebral artery"というより，単に中大脳動脈の早い段階での分枝として前側頭葉領域を灌流しているにすぎない．しかし，この小さな枝から比較的大きな穿通枝が分岐することもある．真の副中大脳動脈は前大脳動脈 anterior cerebral artery の A2 部から起始し，側方に走行し中大脳動脈と並行にシルビウス裂に入り前頭葉皮質を灌流する．

6.2 前頭枝

中大脳動脈の前頭枝は，眼窩前頭枝 orbital frontal branch，上行前頭枝 ascending frontal branch，もしくは中前頭枝 middle frontal branch，および，中心前枝 precentral branch もしくは後前頭枝 posterior frontal branch から成り立っている．時に中心動脈と中心前動脈は共通の起始を持つ．前頭枝の形状は中心動脈が前方から起始するか，もしくはより末梢で起始するかにある程度依存している．

中心溝動脈 central sulcus artery は前頭枝から起始することもあれば，縁上回角回複合体 supramarginal-angular complex とともに起始することもある．時に中心溝動脈は重複もしくは二分岐して中心後動脈と中心前動脈の灌流域と重なることがある．中心動脈はローランド溝 Rolandic fissure 内を走行する．

6.3 頭頂枝

中大脳動脈の頭頂葉への分布は，中心後回，縁上回，角回への血流から成り立っている．その形状は，中大脳動脈がどのように二分岐もしくは三分岐するかによる．一般的に，角回を最終的に灌流する動脈はヘシュル回 Heschl's gyrus を越えて走行する．時に側頭後頭枝からの小さな動脈が角回への灌流に寄与することもある．中心動脈は縁上回枝自体から起始することもある．

6.4 側頭後頭枝

中大脳動脈の側頭後頭枝は側頭葉全体を灌流するとと

もに，後方に長く伸びて後頭葉外側の灌流に寄与することがある．側頭後頭枝はシルビウス裂の深い部分から起始し，早い段階ではっきりと太い枝となって，後方に広く伸びていく場合もある．後方に向かって走行するため，途中で前側頭葉，中側頭葉，後側頭葉領域に分枝を出す．角回に向かって走行する分枝を出すこともある．時に側頭後頭枝は発達せず，頭頂枝の枝とともに起始する．この場合，前側頭葉領域と中側頭葉領域は M1 からの別々の分枝で灌流されることがある．

6.5　中大脳動脈の穿通枝

レンズ核線条体穿通動脈 lenticulostriate perforating artery は中大脳動脈 M1 部の上方から起始し，無名質 substantia innominata や前交連 anterior commissure 外側，被殻 putamen，淡蒼球外節 lateral segment of the globus pallidus，内包 internal capsule の上半分，隣接する放線冠 corona radiata，尾状核体部および頭部 body and head of the caudate nucleus を灌流する．内側および外側線条体動脈 medial and lateral striate arteries も存在する．中大脳動脈から分岐する穿通枝には様々なパターンがあり，①太い穿通枝が，中大脳動脈 M1 部の近位側半分から優位に分岐する，②太い穿通枝が，中大脳動脈 M1 部の遠位側半分から優位に分岐する，③太い穿通枝が，中大脳動脈 M2 部から分岐する，の3つのパターンに分けることができる．

基本的に，内頸動脈からの分岐部に近い穿通枝は径が小さい．中大脳動脈 M1 部の長さは特定の穿通枝分岐のパターンと必ずしも一致しない．

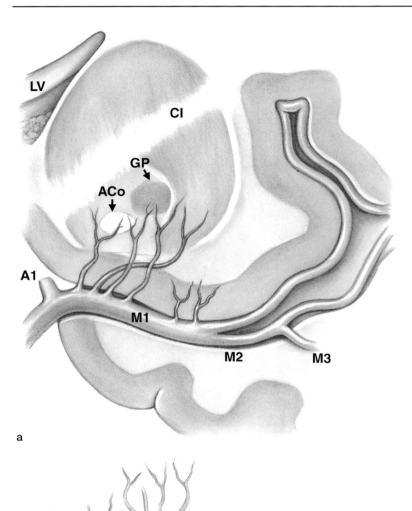

図 6.1 （a～c）左大脳半球の前交連レベルでの冠状断．中大脳動脈近位部からの穿通枝分岐の基本となる3つのパターンの形状を示している．（c）では穿通枝が M2 と M3 から分岐している．

A1	前大脳動脈	anterior cerebral artery
ACo	前交連	anterior commissure
CI	内包	internal capsule
GP	淡蒼球	globus pallidus
LV	側脳室	lateral ventricle
M1	中大脳動脈 M1 部	M1 segment of the middle cerebral artery
M2	中大脳動脈 M2 部	M2 segment of the middle cerebral artery
M3	中大脳動脈 M3 部	M3 segment of the middle cerebral artery

6 中大脳動脈

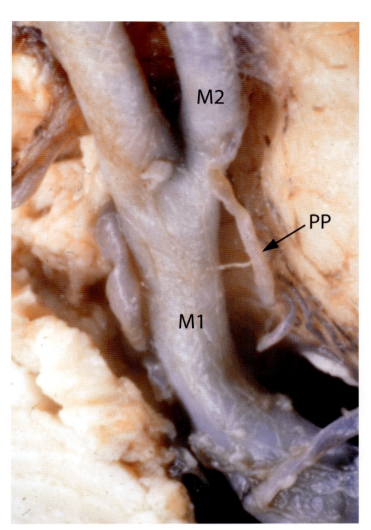

図 6.2　中大脳動脈 M2 部から起始する大きな穿通枝が逆行性に走行している．

M1　中大脳動脈 M1 部　M1 segment of the middle cerebral artery
M2　中大脳動脈 M2 部　M2 segment of the middle cerebral artery
PP　穿通枝　perforator

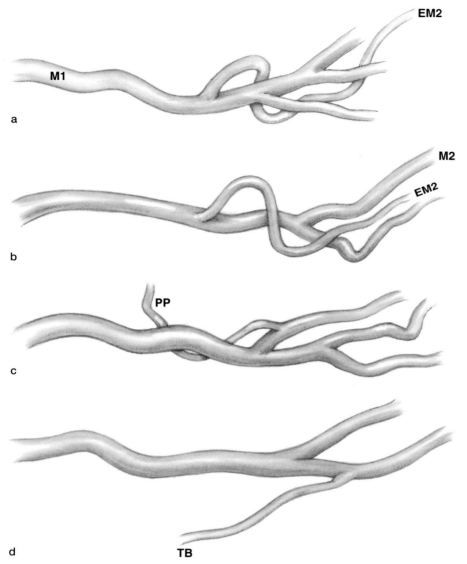

図 6.3 （a〜d）中大脳動脈 M1 部の分岐のバリエーション.

M1	中大脳動脈 M1 部 M1 segment of the middle cerebral artery
M2	中大脳動脈 M2 部 M2 segment of the middle cerebral artery
EM2	頭頂葉領域へ向かう早期 M2 early M2 branch to parietal region
PP	穿通枝 perforator
TB	前側頭動脈分枝 temporal artery branch (anterior)

6　中大脳動脈

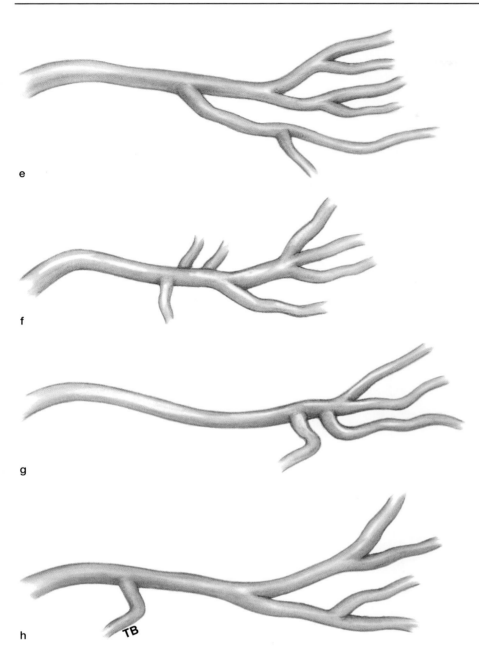

図 6.3（続き）　**(e~h)** 中大脳動脈 M1 部の分岐のバリエーション.

TB　前側頭動脈分枝　temporal artery branch（anterior）

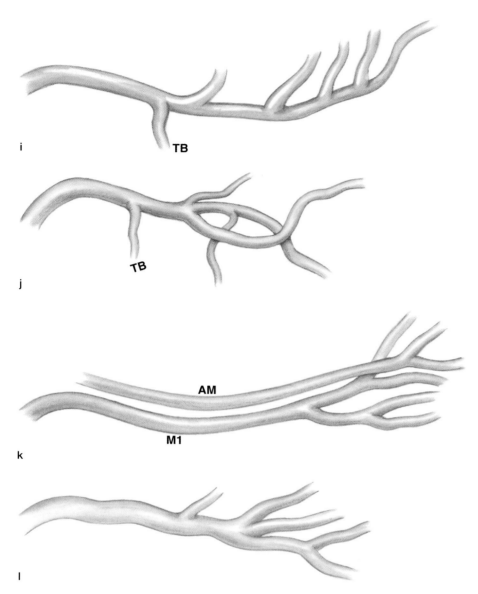

図 6.3（続き） (i〜l) 中大脳動脈 M1 部の分岐のバリエーション.

- **AM** A2 からの副中大脳動脈　accessory middle cerebral artery from A2
- **M1** 中大脳動脈 M1 部　M1 segment of the middle cerebral artery
- **TB** 前側頭動脈分枝　temporal artery branch (anterior)

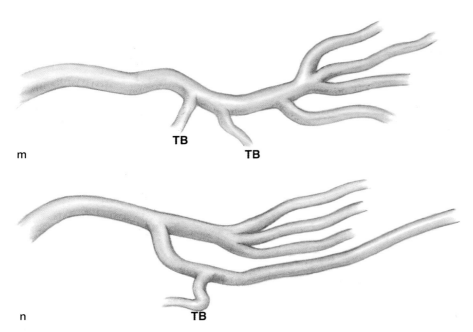

図6.3（続き）　(m, n) 中大脳動脈 M1 部の分岐のバリエーション．

TB　前側頭動脈分枝　temporal artery branch（anterior）

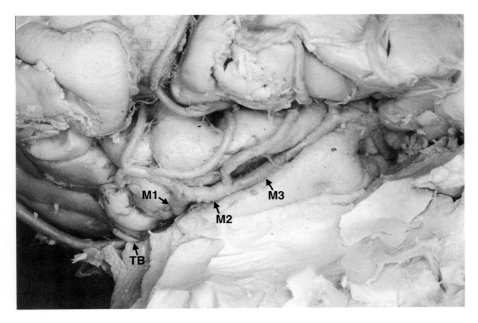

図6.4　図6.3hと図6.3lに似たM1分岐のパターン．

M1　中大脳動脈 M1 部　M1 segment of the middle cerebral artery

M2　中大脳動脈 M2 部　M2 segment of the middle cerebral artery

M3　中大脳動脈 M3 部　M3 segment of the middle cerebral artery

TB　前側頭動脈分枝　temporal artery branch（anterior）

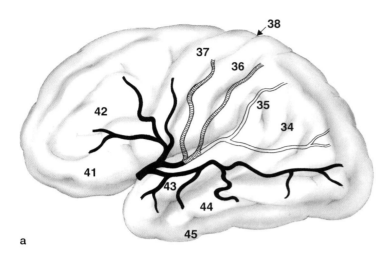

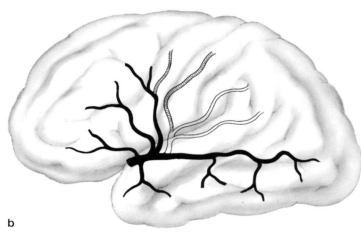

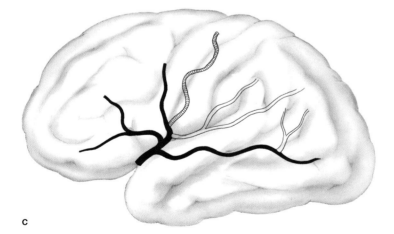

図 6.5 中大脳動脈の末梢の皮質枝の分布パターン．
(a〜g) 共通幹から分岐する中心枝，縁上回枝，角回枝．大きな別の側頭枝がある．
(h〜l) 中心動脈が前頭枝から分岐する．
(m〜r) 混合型のバリエーションだが，より典型的なのは大きな側頭動脈から別に角回へ向かう血管が分岐するパターン．
(s, t) 中心枝，縁上回枝，角回枝，そして側頭枝が"三つ叉に分かれる"．
(u) 副中大脳動脈が A2 から起始し，前頭葉領域を灌流して中心動脈も分岐する（図 6.3k と図 7.3i 参照）．

- □ 縁上回枝と角回枝　supramarginal and angular branches
- ▨ 中心動脈　central artery(ies)
- ■ 前頭枝もしくは / かつ側頭後頭枝　frontal and/or temporo-occipital branches

34　角回　angular gyrus
35　縁上回　supramarginal gyrus
36　中心後回　postcentral gyrus
37　中心前回　precentral gyrus
38　中心溝（裂）　central sulcus (fissure)
41　下前頭回　inferior frontal gyrus
42　中前頭回　middle frontal gyrus
43　上側頭回　superior temporal gyrus
44　中側頭回　middle temporal gyrus
45　下側頭回　inferior temporal gyrus

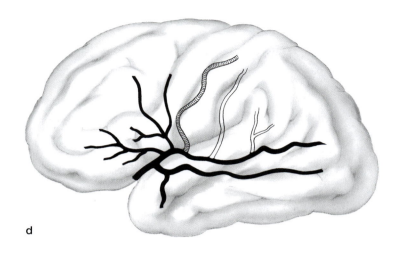

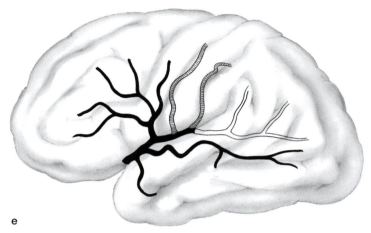

図 6.5（続き） 中大脳動脈の末梢の皮質枝の分布パターン．
（d，e） 共通幹から分岐する中心枝，縁上回枝，角回枝．

- □ 縁上回枝と角回枝　supramarginal and angular branches
- ▨ 中心動脈　central artery(ies)
- ■ 前頭枝もしくは／かつ側頭後頭枝　frontal and/or temporo-occipital branches

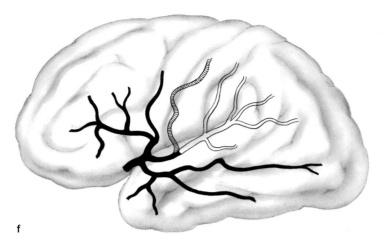

図 **6.5**（続き） 中大脳動脈の末梢の皮質枝の分布パターン．
(f, g)（a〜e）と同様．

- □ 縁上回枝と角回枝 supramarginal and angular branches
- ▨ 中心動脈 central artery(ies)
- ■ 前頭枝もしくは / かつ側頭後頭枝 frontal and/or temporo-occipital branches

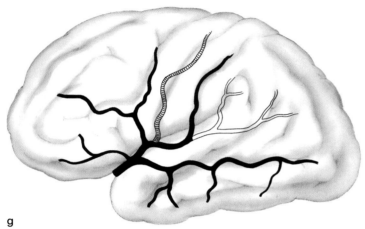

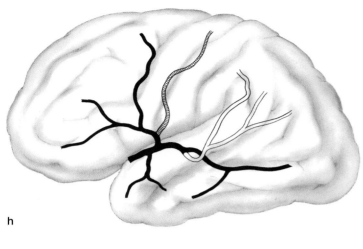

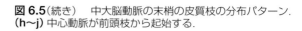

図 6.5（続き） 中大脳動脈の末梢の皮質枝の分布パターン．
（h〜j）中心動脈が前頭枝から起始する．

- □ 縁上回枝と角回枝 supramarginal and angular branches
- ▨ 中心動脈 central artery（ies）
- ■ 前頭枝もしくは / かつ側頭後頭枝 frontal and/or temporo-occipital branches

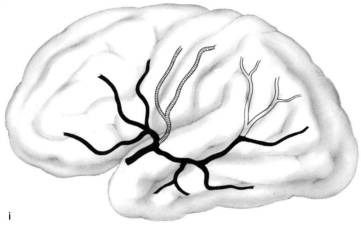

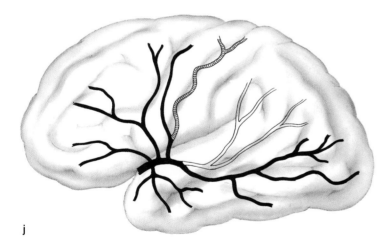

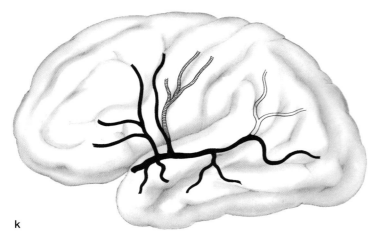

図 6.5(続き) 　中大脳動脈の末梢の皮質枝の分布パターン．(k, l) 中心動脈が前頭枝から起始する．

- □　縁上回枝と角回枝　supramarginal and angular branches
- ▨　中心動脈　central artery(ies)
- ■　前頭枝もしくは / かつ側頭後頭枝　frontal and/or temporo-occipital branches

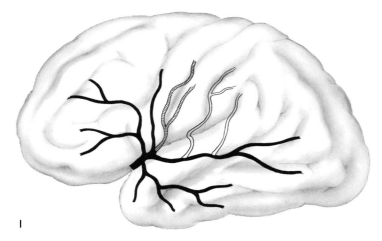

6　中大脳動脈

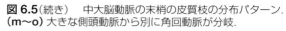

図 6.5（続き）　中大脳動脈の末梢の皮質枝の分布パターン．
（**m〜o**）大きな側頭動脈から別に角回動脈が分岐．

- □　縁上回枝と角回枝　supramarginal and angular branches
- ▨　中心動脈　central artery(ies)
- ■　前頭枝もしくは / かつ側頭後頭枝　frontal and/or temporo-occipital branches

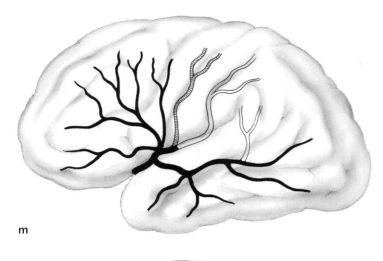

m

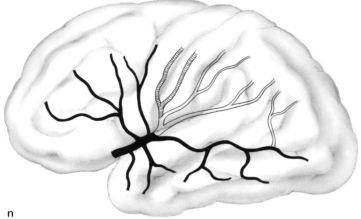

n

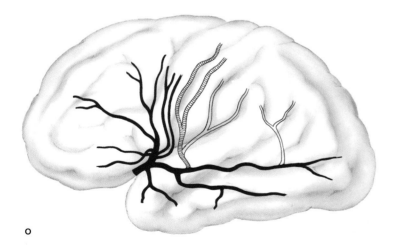

o

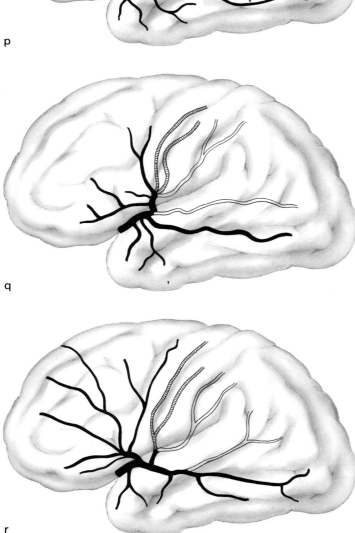

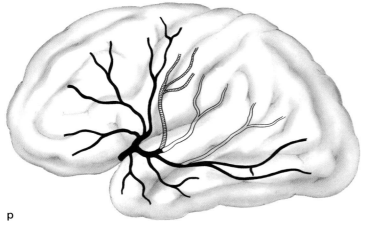

図 6.5(続き) 中大脳動脈の末梢の皮質枝の分布パターン．(**p~r**)(m~o)と同様．

- □ 縁上回枝と角回枝 supramarginal and angular branches
- ▨ 中心動脈 central artery(ies)
- ■ 前頭枝もしくは / かつ側頭後頭枝 frontal and/or temporo-occipital branches

6 中大脳動脈

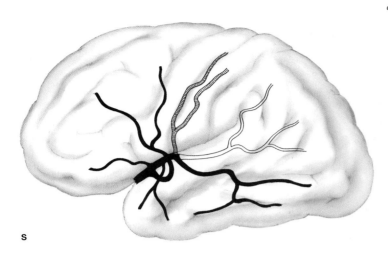

図 6.5（続き） 中大脳動脈の末梢の皮質枝の分布パターン．
(**s, t**) 中心枝，縁上回枝，角回枝が三つ叉に分岐．

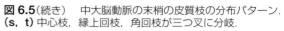

- □ 縁上回枝と角回枝 supramarginal and angular branches
- ▨ 中心動脈 central artery(ies)
- ■ 前頭枝もしくは / かつ側頭後頭枝 frontal and/or temporo-occipital branches

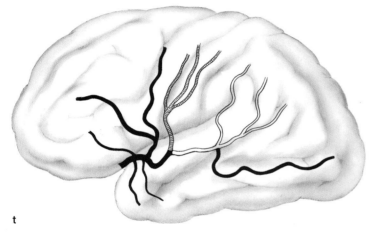

図 6.5（続き） 中大脳動脈の末梢の皮質枝の分布パターン．
(**u**) 真の副中大脳動脈．

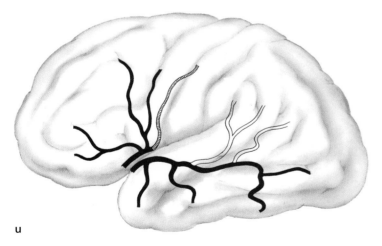

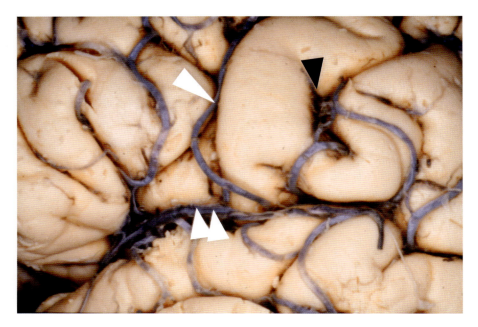

図 6.6 中心前動脈(白細矢頭),2本の動脈が入り込む中心溝(黒矢頭),浅中大脳静脈(白二重矢頭).

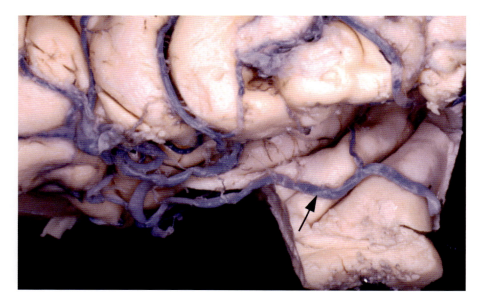

図 6.7 ヘシュル回を越えて走行する中大脳動脈の枝(矢印).この枝はしばしば角回への動脈を分枝する.

6 中大脳動脈

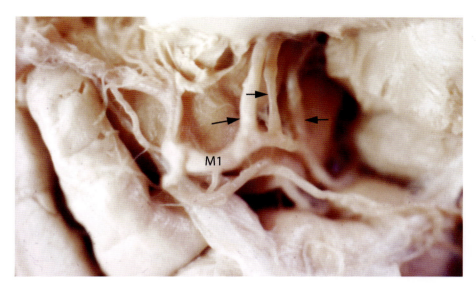

図 6.8 M1 の三分岐（3 本の矢印）．

M1 中大脳動脈 M1 部　M1 segment of the middle cerebral artery

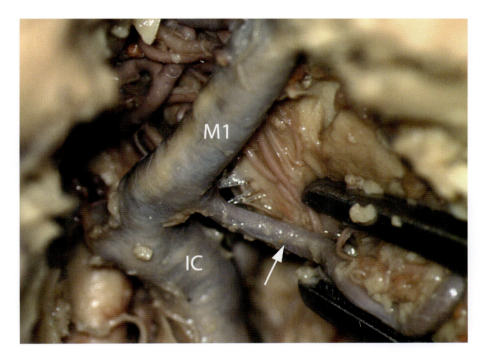

図 6.9 中大脳動脈（M1）から早い段階で起始する側頭枝（矢印）．

IC 内頚動脈　internal carotid artery

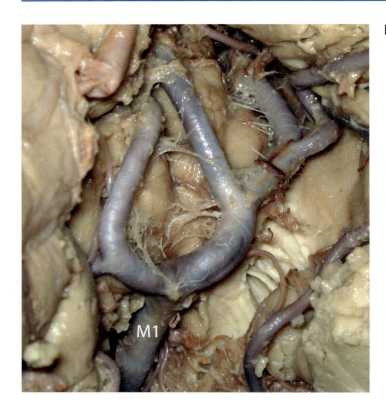

図 6.10 中大脳動脈（M1）が径の大きな分岐を成す．

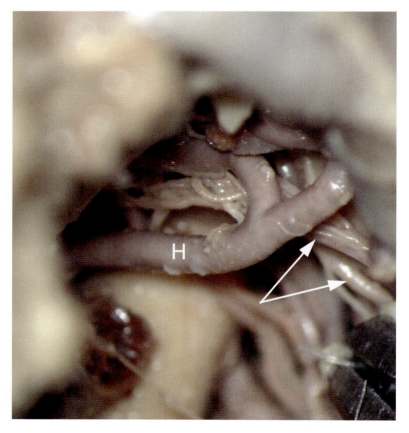

図 6.11 ホイブナー動脈が中大脳動脈の外側線条体枝（2本の矢印）のすぐ内側で終末として二分岐する．

H　ホイブナー動脈　Heubner's artery

6 中大脳動脈

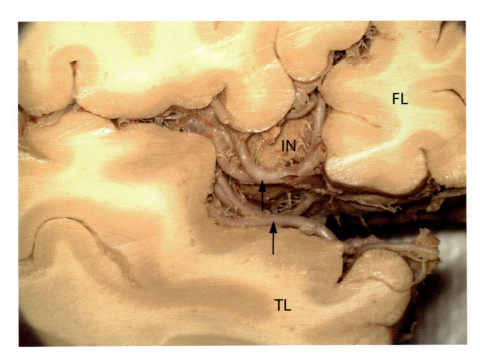

図 6.12 右大脳半球の矢状断．シルビウス裂と中大脳動脈複合体（矢印）が露出している．

IN 島 insula
TL 側頭葉 temporal lobe
FL 前頭葉 frontal lobe

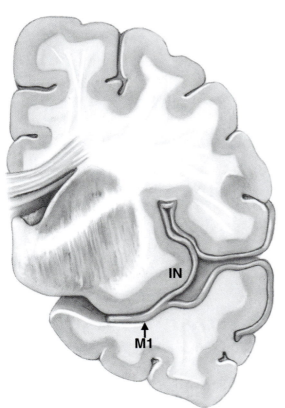

図 6.13 左大脳半球の冠状断．島を走行し，大脳半球の円蓋部へ出ていく中大脳動脈を示している．

IN 島 insula
M1 中大脳動脈 M1 部 M1 segment of the middle cerebral artery

129

6.6 臨床症例

6.6.1 症例1

中年男性．右片麻痺と強い頭痛で発症した．CTで，巨大で部分的に血栓化を伴う動脈瘤を中大脳動脈M1部に認めた．血管造影では太い外側レンズ核線条体動脈 lateral lenticulostriate vessel を巻き込むような小さな成分を認めた．嚢状の成分に対してコイル塞栓を行ったが，外側線条体動脈への血流が保たれるように近位部を十分残して行い，M1にフローダイバーターを1本留置した．後日行った血管造影では，動脈瘤の完全閉塞が得られており，血栓化部分の吸収に伴い mass effect も減弱し，片麻痺も完全に回復した．

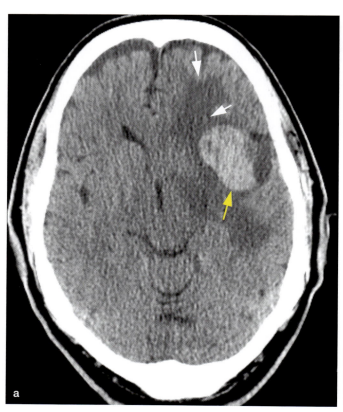
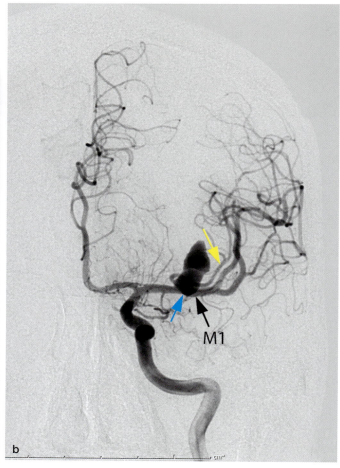

図6.14 （a）頭部単純CTで巨大で部分的に血栓化を伴う動脈瘤（黄矢印）を認め，左前頭葉に脳浮腫（2つの白矢印）を伴う．
（b）左内頚動脈造影．動脈瘤の頚部は拡張しており（青矢印），太い外側レンズ核線条体動脈（黄矢印）が同部から分岐している．M1：中大脳動脈．

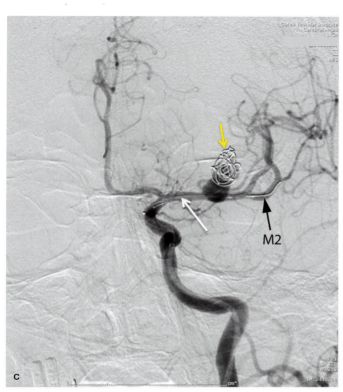 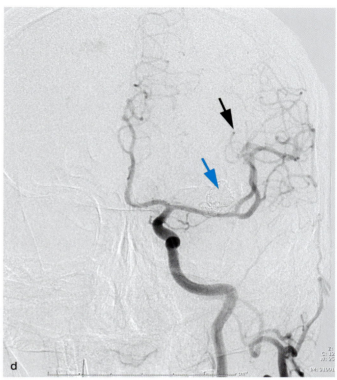

図 6.14（続き） **(c)** マイクロカテーテル（白矢印）を動脈瘤内に"jail"する形で誘導し，フローダイバーターが動脈瘤頸部をカバーするように，かつ中大脳動脈 M2 部にかからないように留置した．動脈瘤内にコイル（黄矢印）を留置したが，太いレンズ核線条体動脈への血流を保つように動脈瘤茎部は残してある．
(d) 後日撮影された左内頸動脈造影．コイルにより動脈瘤は完全閉塞しており（青矢印），太いレンズ核線条体動脈への血流は減少している（黒矢印）．

6.6.2 症例2

高齢男性．起床時に重度の右片麻痺と失語があるところを発見された．NIHSS (National Institutes of Health stroke score) は20点．発症から発見までが遅れたため血栓溶解薬の静注は禁忌であった．CTAで左M1遠位部の閉塞を認め，perfusion CTでは小さな虚血コアに比して大きなmm領域が存在することが示唆された．直ちに血管内治療を行った．血管造影で左M1遠位部の閉塞が確認された．大口径の吸引カテーテルを血栓の近位部のM1に留置し，マイクロカテーテルをマイクロガイドワイヤを用いて血栓を越えてM2/3まで誘導した．マイクロカテーテルと近位部に留置したガイディングカテーテルからの同時造影を行い血栓の長さを確認し，血栓をカバーするようにステントレトリーバーを展開した．ステントレトリーバーは約5分間展開した状態とし，遠位部の虚血領域へ血流を送った．その後，大口径の吸引カテーテルからの吸引を開始し，ステントレトリーバーを吸引カテーテルの中に完全に回収した．血管造影を行い，完全再開通TICI 3を確認した．翌日にはNIHSS 1点まで改善し，軽度の上肢麻痺のみとなった．perfusion CTでは完全に対称的な脳血流となっており，治療前に予測された小さな梗塞巣を認めるのみであった．

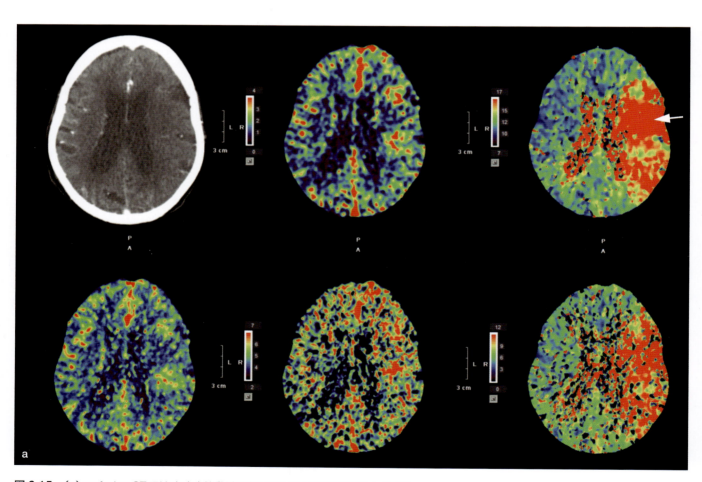

図6.15 (a) perfusion CTでは左中大脳動脈閉塞に伴う低灌流領域を認めた（矢印）．

6 中大脳動脈

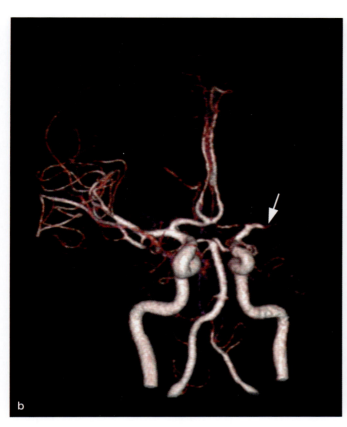
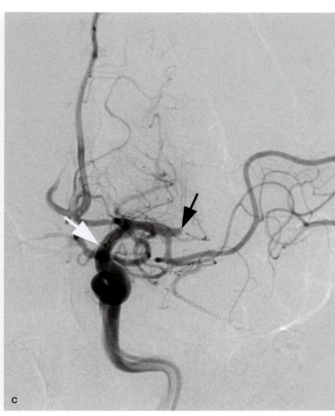

図 6.15（続き） **(b)** 3D-CTA では左中大脳動脈閉塞を認める（矢印）．
(c) 左内頚動脈に吸引カテーテル（Penumbra®，0.54 インチ，Penumbra 社）が留置されている（白矢印）．左中大脳動脈は大きな M2 上枝で閉塞している（黒矢印）．

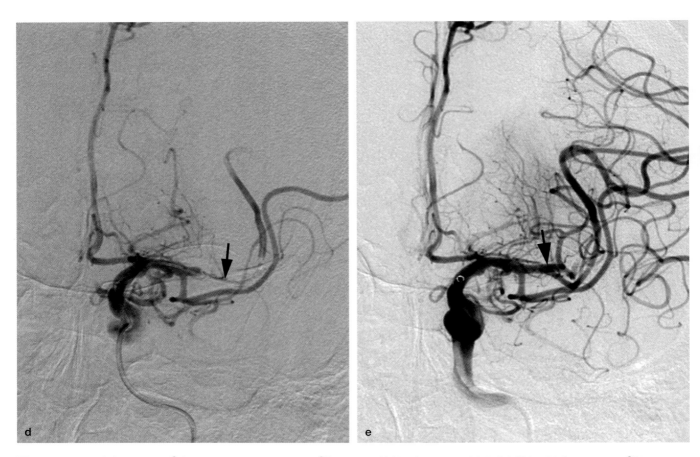

図 6.15（続き） (d) Penumbra® を通じて Prowler Select Plus®（Codman 社）（矢印）を M2 の狭窄部分を越えて誘導し，Solitaire®（Covidien 社）を展開する準備をしている．
(e) Solitaire® を展開し Penumbra® からの吸引を行ったのちに左内頚動脈造影を行うと，M2 は再開通しており（矢印），M1 を通じて完全な灌流が得られている．

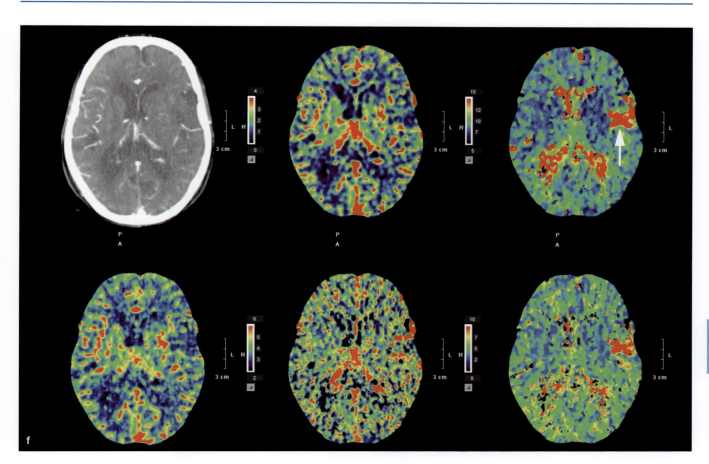

図 6.15（続き） （f）治療後に行った perfusion CT．左中大脳動脈遠位部の領域に小さな低灌流部位を認める（矢印）．

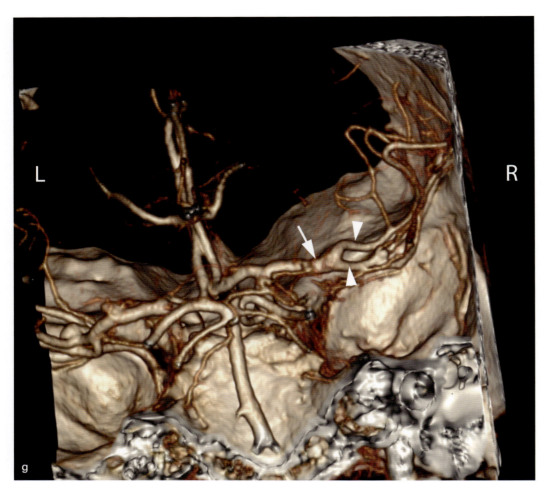

図 6.15（続き）　（g）3D-CTA では，再開通した M1（矢印）と M2（矢頭）を認める．

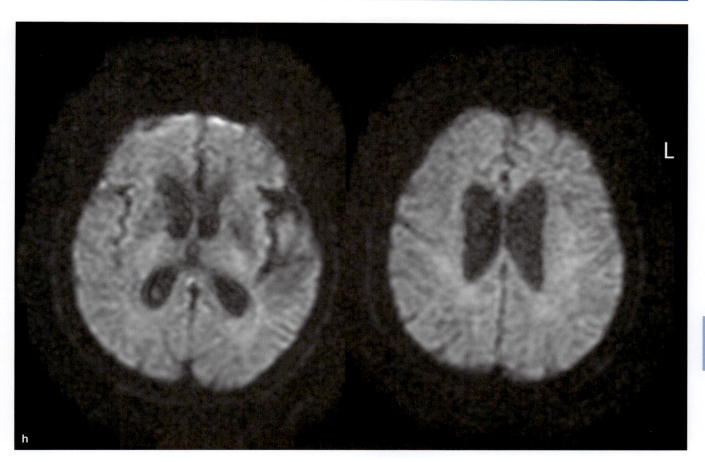

図 6.15（続き）　（h）治療後に行った単純 MRI（拡散強調画像）．明らかな脳梗塞は認めない．

6.6.3 症例3

10代前半の症例．初めて全身性痙攣発作を発症した．CTでは右前頭部に血管奇形を疑う所見を認めた．血管造影で中大脳動脈M2上枝の枝から起始し，脳表の静脈に灌流する動静脈奇形を認めた．抗痙攣薬を投与し，局所麻酔下で選択的カテーテル誘導による塞栓術を行うこととした．マイクロカテーテルからの造影にて動静脈奇形の血管構造が明らかになった．塞栓術に先立ち，Wadaテストとしてアモバルビタールとリドカインの投与後に包括的な神経診察を行った．テストでは神経学的異常を認めなかったため，液体塞栓物質を使用して動静脈奇形の塞栓術を行った．2本の動脈に対して塞栓術を行った．治療後の血管造影では動静脈奇形の完全閉塞が確認された．

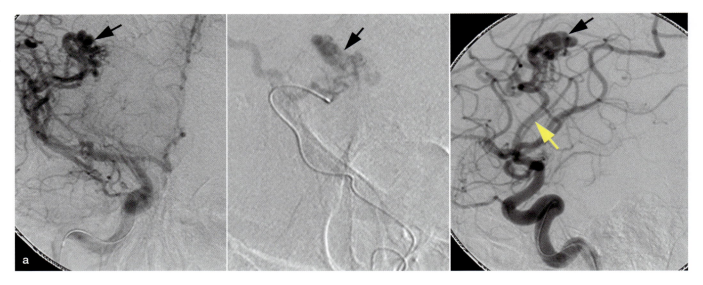

図 6.16　（a）右内頸動脈造影．右中大脳動脈の遠位部（黄矢印）から供血される動静脈奇形（黒矢印）を認める．

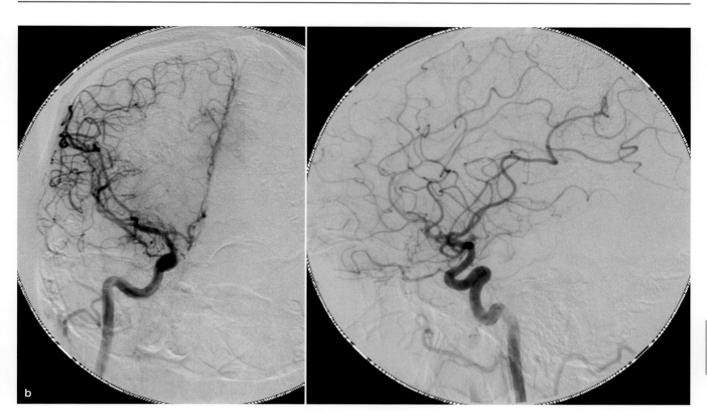

図 6.16（続き） （b）治療後の血管造影．動静脈奇形の完全閉塞を認める．

クリニカルパール

- シルビウス裂の広い開放により，M1，M2 そして M3 を含めた中大脳動脈近位部の全貌を明らかにすることができる．そのため，典型的な中大脳動脈分岐部のワイドネックな動脈瘤はいまだに開頭クリッピング術が好まれる．しかし，外側レンズ核線条体動脈は必ず温存すべきである．こういった動脈瘤は，ワイドネックな形状であることに加え，M2 への影響が懸念され，標準的な血管内治療の技術で治療することはとても難しい．血管内治療では，2 本のステントを各々の M2 に留置するような Y ステントを形成したのちにコイルの充填を行うような補助技術がしばしば必要である．endosaccular flow diverter や bifurcation device といったより新しい技術が現状の治療を変えるかもしれない．
- M2 遠位部や M3 近位部の血管は，静脈や動脈グラフトを介在した high-flow バイパスにおける相対的に表面のレシピエントとして適切である．

前側頭枝

- この血管は，M1 遠位部や M2 近位部の閉塞による急性期虚血性脳卒中の際に，中大脳動脈遠位部（特に側頭葉）のペナンブラ領域への側副血行路としてしばしば重要である．

前頭枝

- 皮質の M4 は，low-flow である浅側頭動脈の直接バイパスのレシピエントに適している．
- 一方，M1 や内頚動脈から分岐する部分の動脈瘤は，無数の穿通枝の存在により手術のリスクが比較的高い．こういった穿通枝は，中大脳動脈 M1-M2 分岐部の動脈瘤と比べてより深く，込み入った術野となるために，剥離したり可視化するのが難しい．同様に，特に後交通動脈分岐部より近位部の内頚動脈瘤の治療としてフローダイバーターは適しているが，M1 にフローダイバーター（特に複数本）を留置する際には，レンズ核線条体動脈への影響とそれに伴う神経学的後遺症のリスクに注意しなければならない．しかし，この部位の動脈瘤の治療選択肢として，ステント補助下コイル塞栓術はいまだに有用である．

M1 は急性期虚血性脳卒中に至る大血管閉塞を起こす部位として最も多い．この部位での塞栓は典型的には血栓溶解薬の静注に抵抗性で，新たなランダム化試験の結果から，ステントレトリーバーや局所血栓吸引療法の単独もしくは組み合わせによる血管内治療での再開通療法がより適しているだろうと示されている．

7 前大脳動脈，前交通動脈

前大脳動脈 anterior cerebral artery（ACA）は嗅三角 olfactory trigone の対側で内頚動脈 internal carotid artery の分岐から起始する．視交叉 optic chiasm の内側上方に走行し前交通動脈 anterior communicating artery に至る区分は A1 と呼ばれる．A1 は内側線条体 medial striate region へ向け上方に穿通枝を出し，視交叉 optic chasm と視神経 optic nerve（第 II 脳神経）へ向け下方に細い穿通枝を出す．A1 は前交通動脈に合流したのち上方へ走行し，A2 として脳梁膝部 genu of corpus callosum の周りを走行する．眼窩前頭動脈 orbitofrontal artery と前頭極動脈 frontopolar artery は A2 が脳梁膝部に沿って走行する部位から分岐する．その後，A2 は脳梁周囲動脈と脳梁縁動脈に分岐する．前交通動脈の形態，配置そして脳梁周囲動脈と脳梁縁動脈の位置関係は多様である．前大脳動脈は半球の中心に向け枝を分岐し，その枝は楔前部 precuneus 含め後方へと広がる．脳梁周囲動脈は遠位において後大脳動脈から分岐する脳梁膨大部動脈 splenial artery と微小循環を通して吻合する．

7.1 A1 部

A1 の長さは個人により大きく異なる．もし，片側の A1 が低形成の場合，反対側は通常著しく大きくなる．一側の A1 が完全に無形成であることは稀である．実際に A1 は視神経や視交叉を貫いて走行する可能性があるが，筆者の標本では見たことがない．その際の A1 はおそらく窓形成 fenestration をしているのであろう．

7.2 ホイブナー動脈

ホイブナー動脈 Heubner's artery は A1 と A2 の分岐部より分岐する．A1 の中間部分から分岐する場合もある．この動脈は外側に走行し，A1 に隠れていることがよくあるが，中大脳動脈 middle cerebral artery の分岐である外側線条体動脈 lateral striate arteries のちょうど内側に終止する．ホイブナー動脈は片側もしくは両側に 2 本ある．しかし，この動脈の欠失は非常に稀である．

7.3 前交通動脈

前交通動脈 anterior communicating artery（Acom）は 2 本の A1 を正中でつなげ，A2 の起始部となる．その形態（位置関係）は非常に多様で，完全な欠失は稀である．前交通動脈は多発の架橋形成や，窓形成と説明することもできる．前交通動脈は後方に広がり視床下部へ至る穿通枝を出している．

7.4 A2 部

A2 は A1 が前交通動脈に合流したあとから始まる．A2 は両側おおよそ同じ長さであるが，そこから分岐する枝は様々である．しかし，眼窩前頭動脈と，前頭極動脈の分岐は一貫しており，眼窩前頭動脈は A2 起始部の 5 mm〜1 cm から分岐している．時に，A2 は 1 本であったり，3 本であったりする．

7.5 脳梁周囲動脈

脳梁周囲動脈 pericallosal artery は A2 から直接連続する動脈である．後方へ走行し，脳梁膨大部で後大脳動脈の脳梁膨大部動脈と微小血管を介して吻合する．脳梁周囲動脈もまた楔前部への枝に終止する．脳梁周囲動脈の分岐と脳梁縁動脈との関係は非常に多様である．時には脳梁周囲動脈は放射状に枝を出しながら脳葉を栄養し，半球内側の主たる動脈として配置している．時折，両側の脳梁周囲動脈の枝は互いに交差することもある．

7.6 脳梁縁動脈

脳梁縁動脈 callosomarginal artery もまた A2 から連続する動脈である．帯状回 cingulate gyrus の上方へ向けて走行し前頭葉前部と中心前回を栄養する．脳梁縁動脈の位置や枝もまた様々であるが，対側との交差は比較的稀である．

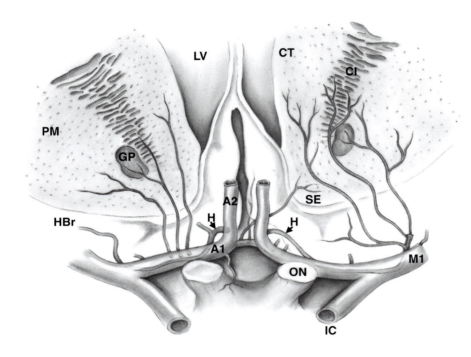

図 7.1　淡蒼球起始部レベルの冠状断．A1 と前交通動脈の穿通枝を示す．

A1	前大脳動脈 A1 部	anterior cerebral artery（A1）
A2	前大脳動脈 A2 部	anterior cerebral artery（A2）
CI	内包	internal capsule
CT	尾状核	caudate nucleus
GP	淡蒼球	globus pallidus
H	ホイブナー動脈	Heubner's artery
HBr	前頭葉へ向かうホイブナー動脈	Heubner's artery to frontal lobe
LV	側脳室	lateral ventricle
M1	中大脳動脈	middle cerebral artery
ON	視神経（第Ⅱ脳神経）	optic nerve
PM	被殻	putamen
SE	中隔野	septal area
IC	内頚動脈	internal carotid artery

7 前大脳動脈，前交通動脈

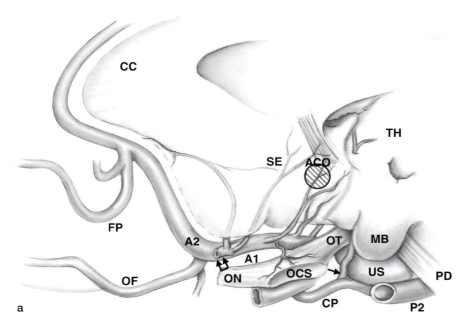

図 7.2 （a）脳梁を通る視交叉レベルの矢状断．右大脳半球の内側面．

A1	前大脳動脈 A1 部	anterior cerebral artery (A1)
A2	前大脳動脈 A2 部	anterior cerebral artery (A2)
ACO	前交連	anterior commissure
CC	脳梁	corpus callosum
CP	後交通動脈	posterior communicating artery
FP	前頭極動脈	frontopolar artery
MB	乳頭体	mammillary body
OCS	視交叉	optic chiasm
ON	視神経（第Ⅱ脳神経）	optic nerve
OF	眼窩前頭動脈	orbitofrontal artery
OT	視索	optic tract
PD	大脳脚	peduncle
P2	後大脳動脈	posterior cerebral artery
SE	中隔野	septal area
TH	視床	thalamus
US	鉤	uncus
→	前乳頭動脈（視床灰白隆起動脈）	premammillary artery (thalamotuberal artery)
⇨	前交通動脈	anterior communicating artery

図 7.2（続き）（b，c）脳梁下動脈となる"third A2"を示す前交通動脈の部位．
(b) 後面．脳梁下動脈（青矢印），A1（黒矢印），A2（★）．
(c) 前面．眼窩前頭動脈（白矢印），A1（黒矢印），A2（★）．

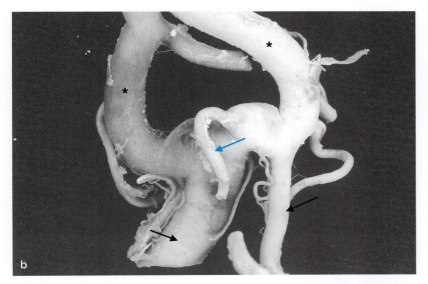

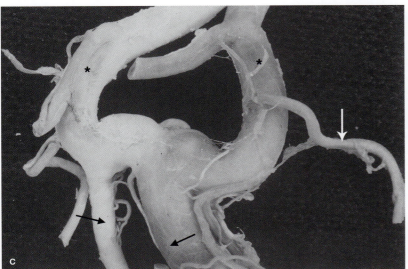

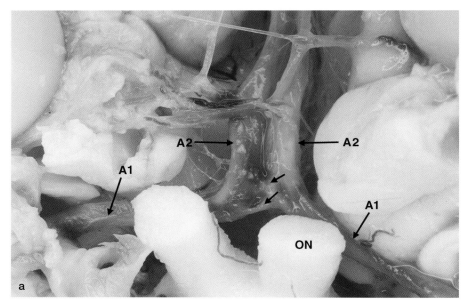

図 7.3 (a) 左右対称な A1, A2 と 2 本の前交通動脈を示す（矢印）．

A1	前大脳動脈 A1 部 anterior cerebral artery (A1)
A2	前大脳動脈 A2 部 anterior cerebral artery (A2)
ON	視神経（第 II 脳神経）optic nerve

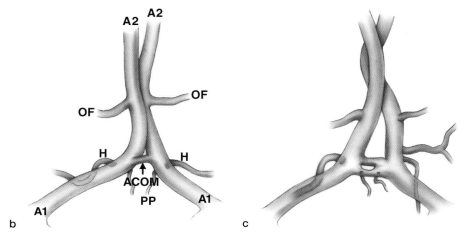
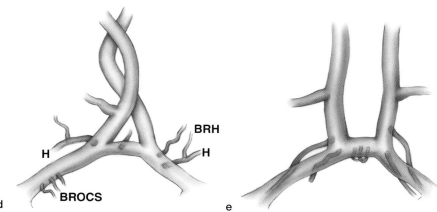

図 7.3（続き）（b〜e）前交通動脈部位の位置関係のバリエーション．穿通枝はすべては示されていない．

A1	前大脳動脈 A1 部 anterior cerebral artery (A1)
A2	前大脳動脈 A2 部 anterior cerebral artery (A2)
ACOM	前交通動脈 anterior communicating artery
BROCS	視交叉への枝 br. to optic chiasm
BRH	前頭葉への枝 br. to frontal lobe
H	ホイブナー動脈 Heubner's artery
OF	眼窩前頭動脈 orbitofrontal artery
PP	穿通枝 perforators

7 前大脳動脈，前交通動脈

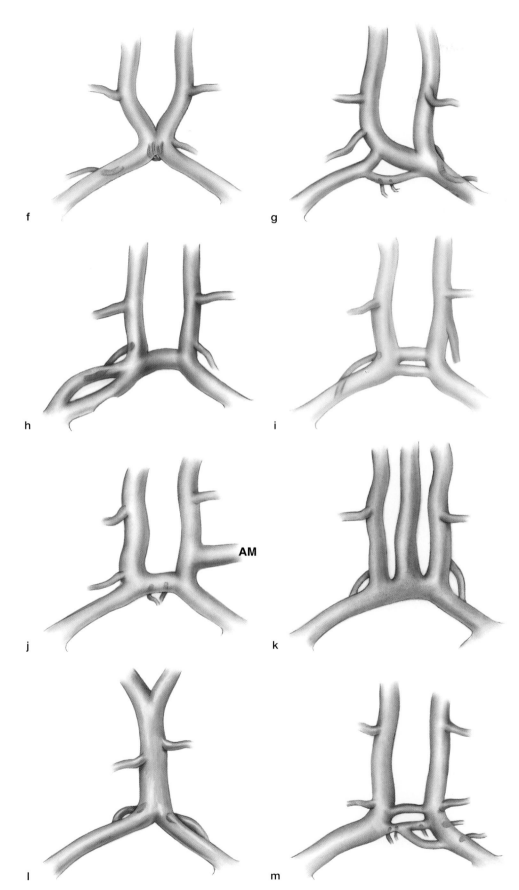

図 7.3（続き） **(f〜m)** 前交通動脈部位の位置関係のバリエーション．

AM 副中大脳動脈 accessory middle cerebral artery

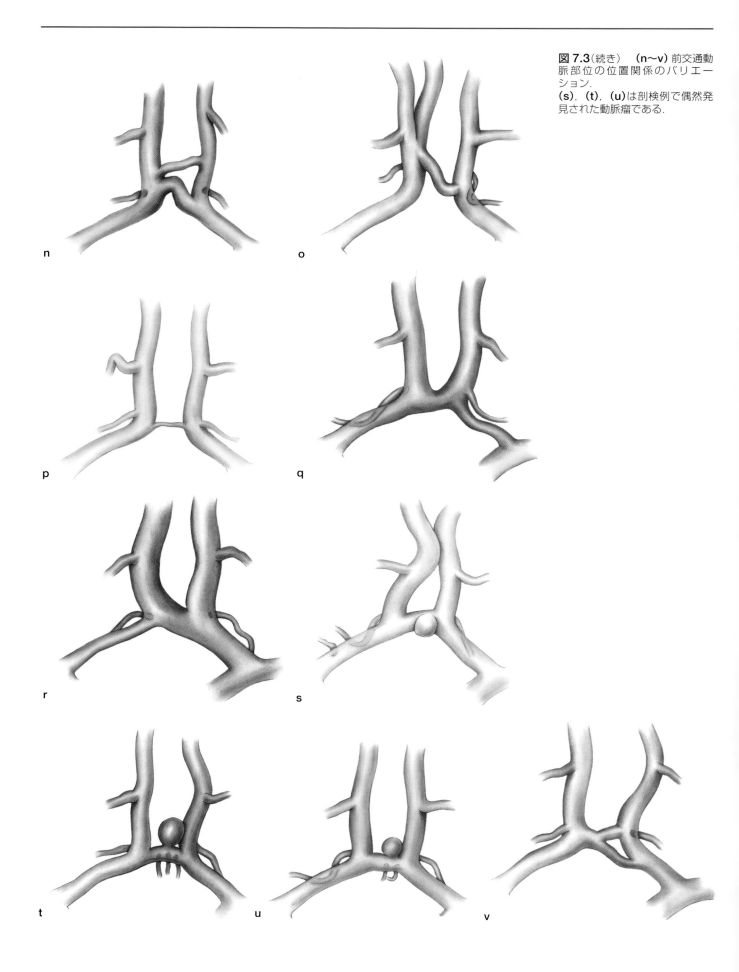

図 7.3（続き）　(n~v) 前交通動脈部位の位置関係のバリエーション．
(s), (t), (u) は剖検例で偶然発見された動脈瘤である．

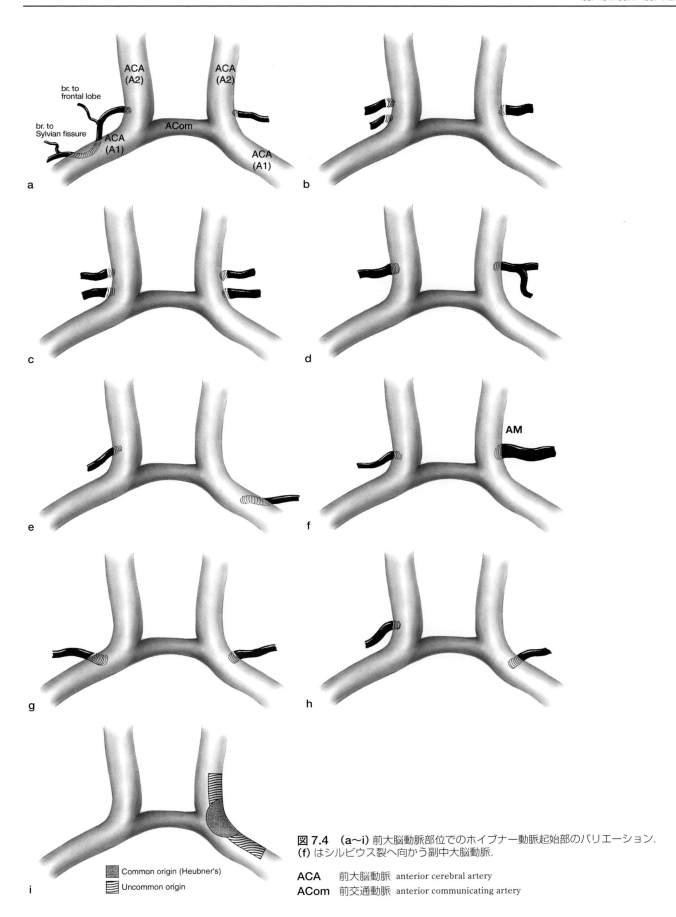

図 7.4 （a〜i）前大脳動脈部位でのホイブナー動脈起始部のバリエーション．(f) はシルビウス裂へ向かう副中大脳動脈．

ACA　前大脳動脈　anterior cerebral artery
ACom　前交通動脈　anterior communicating artery

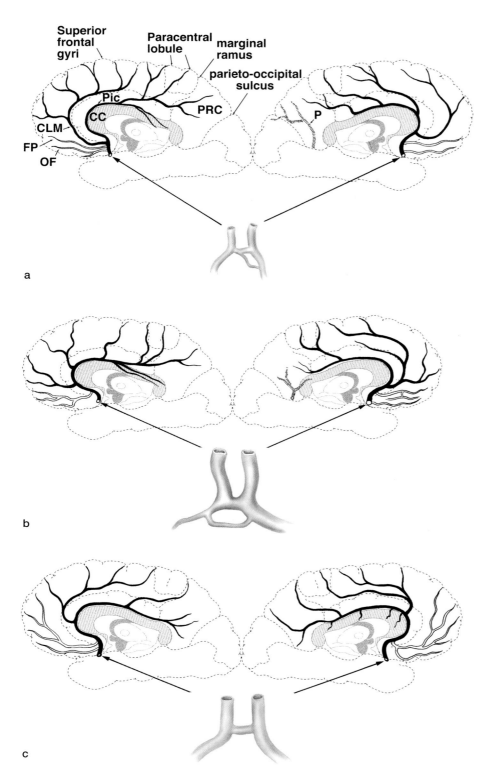

図 7.5 遠位における前大脳動脈の位置関係のバリエーション（14 例の剖検例より）．半球の内側面．各々の脳における前交通動脈を示す．
(j) では前交通動脈は損傷しており示されていないことに注意されたい．(a, b) 脳梁周囲動脈の末梢枝の走行を示す．(c) 眼窩前頭動脈と前頭極動脈分岐部の隆起．(e) 稀ではあるが，左右の脳梁縁動脈同士の交差．(e, f) 楔前部へ向かう後方循環．(e) は左半球の脳梁周囲動脈の欠損もある．(g〜n) 脳梁周囲動脈同士の交差した位置関係．
上前頭回，中心傍小葉，楔前部への脳梁周囲動脈，脳梁縁動脈の枝の多様性に注目されたい(a〜n)．

CC	脳梁	corpus callosum
CLM	脳梁縁動脈	callosomarginal artery
FP	前頭極動脈	frontopolar artery
OF	眼窩前頭動脈	orbitofrontal artery
P	後大脳動脈	posterior cerebral artery
Pic	脳梁周囲動脈	pericallosal artery
PRC	楔前部	precuneus

7 前大脳動脈，前交通動脈

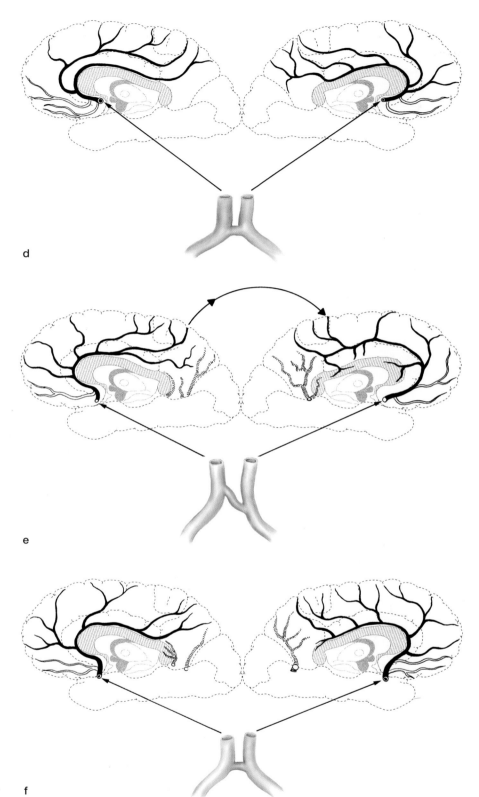

図 7.5（続き） 前大脳動脈遠位部の位置関係のバリエーション（14 剖検例）．

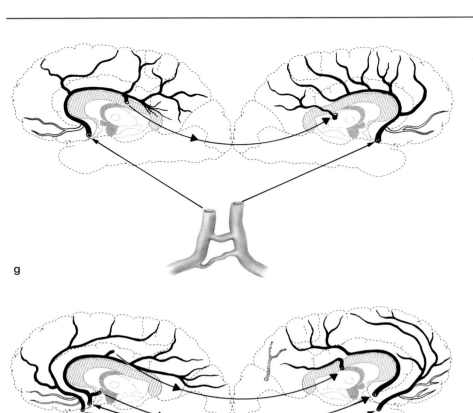

図 7.5（続き） 前大脳動脈遠位部の位置関係のバリエーション（14剖検例）．

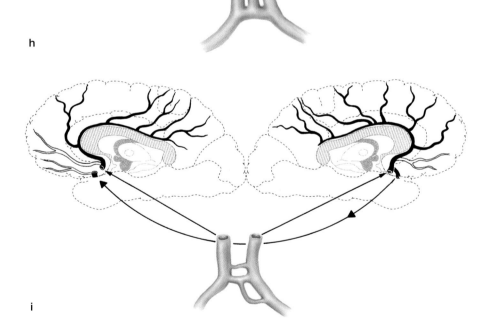

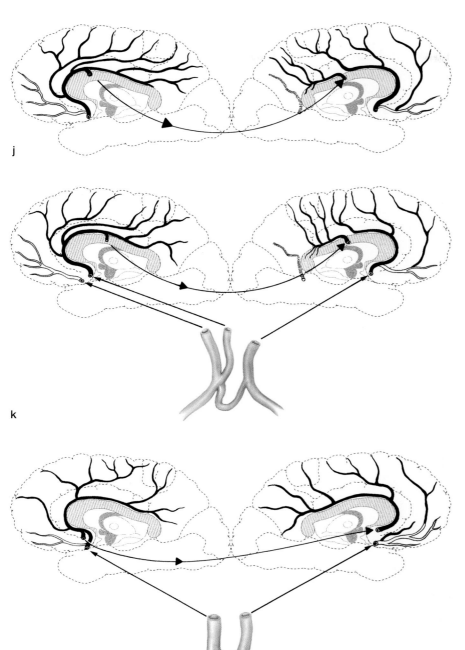

図 7.5(続き) 　前大脳動脈遠位部の位置関係のバリエーション（14 剖検例）．

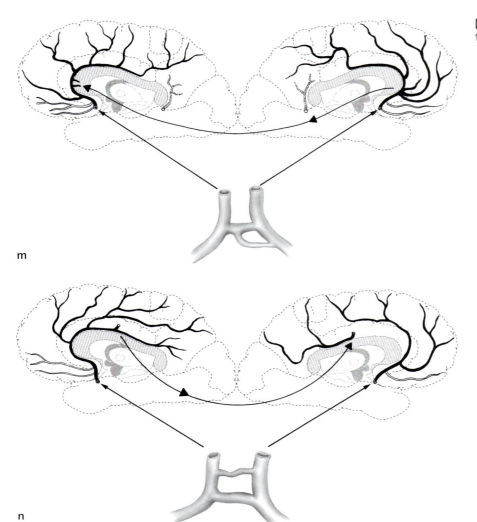

図 7.5（続き） 前大脳動脈遠位部の位置関係のバリエーション（14剖検例）．

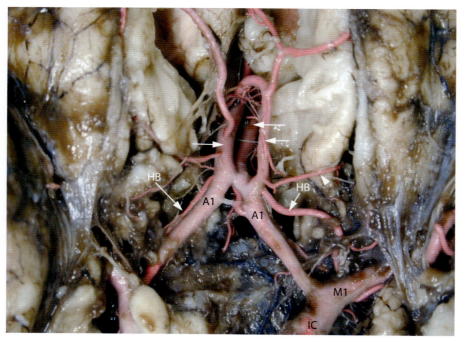

図 7.6 ウィリス動脈輪前半部の腹側面．前交通動脈より 3 本の A2 が出ている（上方の 3 本の矢印）．

HB	ホイブナー動脈 Heubner's artery
A1	前大脳動脈の近位部 proximal anterior cerebral artery
M1	中大脳動脈 middle cerebral artery
IC	内頚動脈 internal carotid artery
矢頭	眼窩前頭枝 orbitofrontal branch

7 前大脳動脈，前交通動脈

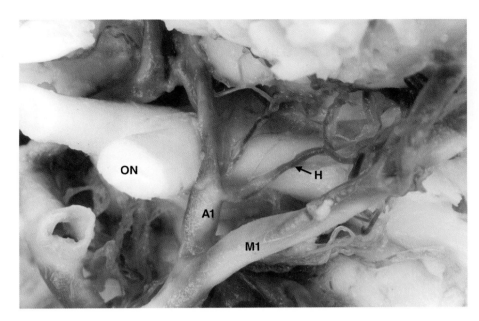

図 7.7　A1 の中間より分岐するホイブナー動脈．

- **A1**　前大脳動脈　anterior cerebral artery
- **H**　ホイブナー動脈　Heubner's artery
- **M1**　中大脳動脈　middle cerebral artery
- **ON**　視神経（第 II 脳神経）optic nerve

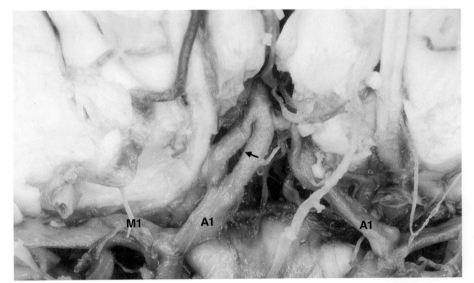

図 7.8　視交叉の上部前面．右 A1 は前交通動脈に合流する前に窓形成している（矢印）．

- **A1**　前大脳動脈 A1 部　anterior cerebral artery (A1)
- **M1**　中大脳動脈 M1 部　middle cerebral artery (M1)

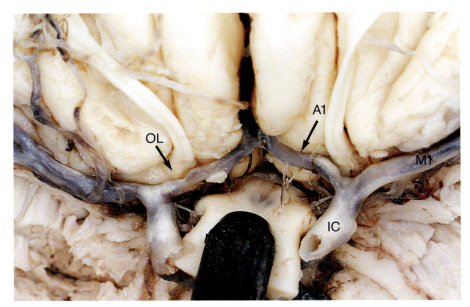

図 **7.9** 視交叉の上部前面．内頚動脈の分岐部は嗅三角の対側にあり，A1 の中間部分が示されている．前交通動脈は一部帯状回によって隠れている．

A1	前大脳動脈 A1 部	anterior cerebral artery (A1)
IC	内頚動脈	internal carotid artery
M1	中大脳動脈 M1 部	middle cerebral artery (M1)
OL	嗅三角	olfactory trigone

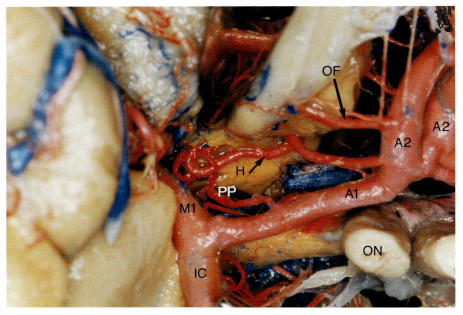

図 **7.10** A1〜A2 の合流部と A1 の内頚動脈分岐部を示す．ホイブナー動脈が視認でき，A1 の上後方を通り，レンズ核線条体動脈のちょうど内側に終止しているのがわかる．

IC	内頚動脈	internal carotid artery
H	ホイブナー動脈	Heubner's artery
A1	前大脳動脈 A1 部	anterior cerebral artery (A1)
A2	前大脳動脈 A2 部	anterior cerebral artery (A2)
M1	中大脳動脈	middle cerebral artery
OF	眼窩前頭枝	orbitofrontal branch
ON	視神経（第Ⅱ脳神経）	optic nerve
PP	穿通枝	perforator

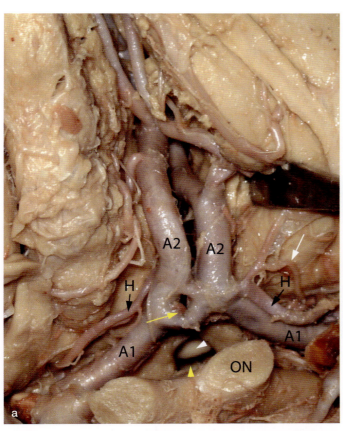

図 7.11　(a) 前大脳動脈と前交通動脈の部分（Acom complex）の前面．左のホイブナー動脈が A2 から出ており，右はより太いホイブナー動脈が A1〜A2 合流部から分岐し，前頭葉に穿通枝を出しながら走行している（白矢印）．前交通動脈（黄矢印）は窓を形成し，2 本となっている（図 7.3i, v 参照）．視神経，解放された終板（黄矢頭）が第三脳室を横切る前交連（白矢頭）とともに確認できる．

A1	前大脳動脈 A1 部　anterior cerebral artery（A1）
A2	前大脳動脈 A2 部　anterior cerebral artery（A2）
H	ホイブナー動脈　Heubner's artery
ON	視神経（第 II 脳神経）　optic nerve

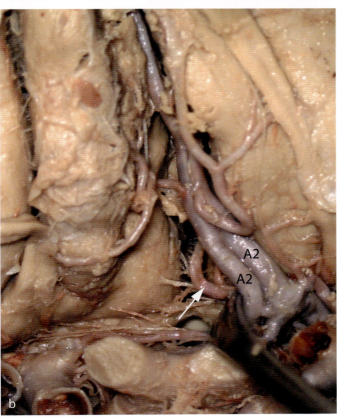

図 7.11（続き）　(b)（a）と同一標本．前交通動脈を牽引すると，前交通動脈から出て，後方へ走行し透明中隔の前方へ向かう大きな穿通枝（矢印）が視認できる．

A2　前大脳動脈 A2 部　anterior cerebral artery（A2）

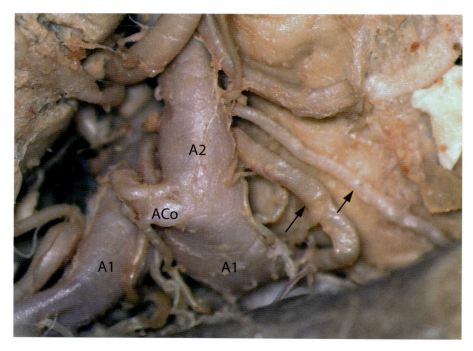

図 7.12　Acom complex の前面．2 本のホイブナー動脈（矢印）が A2 より出ている．

A1　前大脳動脈 A1 部　anterior cerebral artery（A1）
A2　前大脳動脈 A2 部　anterior cerebral artery（A2）
ACo　前交通動脈　anterior communicating artery（図 7.4b 参照）

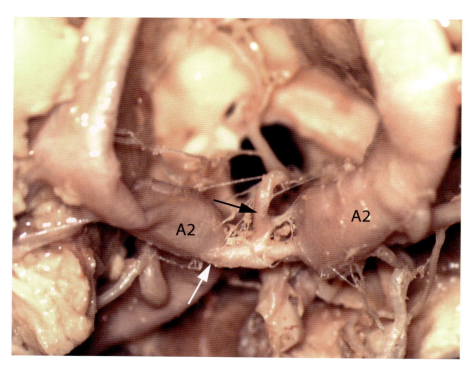

図 7.13　脳梁周囲動脈（黒矢印）が前交通動脈の背側から出ている（白矢印）．

A2　前大脳動脈 A2 部　anterior cerebral artery（A2）

7 前大脳動脈，前交通動脈

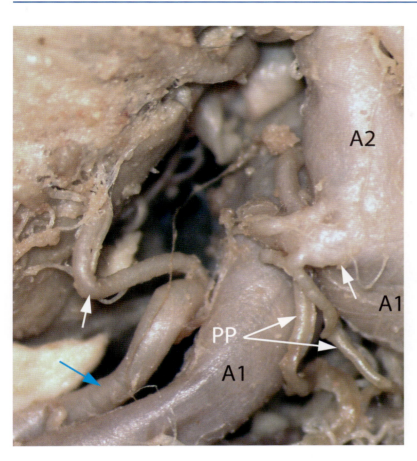

図 **7.14** ホイブナー動脈（白矢印）が前頭葉に枝を出して走行している（青矢印）．

A1 前大脳動脈の近位部 proximal anterior cerebral arteries；A2 は右側に見えている
PP 穿通枝 perforators

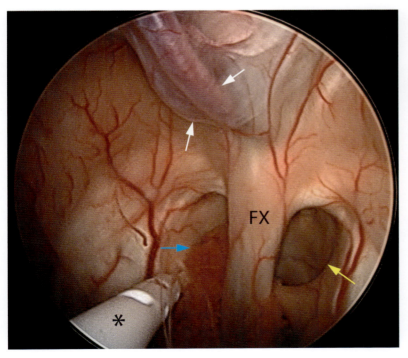

図 **7.15** 右側脳室内の内視鏡を用いた視野．透明中隔は除去している．両側の A2（白矢印 2 本）が脳梁（見えていない）へ向かう前に，脳室を横切って走行する稀な例．

FX 脳弓 fornix
黄矢印 右のモンロー孔 right foramen of Monro
青矢印 左のモンロー孔 left foramen of Monro
* 脳室カテーテル

157

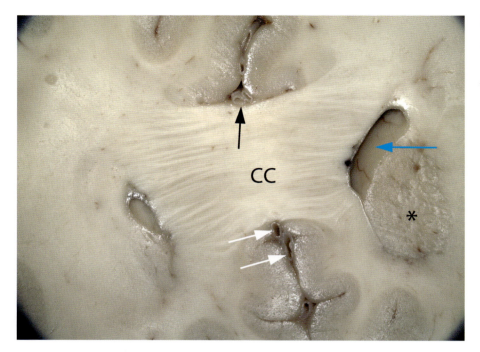

図7.16 脳梁吻（CC）の部分の冠状断．2本の脳梁周囲動脈（黒矢印）とその下の脳梁（白矢印）を示す．

*　　　尾状核頭　head of the caudate nucleus
青矢印　前角　frontal horn

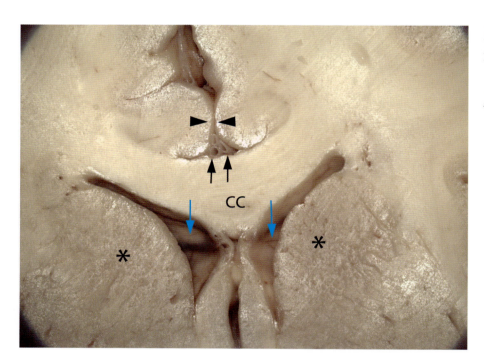

図7.17 図7.16より2cm後方の冠状断．両側の帯状回は向かい合い（矢頭），脳梁周囲動脈（黒矢印）に覆いかぶさっている．その下には脳梁（CC）がある．

*　　　尾状核　caudate nucleus
青矢印　側脳室　lateral ventricles

7.7 臨床症例

7.7.1 症例1

　知覚鈍麻を家族に発見され救急搬送された中年女性．CTでは大脳縦裂局所の血腫と左脳内出血を伴ったびまん性くも膜下出血を認めた．緊急で脳室開窓術を行ったのちに血管造影検査を試行した．血管造影検査により，主として左前大脳動脈より血流を受ける巨大で不整形な前交通動脈瘤が明らかになった．動脈瘤に対してまず，コイル塞栓が行われた．後日，頭蓋内圧亢進と巨大な脳内出血に対し外科手術が行われた．左眉弓に小開頭を行い，内視鏡と超音波装置を用いて血腫除去を行った．患者は長期にわたる入院を要したが，6か月後に自宅退院となった．

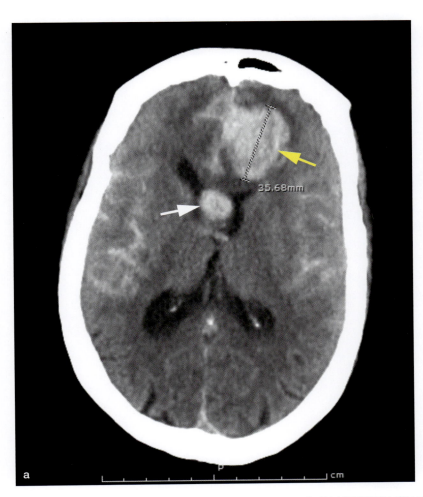

図7.18　(a) 非造影CTでは左前頭葉の頭蓋内血腫を伴った破裂前交通動脈瘤を認める(黄矢印)．側脳室内にも血腫を認める(白矢印)．

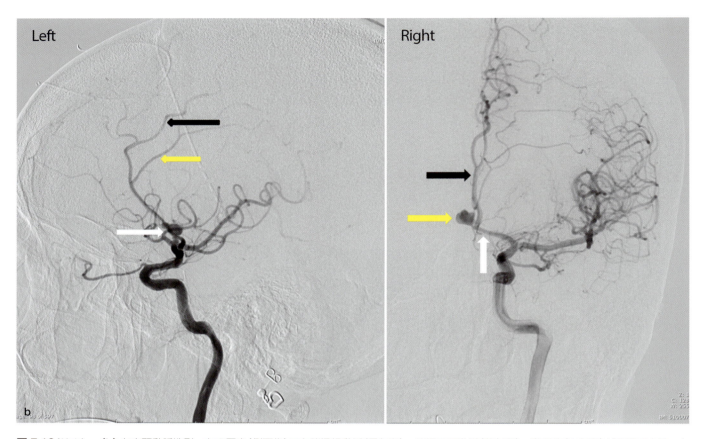

図 7.18（続き）　（b）左内頸動脈造影．左の写真（側面像）で左脳梁縁動脈（黒矢印），脳梁周囲動脈（黄矢印），動脈瘤（白矢印）が確認できる．右の写真（正面像）で左 A2（黒矢印）と A1（白矢印），前交通動脈（黄矢印）が確認できる．

7 前大脳動脈，前交通動脈

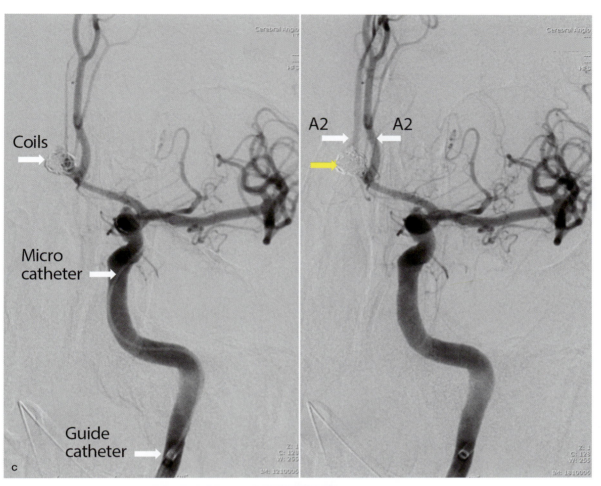

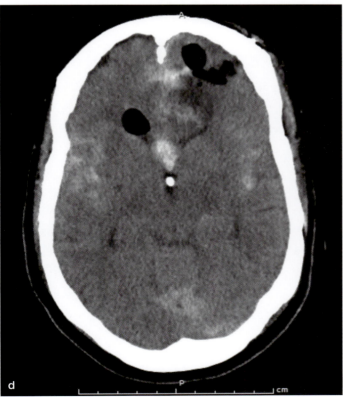

図 7.18（続き）　（c）動脈瘤のコイル塞栓．左の写真を見るとコイル挿入が成功していることがわかる．そして右の写真でコイル塞栓が完全であることがわかる（黄矢印）．両側の A2 は動脈瘤の遠位まで描出されている．
(d) コイル塞栓，血腫除去後 1 日目の頭部単純 CT．

7.7.2 症例2

　継時的に増悪傾向で若年での認知機能障害を伴う慢性的な頭痛の経過がある中年女性．CTで動静脈奇形の存在を示唆する所見を認めた．血管造影検査では脳梁周囲動脈から拡張し静脈瘤化した大脳鎌の静脈に流入し，脳梁膨大部周囲からも細かく流入する稀なガレン大静脈の奇形が明らかになった．全身麻酔，低血圧麻酔下に血流は脳梁周囲動脈を通してバルーンを利用して遮断された．また静脈瘤はコイルと液体塞栓物質を用いて遮断された．手術終了時には，塞栓された静脈瘤の遠位において遅い描出を少し認めた．患者は術後48時間は低血圧で管理された．術後7日目に退院し，その後6か月後に再度血管造影が行われ，動静脈瘻は完全に消失していた．患者は介護付き住宅にいたが，最近自立した生活も可能となった．

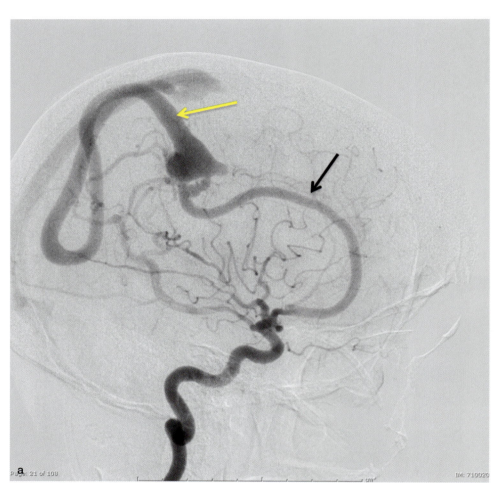

図7.19　（a）右内頚動脈造影でhigh-flowなガレン大静脈の動静脈瘻を認める．表在型の導出静脈（黄矢印）と，脳梁周囲動脈（黒矢印）が確認できる．

7　前大脳動脈，前交通動脈

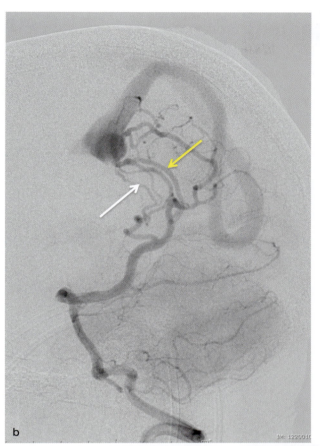

図 7.19（続き）　(b) 左椎骨動脈造影側面像の血管造影では，内側後脈絡叢動脈（白矢印），外側後脈絡叢動脈（黄矢印）が示されている．
(c) 動静脈瘻へは右前大脳動脈（黄矢印）と右後大脳動脈（白矢印）が関与している．

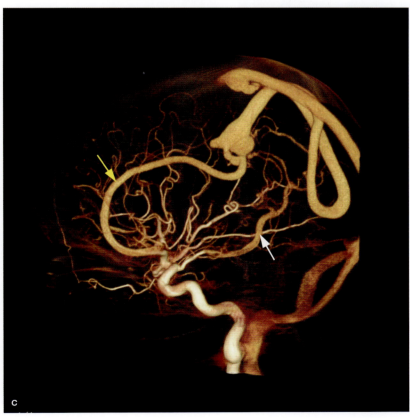

163

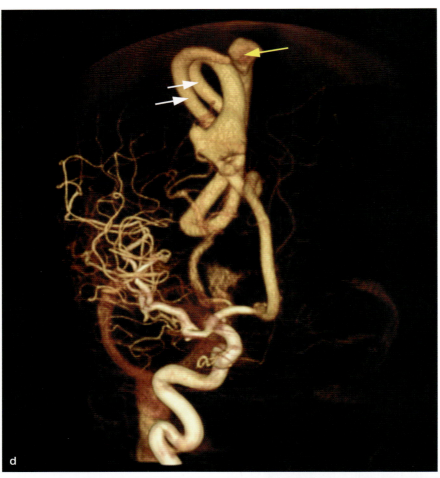

図 7.19（続き） (d) 動静脈瘻は蛇行した脳表の静脈へ導出する（白矢印）そして最終的に上矢状静脈洞へ導出する（黄矢印）.
(e) 右内頸動脈造影．左の写真は Scepter C® バルーン（4 × 10 mm, MicroVention 社）とマイクロカテーテル（矢印）である．右の写真では Scepter C® バルーン（白矢印）と動静脈瘻内にコイルが入っている（黒矢印）.

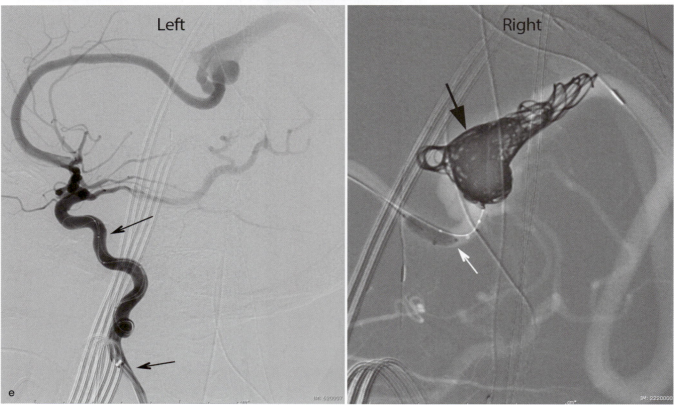

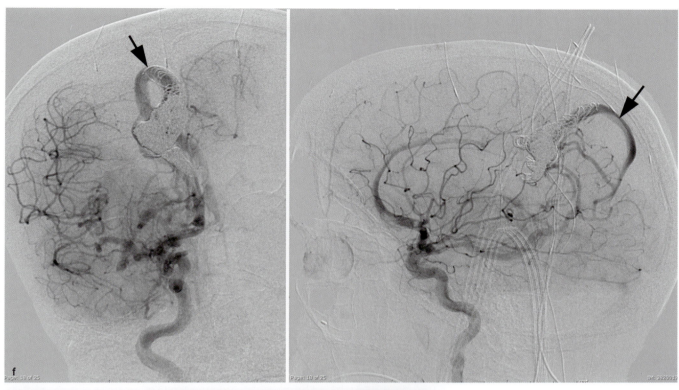

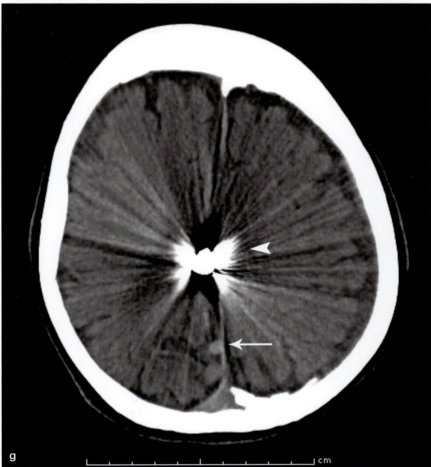

図7.19（続き） （f）右内頸動脈造影．前大脳動脈からの流入は消失している．しかし動静脈瘻は残存している．そこには流速の遅い導出静脈の描出と造影剤の鬱滞を認める（矢印）．
（g）コイルによる金属アーチファクト（矢頭）があるが明らかな出血はない．導出静脈の遅い流速を示す高信号を認める（矢印）．

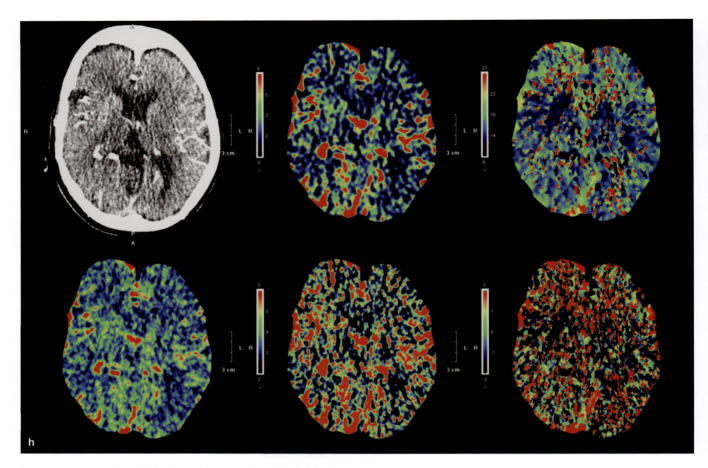

図 7.19（続き） （h）perfusion CT では脳血流量の増大はみられない．

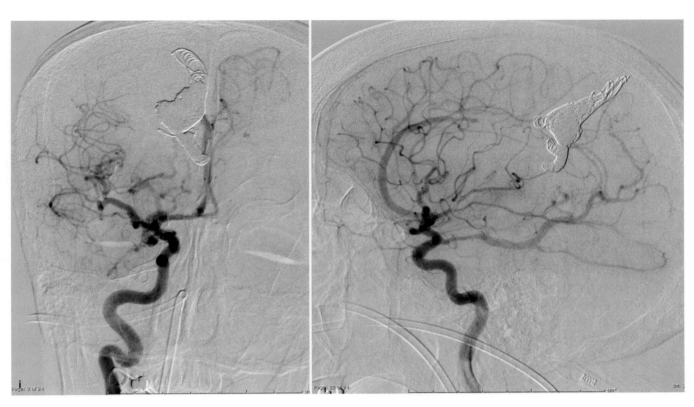

図 7.19（続き）　(i) 右内頸動脈造影の遅延相では動静脈瘻の描出はない．

7.7.3 症例3

中年女性．慢性的な頭痛の精査で偶発的に発見された多発動脈瘤．血管造影検査では，右A1が低形成で左A1が優位であり，そこから両側のA2が分岐していた．同様に前交通動脈瘤も左A1-A2の分岐部から出ていた．当初は右A2から左A1に動脈瘤をまたぐステントを考えたが，本例では右A2が前交通動脈を介して描出されており，動脈瘤は左A1-A2分岐部寄りの形態をしていた．また，左の上下垂体動脈分岐部にも小さな動脈瘤があった．抗血小板薬を2剤投与したうえで（DAPT），血管内治療を行った．マイクロカテーテルを左A2に留置し，網目のマイクロステントを左A1からA2に留置した．そしてあらかじめ瘤内に先端を置いたもう1本のマイクロカテーテルからコイル塞栓を行った．6か月後には完全な瘤内塞栓となっており，患者は無症状のままであった．

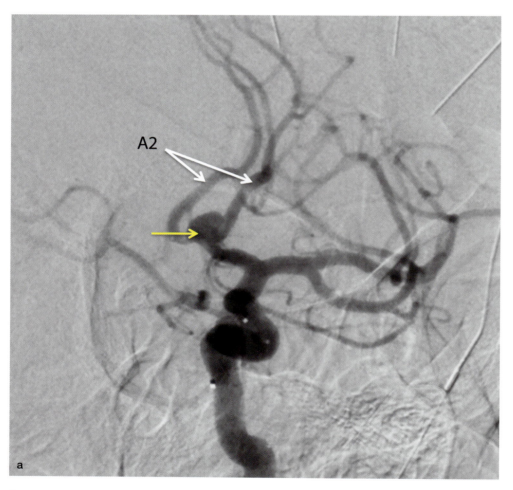

図7.20 （a）左内頚動脈造影で動脈瘤が確認できる（黄矢印）．両側のA2も描出されている（白矢印）．

7 前大脳動脈，前交通動脈

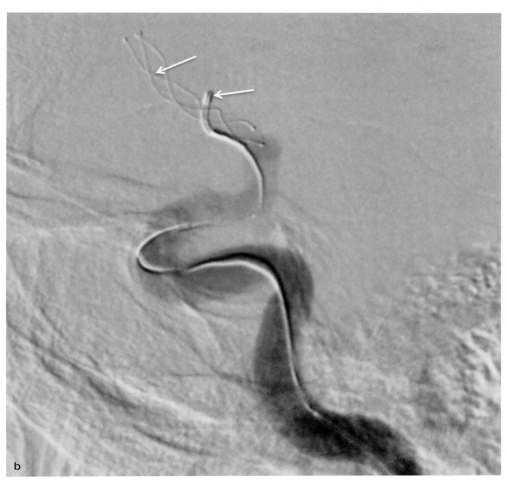

図 7.20（続き）　（b）コイル塞栓のためのマイクロカテーテルが留置されている（矢印）.

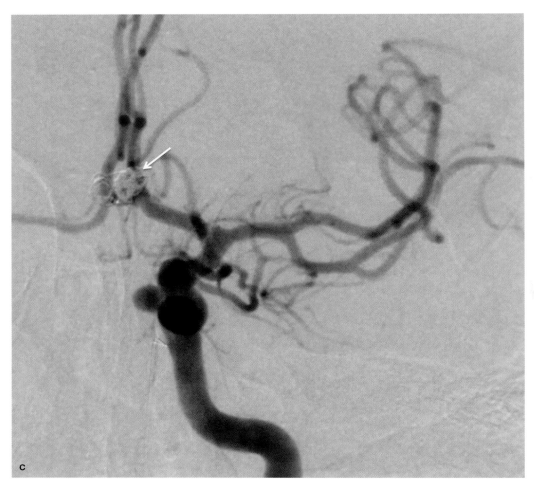

図 7.20（続き） （c）コイルが瘤内に留置されている（矢印）．

7 前大脳動脈，前交通動脈

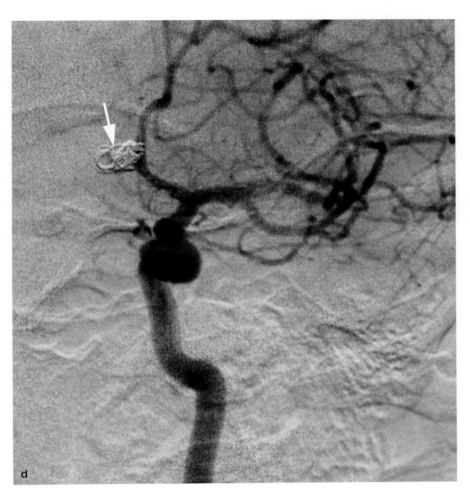

図 7.20（続き）　（d）動脈瘤はコイルにより消失している（矢印）．

クリニカルパール

- A2 は A1 に続いて分岐する．A1 は，その分岐が内頸動脈の前床突起部から直接分岐し視神経の下を走行する場合に視交叉と視神経を貫通する場合が稀にあるかもしれないが，筆者は経験したことはない．そういうときは A1 はおそらく窓形成をしているのであろう．
- 前交通動脈瘤の開頭クリッピングの際には A1 は確実に視神経の上方で露出できる．動脈瘤が下向や前方へ向いたり，前交通動脈（Acom）が低位置でない限り，適切に A2 の近位部を露出させ，両側の A1，A2，Acom で構成される "H complex" を完全に剥離するには，狭い帯状回の剥離が必要になる．

  血管内治療において，A1 にカテーテルを通す際には，マイクロカテーテルを内頸動脈の前床突起部の最も遠位に置くか，眼動脈起始部のすぐ近位側に置き，マイクロガイドワイヤで A1 に誘導するのが理想である．もしカテーテルがそれよりもさらに遠位であったり，前床突起部よりも近位にある場合にはガイドワイヤがたいがい M1 へ進んでしまう．

ホイブナー動脈

- ホイブナー動脈は基底核内側，とりわけ尾状核を主に栄養している．
- Acom のクリッピングの際，雑な動脈瘤周りの操作や術後の血管攣縮によって，尾状核頭の梗塞を起こすことがある．その場合には数日間継続し早期に改善する傾眠と軽度の片麻痺を来し CT でも梗塞の所見を認める．

前交通動脈と視覚障害

- Acom はよく窓形成をしており，血管造影でその血流に関して誤った解釈をしがちである．正確に解剖を理解するには，両側の内頸動脈を同時に撮影するか，体側の内頸動脈を圧迫した状態で撮像すべきである．

  Acom の動脈瘤は最も破裂する頻度が高く，また小さいサイズでも破裂する傾向にある．おそらく，この部位の解剖学的な多様性と，多くの窓形成が Acom にかかる剪断力に影響しているためであろう．前下方へ向いた動脈瘤は開頭術の際に比較的安全性が高いが，上方で後ろ向きの場合には Acom 部近傍の重要な穿通枝である視床下部動脈を露出するために，広く大脳縦裂を剥離し，両側前頭葉の牽引を必要とするためリスクが高くなる．

  血管内治療の場合には，内頸動脈からの A1 の分岐の角度によりその難易度が規定され，安定したカテーテルの留置と動脈瘤へのアクセスが難しくなる．窓形成することが多いため，特に A1 から Acom を通り対側の A2 へまたがるようなステントを留置する際には，複雑で困難となる．

A2 部

- A2 の動脈瘤は，大脳鎌が近くにあり，形成の背景に解離があることが関係しているため紡錘状となることが多い．最も適した治療法は血管内治療であるが，もし嚢状の場合には interhemispheric approach が適している．pterional approach で行おうとすると，かなり強い脳の牽引を要するため適していない．

脳梁周囲動脈

- 脳梁周囲動脈は A2 から直接連続する動脈で，脳梁膝部の上縁の周りより起始することからそう呼ばれている．後方へ走行し，後大脳動脈の脳梁膨大部動脈の微小循環や，後大脳動脈の枝と脳梁膨大部で吻合する．末梢は楔前部で終止する．脳梁周囲動脈の枝の出し方と脳梁縁動脈との関係は非常に多様である．時には脳梁周囲動脈は放射状に枝を出しながら脳葉を栄養し，半球内側の主たる動脈として配置している．時折，両側の脳梁周囲動脈の枝は互いに交差することもある．
- Acom や A2 の巨大動脈瘤の治療中のように，バイパスが必要な際には脳梁の近傍の両側の A3 同士の側側吻合が適切である．

  脳梁周囲動脈のクリッピングの際，動脈瘤は大脳鎌がそこにないために，帯状回に隠れていることが多い．動脈瘤への適切な角度でのアプローチが視認でき，動脈瘤を見つけるための最小限の大脳縦裂の剥離を可能にするため，ナビゲーションの利用が有効である．

  もやもや病の場合には，前方循環の梗塞を避けるには脳梁膨大部動脈との吻合が非常に重要である．

8 脳底動脈分岐部，後大脳動脈

8.1 後大脳動脈，走行と区分

　後大脳動脈 posterior cerebral artery（PCA）は橋 pons 上腹側にある脳底動脈 basilar artery 終末部より起始する．脳底動脈終末の分岐角は鋭角となっており，各々の後大脳動脈はまず数 mm 上方へ伸展したのちに大脳脚 peduncle 周囲を側方へ曲がる．後大脳動脈の最初の部分に後交通動脈 posterior communicating artery が合流するが，脳底動脈分岐部からこの後交通動脈の合流部分までを P1 と呼ぶ．この P1 部分から分岐する重要な血管は，大脳脚間窩 interpeduncular fossa に分布する穿通枝と長回旋枝の四丘体動脈 quadrigeminal artery である．P1 と後交通動脈合流部は通常，動眼神経 oculomotor nerve（第 III 脳神経）起始部より内側であることが多いが，外側に位置することもある．

　2 本の後大脳動脈は各々外側へ走行したのちに大脳脚付近で上方へ曲がる．後交通動脈合流部から遠位側が P2 となる．内側後脈絡叢動脈 posterior medial choroidal artery は P2 の近位部から分岐する．また，大脳脚に分布する穿通枝と，側頭葉前部・中部を栄養するやや太い動脈，および鉤 uncus を栄養する動脈も P2 部分より分岐する．四丘体動脈，内側後脈絡叢動脈は，大脳脚付近を長回旋枝と同様に P2 内側を走行する．四丘体動脈，内側後脈絡叢動脈は後方に進むにつれ，くも膜に鞘状に覆われるようになり，大脳脚と密接に癒着することもある．P2 が中脳付近を走行する部分ではしばしば脈絡裂に深く埋没し，厚いくも膜に覆われていることもある．P2 が四丘体槽 quadrigeminal cistern へ達する部分で，視床膝状体動脈 thalamogeniculate perforators と呼ばれる数本の穿通枝群を分岐し，それらは外側膝状体 lateral geniculate bodies と内側膝状体 medial geniculate bodies の間から中脳実質へと入る．P2 はその後，四丘体槽内でループを描き，ちょうど反対方向の脳梁膨大部 splenium of the corpus の下方へと伸展し，鳥距溝 calcarine fissure 前面に埋没していく．P2 からの主要な分岐（P3）はこの鳥距溝内にある．この主要な P3 分枝の 1 つが頭頂後頭動脈 parietooccipital artery であり，この動脈は後方へ走行して頭頂後頭溝 parietooccipital sulcus に入り，楔部 cuneus と楔前部 precuneus の間を上行する．もう 1 つの主要な P3 分枝は側頭後頭枝 temporooccipital branch で，鳥距動脈 calcarine artery を分枝するが，この鳥距動脈は 1 本とは限らず，時に 2〜3 本のこともある．他の分枝には，後頭枝 occipital branch または後側頭枝 posterior temporal branches，稀に舌状回動脈 lingual artery がある．また，P2 の前側頭枝と中側頭枝から海馬傍回動脈 parahippocampal artery が分枝し，この海馬傍回動脈は脳血管撮影前後像で熊手状所見 rakelike appearance を呈することが稀にある．四丘体槽に入る部分が P2 と P3 の移行部分である．

　P2 が鳥距溝前部に入った部分で，脳梁膨大部動脈 splenial artery を分枝する．これは脳梁膨大部の上方を前方に向かって走行し，前大脳動脈 anterior cerebral artery からの脳梁周囲動脈 pericallosal artery の終末枝と吻合する．

　外側後脈絡叢動脈は P2 または P3 の枝から複数分岐し，側脳室三角部 lateral ventricles at the trigone の脈絡叢 choroid plexus を栄養する．

8.2 後視床穿通動脈

　脳底動脈分岐部と後大脳動脈の P1 部から分岐する穿通枝群を後視床穿通動脈 posterior thalamoperforating arteries（PTPs）と呼ぶ．PTPs は乳頭体 mammillary body の背側の脚間窩から入り，動眼神経起始部，視床後部，視床の脳室周囲核 periventricular nuclei（訳注：室傍核 paraventricular nuclei の誤りである可能性がある），視床の内側核 dorsal nuclei，黒質 substantia nigra，赤核 red nucleus，中脳の正中付近の構造物，第四脳室 fourth ventricle の腹側内側壁を栄養する．小さな枝が PTPs から前方に伸びて乳頭体と大脳脚内側表面を両側性に栄養することもある．

約15%の症例で，P1が低形成であることが知られている．低形成側のP1は太いほうのP1と比べ長いことが多い．また低形成側のP1から太い穿通枝が分岐し，太いほうのP1から分岐する穿通枝のほうが細く少ないこともある．

穿通枝が脳底動脈分岐部より近位部の本幹から直接分枝することもある．時に，P1と後交通動脈合流部からPTPsが分岐することがあるが，これは後交通動脈から分岐する前視床穿通動脈 anterior thalamoperforators とは別のものである．P1からのPTPsには脚間窩に内上方へ伸展するものがあるが，後交通動脈から分枝する前視床穿通動脈は外上方へと走行する．時に，上小脳動脈の近位部から穿通枝が分岐し，上前内側へと走行して脚間窩に入るものもある．

8.3 四丘体動脈

四丘体動脈 quadrigeminal artery (QA) はしばしばP1から分岐し，通常は脳底動脈分岐部から2〜3mmの部分から分岐する．QAからは脚間窩への穿通枝として反回動脈を分枝することも多く，また動眼神経起始部を貫通することもある．QAは動眼神経の上方かつP1の内側を走行することが多いが，動眼神経の下方を走行することもある．大脳脚の周囲にまで伸びると，内側後脈絡叢動脈に非常に近接し平行に走行する．時に，QAは後交通動脈合流直後のP2から発生することがあるが，QAが欠損することは非常に稀である．QAは2本存在することがあるため，その起始と分布は内側後脈絡叢動脈とは明確に区別されなければならない．QAは四丘体槽へと走行し，上丘 superior colliculus と下丘 inferior colliculus 上部の表面にまで伸展して終わる．小脳上部へ細い枝を出す場合もある．

8.4 内側後脈絡叢動脈

内側後脈絡叢動脈 posterior medial choroidal artery (PMC) は通常P2の近位部から発生するが，非常に稀にP1遠位部から発生することもある．また，PMCがP1またはP2から複数発生することもあり，鳥距溝内または鳥距溝近傍でP2が分岐した直後のP3の枝から副内側後脈絡叢動脈 accessory posterior medial choroidal artery が分岐することもある．多くの場合，PMCは後大脳動脈P2部分の奥に隠れて大脳脚の前外側を走行し，迂回槽を回り四丘体槽に伸展し，松果体 pineal gland 上方の第三脳室 third ventricle に入る．PMCは脈絡裂 choroidal fissure に進入し側脳室の前角 anterior horn と体部 body の脈絡叢を栄養するとともに，中間帆槽 cistern of the velum interpositum の後半部にある第三脳室の天井である脈絡膜 tela choroidea に入り第三脳室の脈絡叢も栄養する．またPMCはしばしば間脳の深部にも血流を供給する．副内側後脈絡叢動脈がP3から発生する場合，鳥距溝前部から前方に伸展し，松果体上方の第三脳室に入り，中間帆に入る．

8.5 視床膝状体動脈

視床膝状体動脈 thalamogeniculate perforators (TGPs) はP2遠位部から発生する細い血管群である．TGPsは必ず存在し，2〜12本存在する．通常TGPsは，各々の血管からさらに細い多数の血管に枝分かれして，間脳の深部構造に血液を供給することが多い．時に，TGPsは四丘体槽内のP2から発生することもある．これらの穿通枝は外側膝状体と内側膝状体の間の脳から入ることが多いが，内側膝状体，視床枕 pulvinar，外側膝状体を直接貫通することもある．

8.6 外側後脈絡叢動脈

外側後脈絡叢動脈 posterior lateral choroidal arteries (PLCs) は起始部とその灌流域から大きく2つに分けられる．1つ目は，P2の脚槽 crural cistern または迂回槽 ambient cistern のP2から直接起始するもので，通常2〜4本の細いPLSsが脈絡裂を通り側頭角 temporal horn と三角部 trigone の脈絡叢に直接向かって，前脈絡叢動脈 anterior choroidal artery と吻合する．もう1つの少し異なるPLCsは，P2遠位部またはP3近位部から発生し，脳弓 fornix 下方の視床枕の外側端と後端へ伸展し，それらを栄養する．遠位部から発生するPLCsのほうが，近位部から発生するPLCsより大きいことが多い．また一般的に，前脈絡叢動脈が発達している場合は，PLCsはやや小さくなる傾向がある．

8.7 頭頂後頭動脈

頭頂後頭動脈 parietooccipital artery (PO) は鳥距溝内でP2から分岐する重要な血管で例外なく存在する．POは鳥距溝内を後方に走行し，頭頂後頭溝 parietal occipital sulcus に入り上方に伸展する．POから外側後脈絡叢動脈，脳梁膨大部動脈，および鳥距動脈を分岐することがある．POが2本に別れて頭頂後頭溝を上行する場合もある．

8.8 鳥距動脈

鳥距動脈 calcarine artery (CA) は鳥距溝内深部で P2 から分岐する重要な血管の 1 つであるが，その発生部はバリエーションが多い．CA が P2 から直接起始する場合は，迂回槽を経由して四丘体槽から鳥距溝深部に入ってから鳥距皮質 calcarine cortex に戻る．CA が P2 終末部から鳥距皮質に伸展する場合は，蛇行しながら側頭後頭領域，楔部，舌状回へ分枝血管を出すこともある．CA は鳥距溝深部を走行することもあるが，鳥距皮質の内側端表層を走行することもある．

8.9 側頭枝

P2 からの側頭枝 temporal branches (TBs) の分岐パターンはバリエーションが多い．P2 からの前側頭枝 anterior temporal branch は海馬傍回 parahippocampal gyrus を栄養し，さらに細い枝が前方に伸展して鉤を栄養することもある．時に前側頭枝は外側後脈絡叢動脈を分岐して側頭角に達することもある．さらに遠位側の中側頭枝 middle temporal branch から外側後脈絡叢動脈や，さらに副外側後脈絡叢動脈を分岐することもある．鳥距動脈や頭頂後頭動脈が，側頭葉の外側および下方を栄養する後側頭枝 posterior temporal branch を分岐することもある．

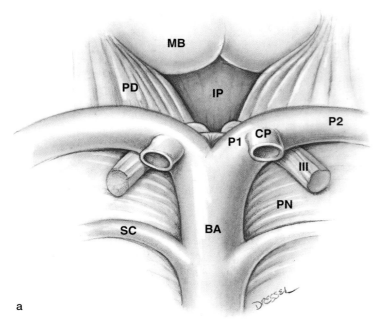

図 8.1 （a）脚間窩における脳底動脈分岐部の基本構造.

BA 脳底動脈 basilar artery
CP 後交通動脈 posterior communicating artery
IP 脚間窩 interpeduncular fossa
MB 乳頭体 mammillary body
P1 後大脳動脈 P1 部 posterior cerebral artery（P1）
P2 後大脳動脈 P2 部 posterior cerebral artery（P2）
PD 大脳脚 peduncle
PN 橋 pons
SC 上小脳動脈 superior cerebellar artery
III 動眼神経（第 III 脳神経）oculomotor nerve

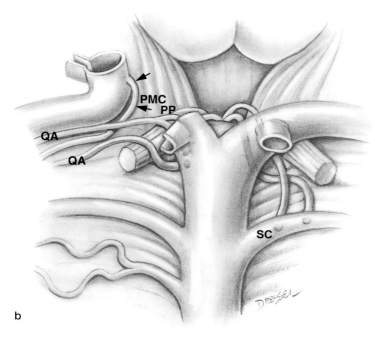

図 8.1（続き） （b）2 本の四丘体動脈があり，そのうち 1 本は脚間窩に逆行性の穿通枝を分岐している．左上小脳動脈から穿通枝が P1 の後ろ側を通り脚間窩へ伸びている．

PMC 内側後脈絡叢動脈 posterior medial choroidal artery
PP 穿通枝 perforator
QA 四丘体動脈 quadrigeminal artery
SC 上小脳動脈 superior cerebellar artery

8 脳底動脈分岐部，後大脳動脈

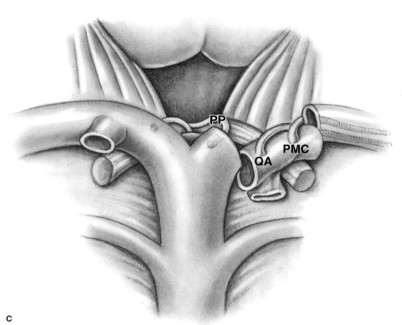

図 8.1（続き） **（c）**四丘体動脈と内側後脈絡叢動脈の起始部の関係を記す．主要な穿通枝は P1 の近位部から分岐している．

PMC 内側後脈絡叢動脈 posterior medial choroidal artery
PP 穿通枝 perforator
QA 四丘体動脈 quadrigeminal artery

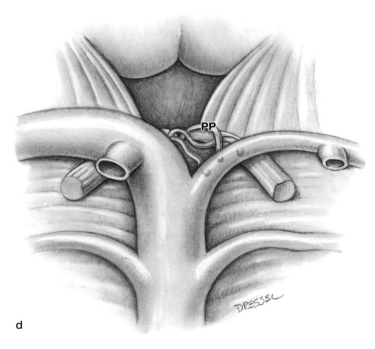

図 8.1（続き） **（d）**左 P1 は細いが，主要な穿通枝はこちら側から発生している．

PP 穿通枝 perforator

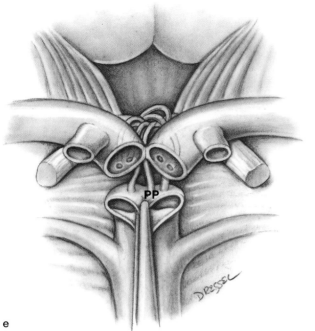

図 8.1（続き） **（e）** 2 本の P1 が分岐する部分の脳底動脈背面から主要な穿通枝が発生している．

PP 穿通枝 perforator

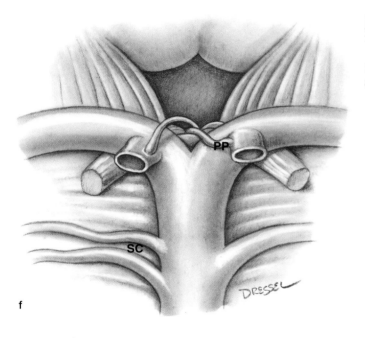

図 8.1（続き） **（f）** あまり多くないバリエーションであるが，P1 と後交通動脈合流部から穿通枝が起始することもある．上小脳動脈が右側で 2 本ある．

PP 穿通枝 perforator
SC 上小脳動脈 superior cerebellar artery

8 脳底動脈分岐部，後大脳動脈

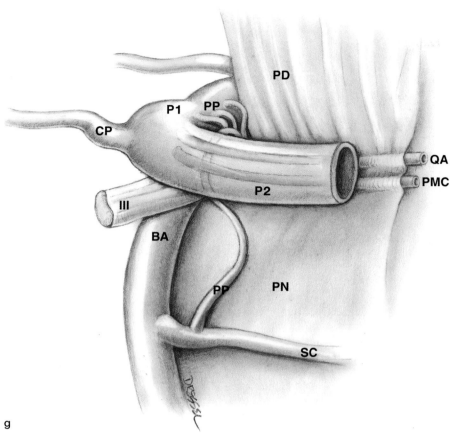

図 8.1（続き） (g) 橋と大脳脚の左外側面．内側後脈絡叢動脈と四丘体動脈はくも膜に覆われ，大脳脚と癒着していることが多い．これらの血管は大脳脚付近では P2 の内側を走行するため隠れている．

BA	脳底動脈	basilar artery
CP	後交通動脈	posterior communicating artery
P1	後大脳動脈 P1 部	posterior cerebral artery (P1)
P2	後大脳動脈 P2 部	posterior cerebral artery (P2)
PD	大脳脚	peduncle
PMC	内側後脈絡叢動脈	posterior medial choroidal artery
PN	橋	pons
PP	穿通枝	perforator
QA	四丘体動脈	quadrigeminal artery
SC	上小脳動脈	superior cerebellar artery
III	動眼神経（第 III 脳神経）	oculomotor nerve

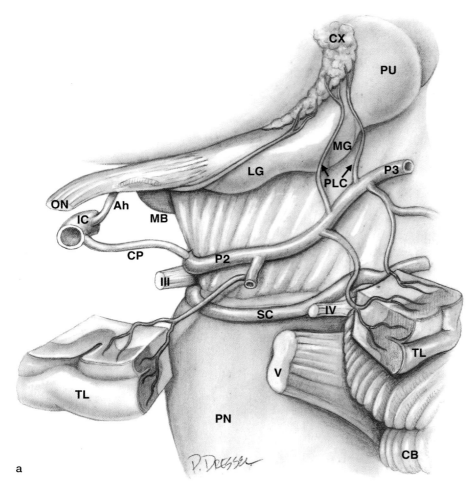

図 8.2 （a）大脳脚を回り後方へ向かい四丘体槽へ入る P2 を示す．左側頭葉を除去した左外側面．

Ah	前脈絡叢動脈	anterior choroidal artery
CB	小脳	cerebellum
CP	後交通動脈	posterior communicating artery
CX	脈絡叢	choroid plexus
IC	内頚動脈	internal carotid artery
LG	外側膝状体	lateral geniculate
MB	乳頭体	mammillary body
MG	内側膝状体	medial geniculate
ON	視神経（第 II 脳神経）	optic nerve
P2	後大脳動脈 P2 部	posterior cerebral artery（P2）
P3	後大脳動脈 P3 部	posterior cerebral artery（P3）
PLC	外側後脈絡叢動脈	posterior lateral choroidal artery
PN	橋	pons
PU	視床枕	pulvinar
SC	上小脳動脈	superior cerebellar artery
TL	側頭葉	temporal lobe
III	動眼神経（第 III 脳神経）	oculomotor nerve
IV	滑車神経（第 IV 脳神経）	trochlear nerve
V	三叉神経（第 V 脳神経）	trigeminal nerve

8 脳底動脈分岐部，後大脳動脈

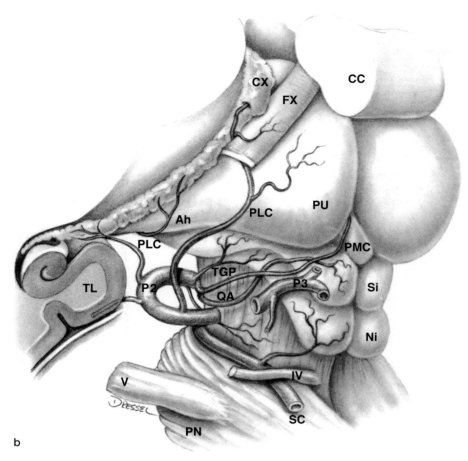

図 8.2（続き） (b) 後頭葉と小脳を除去した左外側後面．

Ah	前脈絡叢動脈	anterior choroidal artery
CC	脳梁	corpus callosum
CX	脈絡叢	choroid plexus
FX	脳弓	fornix
Ni	下丘	inferior colliculus
P2	後大脳動脈 P2 部	posterior cerebral artery (P2)
P3	後大脳動脈 P3 部	posterior cerebral artery (P3)
PLC	外側後脈絡叢動脈	posterior lateral choroidal artery
PMC	内側後脈絡叢動脈	posterior medial choroidal artery
PN	橋	pons
PU	視床枕	pulvinar
QA	四丘体動脈	quadrigeminal artery
SC	上小脳動脈	superior cerebellar artery
Si	上丘	superior colliculus
TGP	視床膝状体動脈	thalamogeniculate perforators
TL	側頭葉	temporal lobe
IV	滑車神経（第 IV 脳神経）	trochlear nerve
V	三叉神経（第 V 脳神経）	trigeminal nerve

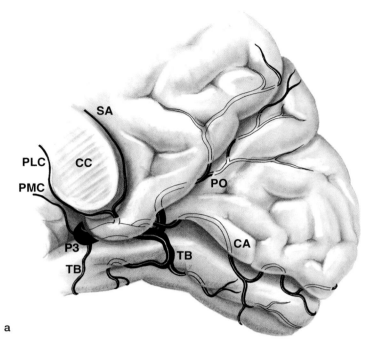

図 8.3 （a）後頭–頭頂領域内側面．後大脳動脈が鳥距溝前面の深部を走行している．

CA	鳥距動脈　calcarine artery
CC	脳梁　corpus callosum
P3	後大脳動脈 P3 部　posterior cerebral artery（P3）
PO	頭頂後頭動脈　parietooccipital artery
PLC	外側後脈絡叢動脈　posterior lateral choroidal artery
SA	脳梁膨大部動脈　splenial artery
TB	側頭枝　temporal artery branch
PMC	副内側後脈絡叢動脈　accessory posterior medial choroidal artery

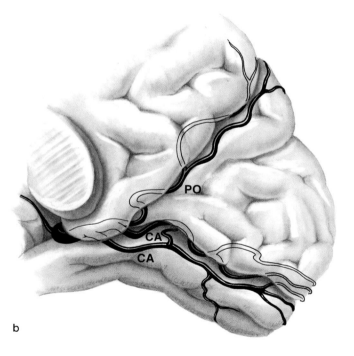

図 8.3（続き）　（b〜d）鳥距動脈の他のバリエーション．
（b）鳥距動脈が 2 つある場合：1 本が鳥距皮質の上部，他方が鳥距皮質下部と舌状回の一部を栄養している．

CA	鳥距動脈　calcarine artery
PO	頭頂後頭動脈　parietooccipital artery

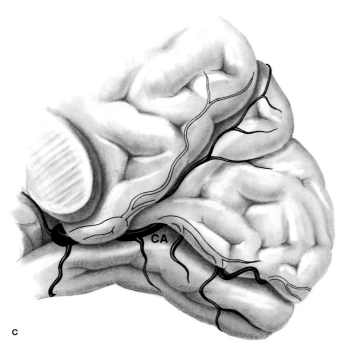

図 8.3(続き) **(c)** 1本の太い鳥距動脈が鳥距溝の深い位置を走行し，上部も下部も栄養している．

CA 鳥距動脈 calcarine artery

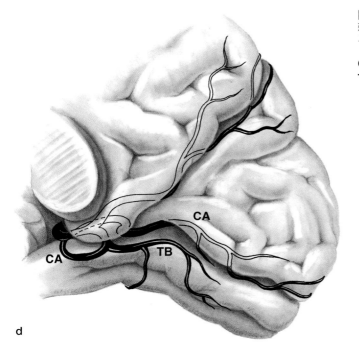

図 8.3(続き) **(d)** 鳥距溝の深部で鳥距動脈がループを描きながら複雑に分岐するタイプで，後側頭枝が鳥距皮質下部の一部を栄養している．

CA 鳥距動脈 calcarine artery
TB 側頭枝 temporal artery branch

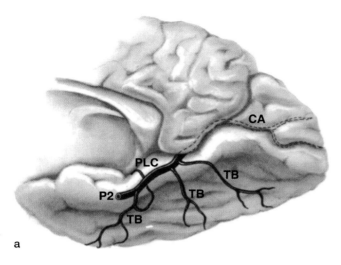

図 8.4 P2 から側頭葉への血管分布のバリエーション．
(a) 右側頭葉の内側面．この図では外側後脈絡叢動脈が前側頭枝から逆行性に分岐している．

CA　鳥距動脈　calcarine artery
P2　後大脳動脈 P2 部　posterior cerebral artery（P2）
PLC　外側後脈絡叢動脈　posterior lateral choroidal artery
TB　側頭枝　temporal artery branch

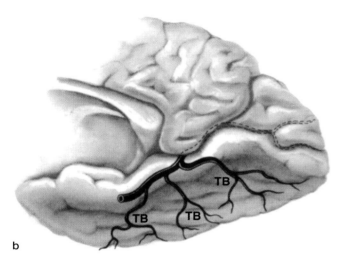

図 8.4（続き） **(b)** この図では前，中，後側頭枝が P2 から直接分岐している．

TB　側頭枝　temporal artery branch

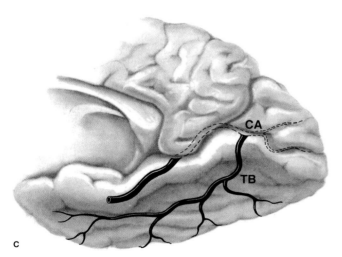

図 8.4（続き） **(c)** かなり末梢の鳥距動脈基部から前，中，後側頭枝の共通幹が分岐し，後方から前方へ伸展している．

CA　鳥距動脈　calcarine artery
TB　側頭枝　temporal artery branch

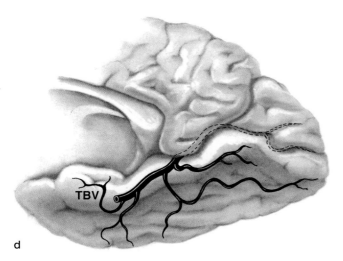

図 8.4（続き） **（d）**鉤へ向かい前方に走行する枝が別にあるタイプ．

TBV 鉤への側頭枝 temporal artery branch to uncus

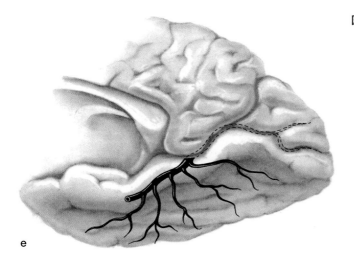

図 8.4（続き） **（e）**側頭枝が 5 本あるタイプ．

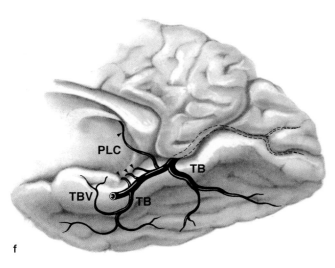

図 8.4（続き） **（f）**前，中側頭枝の共通幹と，近位部から 3 本の外側後脈絡叢動脈（矢頭）と，さらに末梢からより太い外側後脈絡叢動脈が分岐するタイプ．

PLC 外側後脈絡叢動脈 posterior lateral choroidal artery
TB 側頭枝 temporal artery branch
TBV 鉤への側頭枝 temporal artery branch to uncus

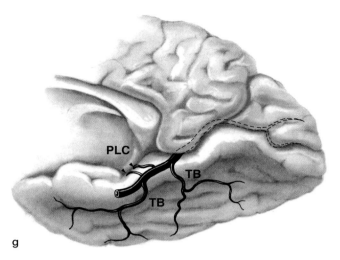

図 8.4（続き） （g）前，中側頭枝の共通幹と，近位部からのみ外側後脈絡叢動脈があるタイプ．

TB　側頭枝　temporal artery branch
PLC　外側後脈絡叢動脈　posterior lateral choroidal artery

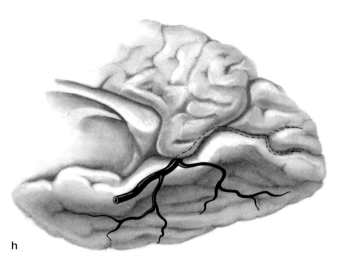

図 8.4（続き） （h）前，中側頭枝の共通幹があるのみで，近位部から外側後脈絡叢動脈が分岐しないタイプ．

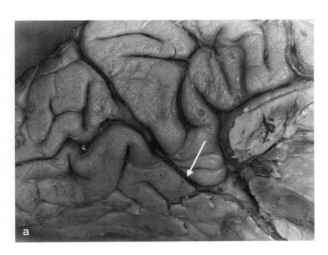

図 8.5 鳥距溝の線状構造とそのバリエーション．鳥距溝の形態と溝内を走る動脈の走行は一般的に一致する．
(a) ふたこぶ状となって上行する鳥距溝（矢印）で，近位側のこぶの先端部は脳梁の高さを超えている．

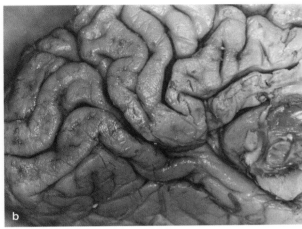

図 8.5（続き） **(b)** ひとこぶの鳥距溝で，これもこぶの先端部は脳梁の高さを超えている．

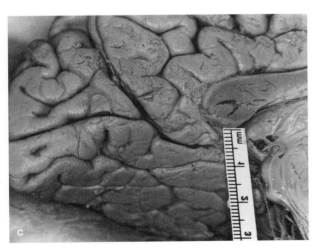

図 8.5（続き） **(c)** 水平で平坦な鳥距溝．

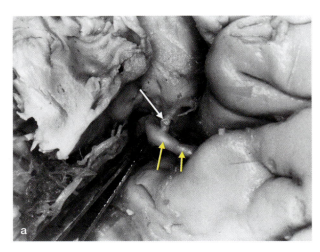

図 8.6　右大脳半球の鳥距溝起始部の内側面．写真は脳梁膨大部動脈が後大脳動脈から起始していることを示す．
(a) 脳梁膨大部動脈（矢印）が，後大脳動脈（黄矢印）が鳥距溝に入る部分の数 mm 手前から起始している．脳梁膨大部動脈が脳梁を越え上方に伸展している．

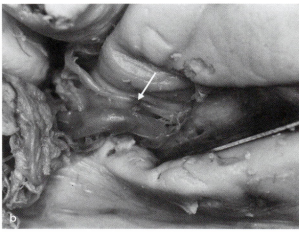

図 8.6（続き）　(b) 脳梁膨大部動脈（矢印）が，後大脳動脈が鳥距溝の最初の部分に深く入ってから起始している．

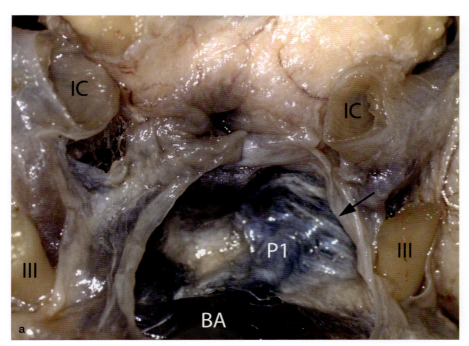

図 8.7　(a) リリキスト膜を破いた(矢印)橋前槽の底面．さらに深くにもう1層膜があり，後大脳動脈(P1)を覆っている．

IC　内頚動脈　internal carotid artery
BA　脳底動脈　basilar artery
III　動眼神経(第III脳神経)　oculomotor nerve

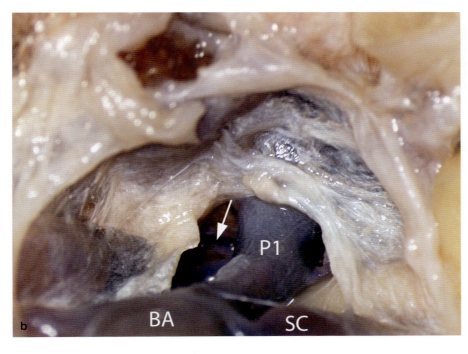

図 8.7(続き)　(b) (a)と同一標本．深層の膜を開くとP1が露出され，さらにその奥に真の脚間窩(矢印)が見え，橋前槽と交通している．

BA　脳底動脈　basilar artery
SC　上小脳動脈　superior cerebellar artery

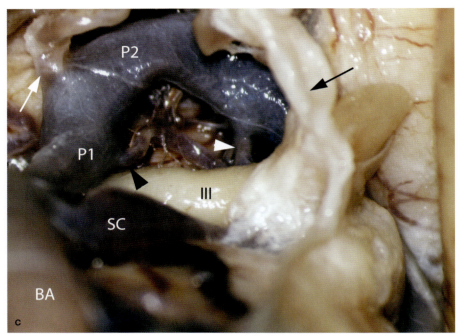

図 8.7（続き）　(c)（a, b）と同一標本．四丘体動脈が後大脳動脈 P1（黒矢頭）から起始している．内側後脈絡叢動脈は，後大脳動脈 P2（白矢頭）から起始している．

BA	脳底動脈　basilar artery
SC	上小脳動脈　superior cerebellar artery
III	動眼神経（第 III 脳神経）oculomotor nerve
白矢印	後交通動脈　posterior communicating artery
黒矢印	リリキスト膜の断端　edge of membrane of Liliequist

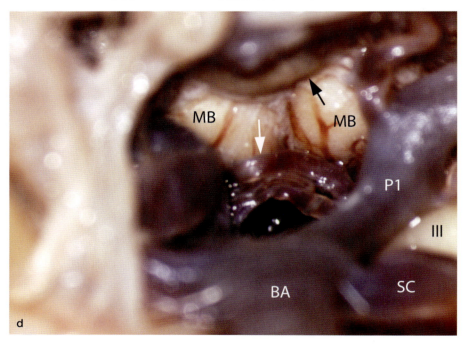

図 8.7（続き）　(d)（a〜c）と同一標本．正中を越えて深層の膜をさらにはがし脚間窩を露出すると，穿通枝（白矢印）が確認でき，さらに上部に乳頭体が見え，灰白隆起の端も見える（黒矢印）．

P1	後大脳動脈 P1 部　posterior cerebral artery（P1）
SC	上小脳動脈　superior cerebellar artery
MB	乳頭体　mammillary bodies
III	動眼神経（第 III 脳神経）oculomotor nerve
BA	脳底動脈　basilar artery

8 脳底動脈分岐部，後大脳動脈

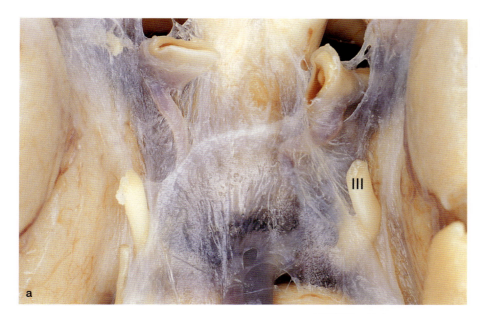

図 8.8 （a）リリキスト膜（くも膜）を残したままにした脚間窩の別の標本．

Ⅲ　動眼神経（第Ⅲ脳神経）oculomotor nerve

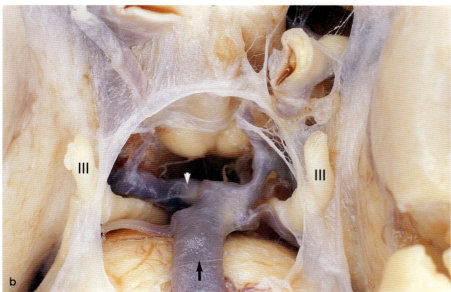

図 8.8（続き）　（b）図 8.7 と比べると，リリキスト膜を取り除いたのちに，大きく開いた脳槽（リリキスト）がある．動眼神経（第Ⅲ脳神経）がリリキスト膜断端の外側でくも膜が鞘状になった脳槽内に存在しているのがわかる．

矢印　脳底動脈　basilar artery
矢頭　後大脳動脈 P1 部　P1 segment of the posterior cerebral artery
Ⅲ　動眼神経（第Ⅲ脳神経）oculomotor nerve

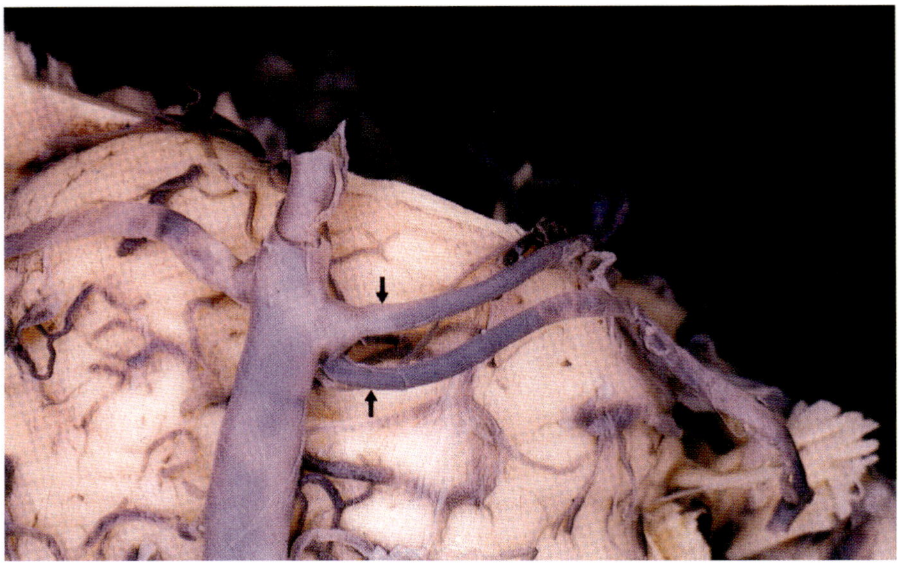

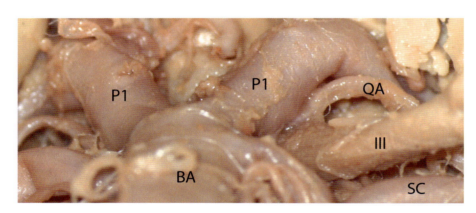

図 8.9 上小脳動脈が 2 本ある(矢印).

図 8.10 脳底動脈分岐部の腹側面. 四丘体動脈が後大脳動脈の P1 部から起始している.

III	動眼神経(第 III 脳神経) oculomotor nerve
BA	脳底動脈 basilar artery
SC	上小脳動脈 superior cerebellar artery
QA	四丘体動脈 quadrigeminal artery

8 脳底動脈分岐部，後大脳動脈

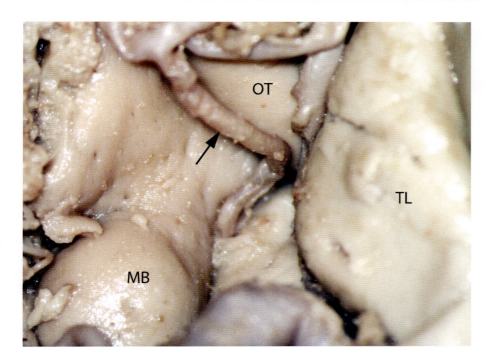

図 8.11 前乳頭動脈（視床灰白隆起動脈，矢印）の貫通部.

MB 乳頭体　mammillary body
TL 側頭葉（鉤）　temporal lobe（uncus）
OT 視索　optic tract

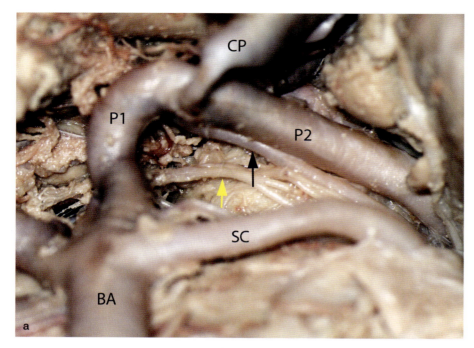

図8.12 (a) 脳底動脈分岐部における左後大脳動脈．四丘体動脈（黄矢印）がP1から，内側後脈絡叢動脈（黒矢印）がP2から分岐している．

BA	脳底動脈 basilar artery
SC	上小脳動脈 superior cerebellar artery
CP	後交通動脈 posterior communicating artery
P1, P2	後大脳動脈P1部，P2部 posterior cerebral artery (P1, P2)

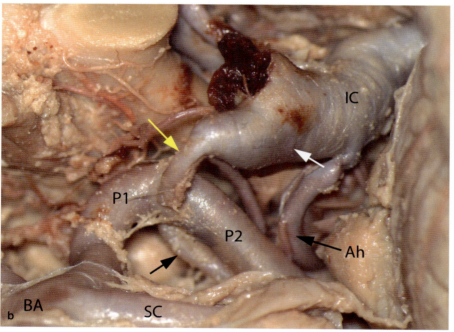

図8.12（続き） (b) (a)と同一標本．P1が脳底動脈の前上壁から起始している．後交通動脈（黄矢印）が内頚動脈から漏斗状拡大を伴い起始している（白矢印）．

Ah	前脈絡叢動脈 anterior choroidal artery
黒矢印	内側後脈絡叢動脈 posterior medial choroidal artery
IC	内頚動脈 internal carotid artery
SC	上小脳動脈 superior cerebellar artery
P1, P2	後大脳動脈P1部，P2部 posterior cerebral artery (P1, P2)
BA	脳底動脈 basilar artery

8 脳底動脈分岐部，後大脳動脈

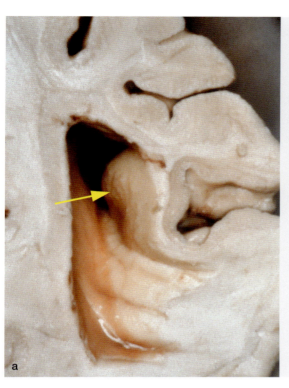
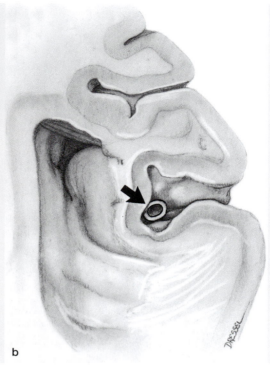

図 8.13 右後頭葉の側脳室背側の後頭角における冠状断面．
(a) 鳥距（矢印）が脳室側にふくらんでいるのが確認できる．
(b) 鳥距動脈（矢印）と鳥距の位置関係を示す．

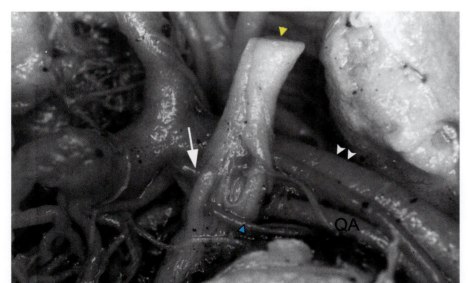

図 8.14 左側脳幹の脚間窩の腹側面．くも膜を取り払い，左動眼神経（第 Ⅲ 脳神経）（黄矢頭）の領域を拡大している．四丘体動脈が大脳脚付近を走る動眼神経を貫通し（矢印），後大脳動脈（白矢頭）の内側を平行に走行している．さらに，動眼神経を貫通して外側へ走行する穿通枝（青矢頭）も存在する．

QA 四丘体動脈 quadrigeminal artery

195

8.10 臨床症例

8.10.1 症例1

数週間前から強い頭痛があった中年男性．CT と腰椎穿刺ではくも膜下出血は認めなかった．脳血管撮影で脳底動脈先端部に広頸の脳動脈瘤を確認した．非常に頸部が広いため，ステント1つでは両側の後大脳動脈（PCA）を温存するのが難しいと判断し，Y字型に2本のステントをそれぞれの PCA に留置して，動脈瘤にコイル塞栓術を行った．患者の頭痛は消失し，3か月後の脳血管撮影では動脈瘤残存がないことを確認した．

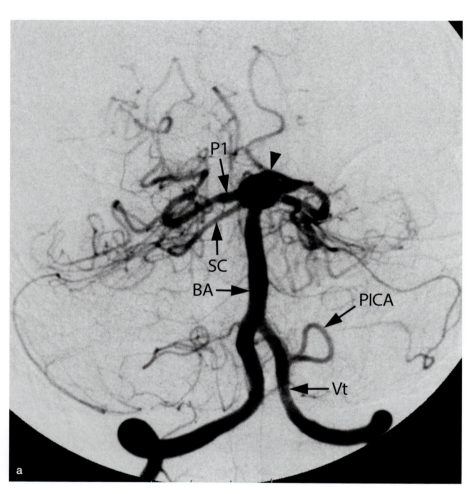

図 8.15 （a）10 mm の未破裂脳底動脈先端部動脈瘤（矢頭）．

P1	後大脳動脈 P1 部	posterior cerebral artery（P1）
SC	上小脳動脈	superior cerebellar artery
PICA	後下小脳動脈	posterior inferior cerebellar artery
Vt	椎骨動脈	vertebral artery
BA	脳底動脈	basilar artery

8 脳底動脈分岐部，後大脳動脈

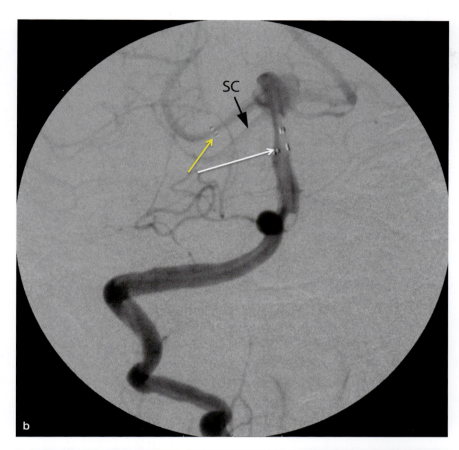

図 8.15（続き）　(b) ステントをそれぞれの後大脳動脈に留置し，Y字型を形成した．ステントは脳底動脈内（白矢印）で視認できている．ステントの遠位部は右後大脳動脈で見えている（黄矢印）．

SC　上小脳動脈　superior cerebellar artery

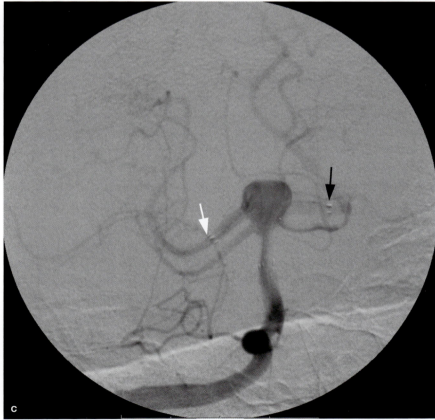

図 8.15（続き）　(c) マイクロカテーテルをステントのオープンセルを通して左後大脳動脈（黒矢印）へ留置した．右後大脳動脈内にクローズドセルのステントが留置されている（白矢印）．

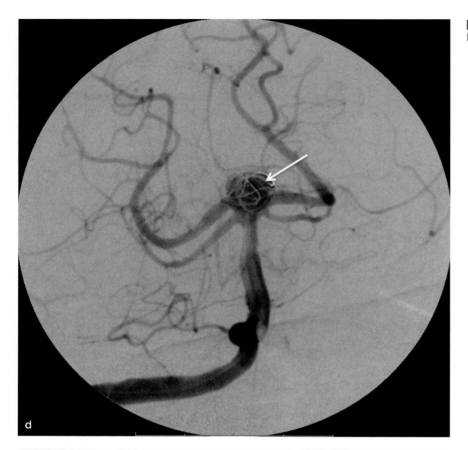

図 8.15（続き） （d）コイルが動脈瘤内（矢印）に両側のステントを通して留置されている．

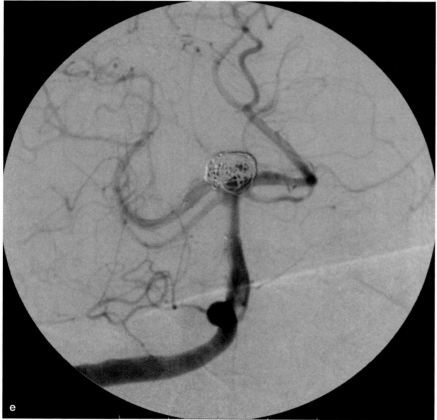

図 8.15（続き） （e）コイル塞栓術が終了．

8 脳底動脈分岐部，後大脳動脈

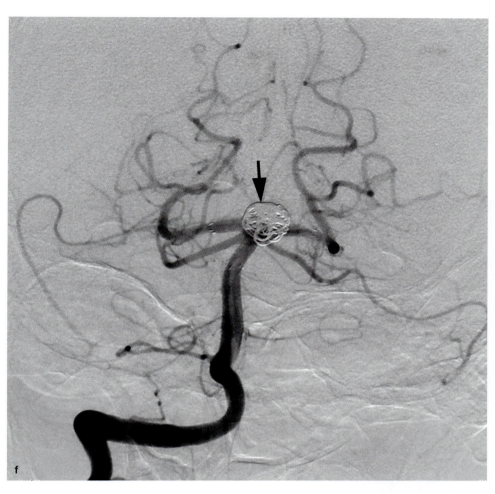

図 8.15（続き） （f）コイル塞栓から 3 か月後の脳血管撮影で残存がないことを確認（矢印）．

8.10.2　症例2

　右麻痺，視力障害と頭痛がある若年男性．MRIで部分血栓化巨大動脈瘤が左大脳脚を圧迫している所見を認めた．MRAでは左後大脳動脈（PCA）の巨大動脈瘤が確認された．この紡錘状動脈瘤に対して，動脈瘤部分にフローダイバーターを留置し，マイクロカテーテルからコイル塞栓術を行った．患者の片麻痺は完全に回復し，建設業の仕事に復帰できた．3か月後のフォローアップの脳血管撮影で，PCAの温存，動脈瘤の閉塞，大脳脚への圧迫所見の消失を確認した．

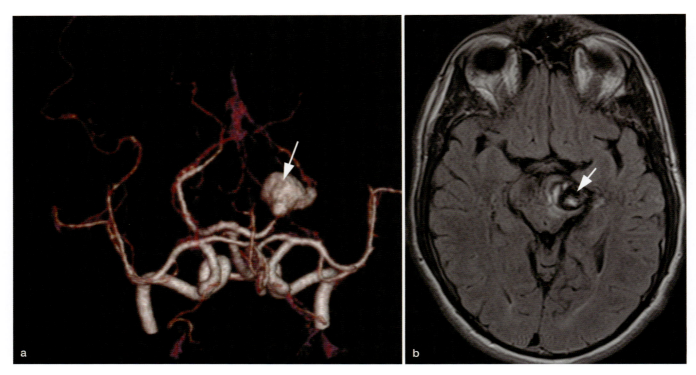

図8.16　(a) CTAで左後大脳動脈に部分血栓化動脈瘤（矢印）を認める．
(b) 非造影MRI T1強調で部分血栓化動脈瘤（矢印）を認める．

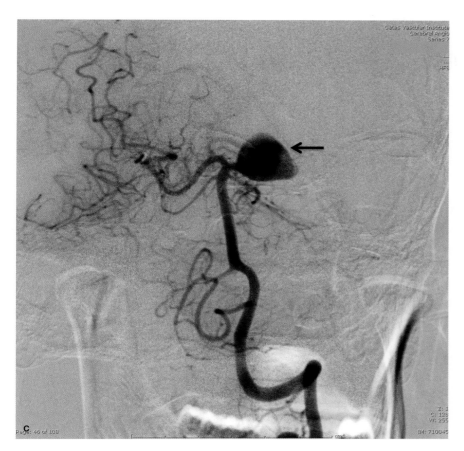

図 8.16(続き) (**c**)左椎骨動脈造影の動脈相早期像．左後大脳動脈に解離性動脈瘤(矢印)を認める．

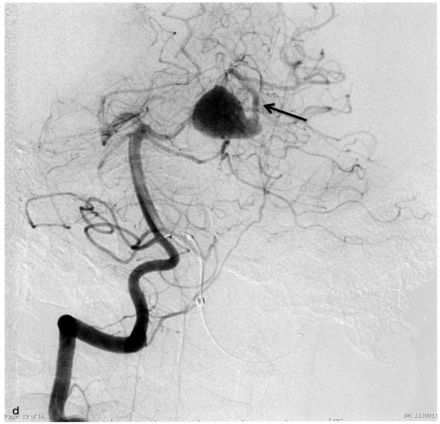

図 8.16(続き) (**d**)左椎骨動脈造影の動脈相後期像．左後大脳動脈に造影がみられる(矢印).

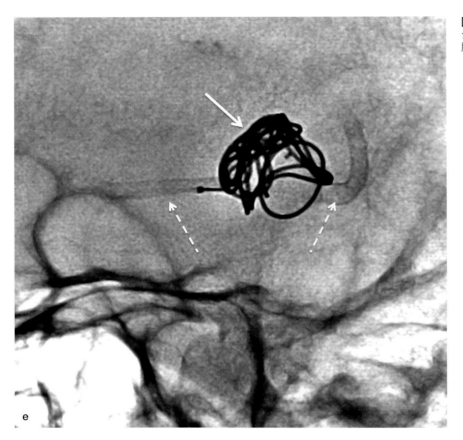

図 8.16(続き) **(e)** 左後大脳動脈にステントダイバーターが留置され(2つの破線矢印),動脈瘤にコイル塞栓が開始された(実線矢印).

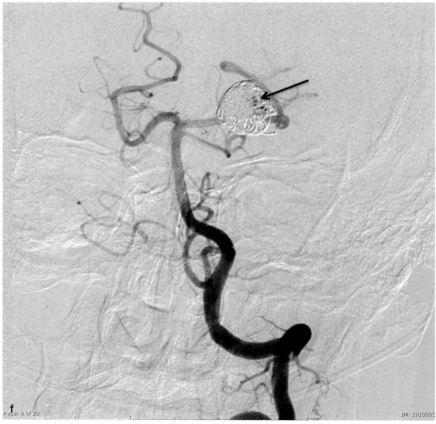

図 8.16(続き) **(f)** コイル塞栓術が終了し,動脈瘤内にはごく少量の造影剤流入がみられるのみとなっている(矢印).

8 脳底動脈分岐部，後大脳動脈

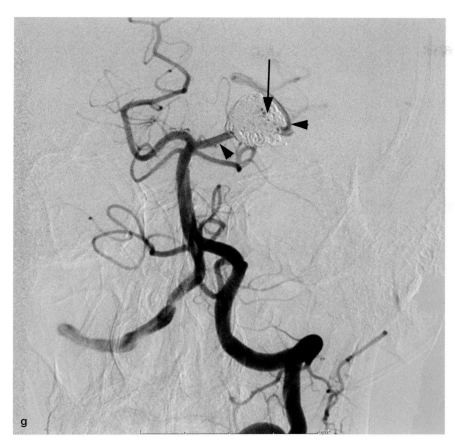

図 8.16（続き） （g）治療3か月後の左椎骨動脈撮影．左後大脳動脈は再建されており（矢頭），動脈瘤内に造影剤流入は認めていない（矢印）．

8.10.3 症例3

頭痛の持続と，初発痙攣を呈した若年女性．鳥距動脈と頭頂後頭動脈が栄養動脈となっている脳動静脈奇形（AVM）を左後頭葉に認めた．段階的に液状塞栓物によるAVM塞栓術を行い，AVMの完全閉塞に至った．

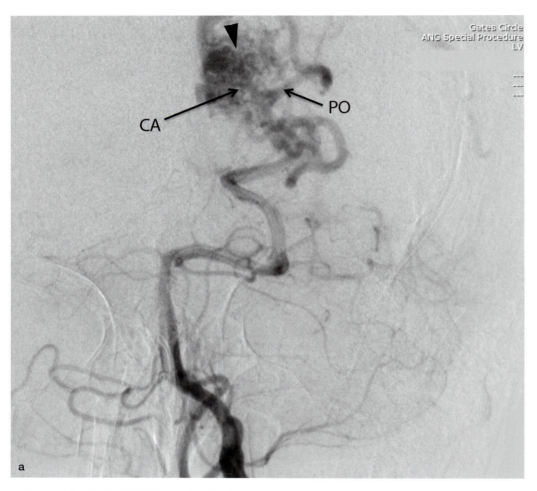

図 8.17 （a）椎骨動脈撮影前後像．鳥距動脈（CA）と頭頂後頭動脈（PO）から栄養される，Spetzler-Martinグレード2の脳動静脈奇形（矢頭）を認める．

8 脳底動脈分岐部，後大脳動脈

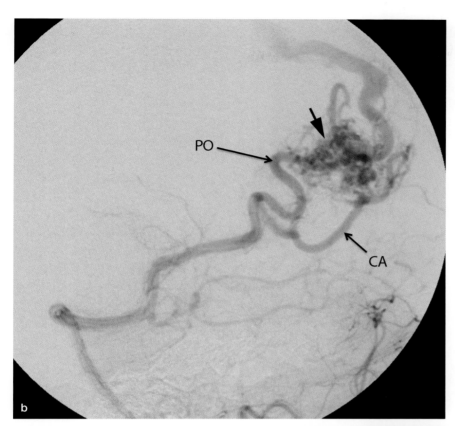

図 8.17（続き） **（b）** 左椎骨動脈撮影側面像．鳥距動脈と頭頂後頭動脈から栄養される．Spetzler-Martin グレード 2 の脳動静脈奇形（矢印）を認める．

PO　頭頂後頭動脈　parietooccipital artery
CA　鳥距動脈　calcarine artery

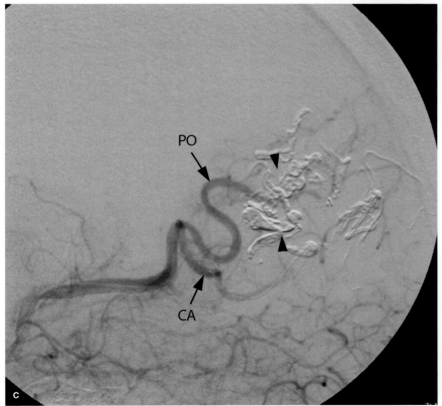

図 8.17（続き） **（c）** 左椎骨動脈撮影側面像．栄養動脈からの塞栓術（矢頭）を行った．

PO　頭頂後頭動脈　parietooccipital artery
CA　鳥距動脈　calcarine artery

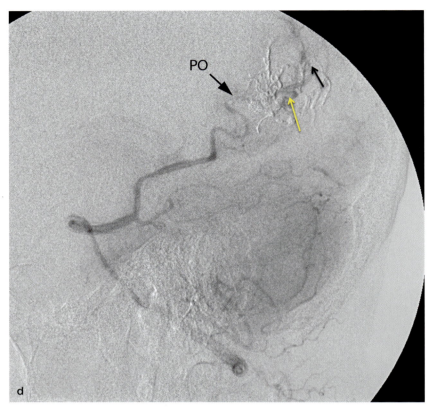

図 8.17（続き） (d) 1 年後の左椎骨動脈撮影側面像．頭頂後頭動脈（PO）から残存脳動静脈奇形への造影剤流入がみられ，残存ナイダス（黄矢印）と導出静脈（黒矢印）を認める．

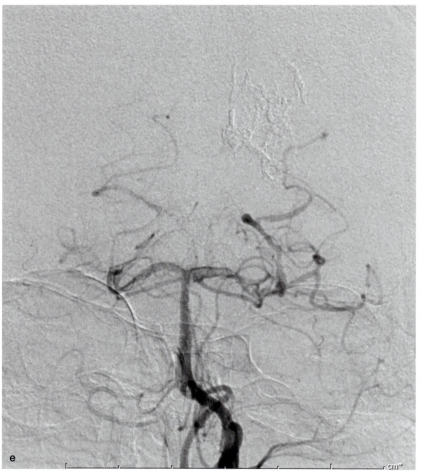

図 8.17（続き） (e) ガンマナイフ照射 4 年後の椎骨動脈撮影前後像．脳動静脈奇形は造影されない．

8 脳底動脈分岐部，後大脳動脈

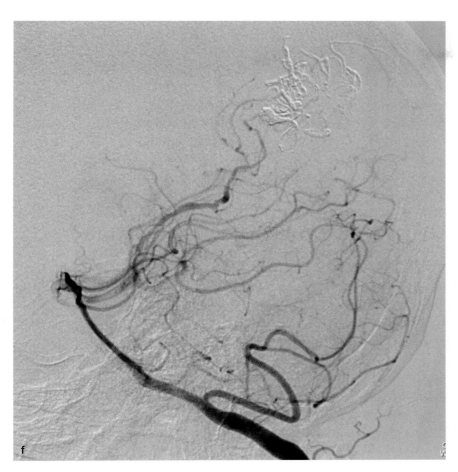

図 8.17（続き）　**(f)** ガンマナイフ照射 4 年後の椎骨動脈撮影側面像．脳動静脈奇形は造影されない．

8.10.4 症例 4

　脳動脈瘤の家族歴のある中年女性．スクリーニング検査で，脳底動脈-上小脳動脈(SCA)分岐部に脳動脈瘤が発見された．右の後大脳動脈は胎児型 fetal type であった．SCA が動脈瘤頚部から起始しており，血管内治療では SCA 温存が困難と考えられたため，クリッピング術を行うこととした．右 orbitozygomatic approach を行った．広くシルビウス裂を開放し，視神経と内頚動脈の間，動眼神経と内頚動脈の間のスペースを確保した．一時遮断用クリップは視神経と内頚動脈の間から，最終的な動脈瘤頚部クリッピングは動眼神経と内頚動脈の間のスペースから行った．術後に神経学的脱落症状はなかった．

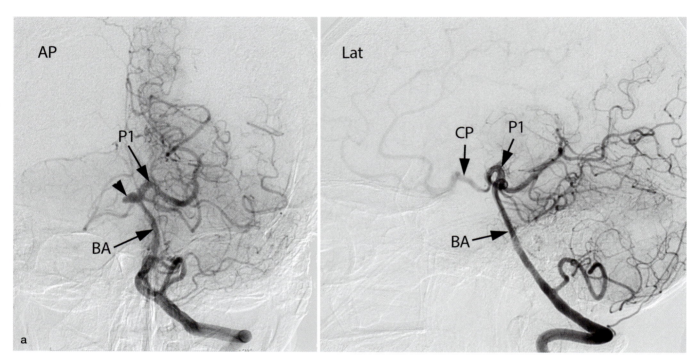

図 8.18　(a) 左椎骨動脈撮影で脳底動脈に動脈瘤を認める(矢頭)．

P1　左後大脳動脈 P1 部　left posterior cerebral artery (P1)
CP　後交通動脈　posterior communicating artery
BA　脳底動脈　basilar artery

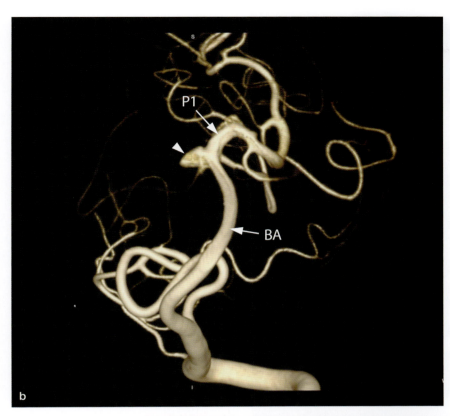

図 8.18（続き） (b) 3D-CTA 画像で脳動脈瘤を認める（矢頭）．

P1	左後大脳動脈 P1 部　left posterior cerebral artery (P1)
BA	脳底動脈　basilar artery

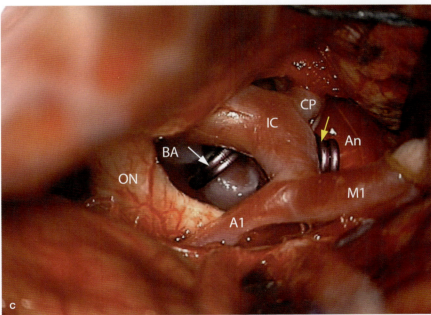

図 8.18（続き） (c) 脳底動脈瘤へ右 orbito-zygomatic approach を行った術中写真．脳底動脈に一時遮断クリップが置かれ（白矢印），動脈瘤頸部クリッピングが行われている（黄矢印）．

ON	右視神経　right optic nerve
IC	右内頸動脈　right internal carotid artery
CP	右後交通動脈　right posterior communicating artery
BA	脳底動脈　basilar artery
A1	右前大脳動脈 A1 部　right anterior cerebral artery (A1)
M1	右中大脳動脈 M1 部　right middle cerebral artery (M1)
An	動脈瘤ドーム　aneurysm dome

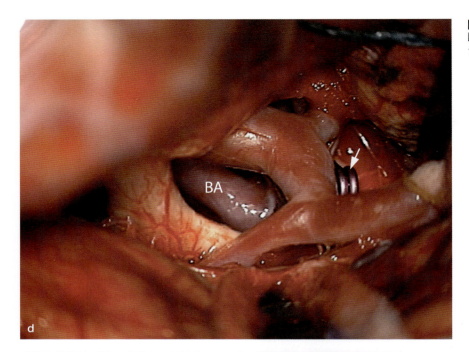

図 8.18(続き)　**(d)** 脳底動脈(BA)への一時遮断クリップが取り除かれたのちの，動脈瘤頚部クリッピングの最終像(矢印)．

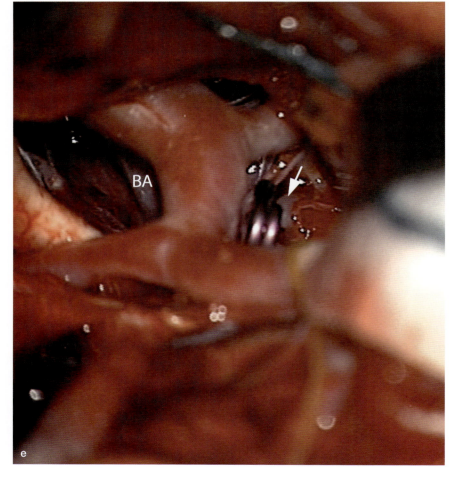

図 8.18(続き)　**(e)** (d)のより右外側から見た動脈瘤頚部クリッピングの最終像．動脈瘤基部にぴったりとクリッピングがなされている(矢印)．

BA　脳底動脈　basilar artery

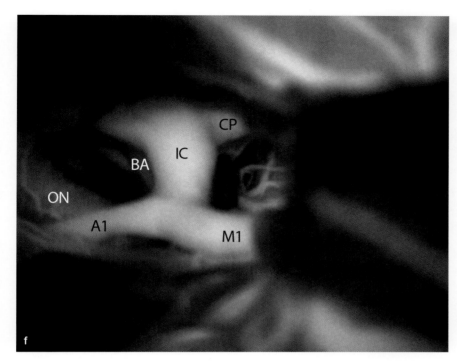

図 8.18(続き) **(f)** 術中インドシアニン造影で動脈瘤への造影剤流入がないことを確認.

ON	視神経(第 Ⅱ 脳神経)	optic nerve
BA	脳底動脈	basilar artery
IC	内頚動脈	internal carotid artery
CP	後交通動脈	posterior communicating artery
A1	前大脳動脈 A1 部	anterior cerebral artery (A1)
M1	中大脳動脈 M1 部	middle cerebral artery (M1)

クリニカルパール

- 脳底動脈先端部をシルビウス裂経由の手術で露出する場合，後交通動脈(Pcom)が重要な指標となる．Pcomを後方に追っていき，リリキスト膜の厚いくも膜を開放すると，P1とP2合流部が露出される．P1を内側に追っていくと脳底動脈先端部に達する．Pcomは動眼神経の上内側を通常走行する．
- 血管内治療では穿通枝の温存が比較的に容易であるが，開頭術では穿通枝の保護・温存が容易とはいえない．脳底動脈先端部への手術アプローチでの2つの主要な経路は，内頚動脈と視神経の間のスペース(carotid-optic window)と内頚動脈と動眼神経の間のスペース(carotid-oculomotor window)である．病変部を十分露出し，周囲の重要構造物を同定すること(反対側の後大脳動脈，上小脳動脈，動眼神経)と近位部の血流遮断ができる安全な術野環境を得るには，2つのスペースがともに必要となることが多い．
- 海馬切除術の最終局面において，後大脳動脈(PCA)が露出され，損傷されることがある．この損傷の危険を減らすためには，切除面を脳軟膜下に置くことが重要である．subtemporal approachは脳底動脈先端部とP1/P2合流部の動脈瘤でよく使われるアプローチであるが，脳脊髄液ドレナージと側頭葉の圧排牽引が必要となることが多い．
- P2〜3部の動脈瘤に対しては，単純なsubtemporal approachでは露出が困難であることが多い．これはPCAが鳥距溝に近づくにつれより上方に登っていくためである．したがってこれらの病変には血管内治療に適していると思われる．しかし開頭術での露出が必要な場合には，supracerebellar transtentorial approachがよいかもしれない．

後視床穿通動脈

- これらの穿通枝群は脳底動脈先端部の外科的露出を制限する最も重要な要因である．それらは解剖学的に非常に深い位置にあり，視神経，視索，内頚動脈，後交通動脈，そして多くの場合後床突起などの重要構造物の裏に隠されている．さらに，これらの損傷は，非常に重篤な神経学的後遺症を招くことがある．たとえばペルシュロン動脈 Percheron artery と名付けられた動脈(1本の共通幹から両側視床への穿通動脈を分岐)を損傷すると，正中隆起，中脳背側の網様体賦活系の虚血による意識障害と，両側性神経障害が出現する．

  それと比べると血管内治療は，比較的に脳底動脈は先端部まで直線状となっていること，視認性がよいこと，穿通枝を保護するためステントやバルーンなどの追加テクニックを用いることでこれらの分枝の保護が可能なこと，などから有意な点が多い．

  内側後脈絡叢動脈は後大脳動脈P3部の頭頂後頭動脈から分枝し，鳥距溝前部から前方に伸展して，松果体上方の第三脳室から中間帆へと入る．
- 脳動静脈奇形の治療中にこの血管へのカテーテルの留置と塞栓を行うことは，他の穿通枝と同様にリスクが高い．終末枝は脈絡叢を越え，中脳と視床の深部核まで栄養しているためである．これらの枝はガレン大静脈奇形の瘻孔への流入に関与していることが多い．
- 鳥距動脈が鳥距溝沿いの一次視覚野を栄養しているが，多くの場合は中大脳動脈の枝の終末枝と吻合している．この吻合による側副路評価のため，PCA近位部閉塞で半盲になるか覚醒下にバルーン閉塞テストを行うことがある．

側頭枝

- 後大脳動脈から分岐する側頭枝は，中大脳動脈M1部の閉塞時に血流低下領域が梗塞とならずに乗り切るための，重要な側副路となることもある．

9 椎骨脳底動脈

椎骨動脈 vertebral artery は頭蓋底で大後頭孔 foramen magnum を通過し，橋延髄境界部で対側の椎骨動脈と合流して脳底動脈 basilar artery を形成する．まず，頭蓋外では椎骨動脈は軸椎 axis および環椎 atlas の横突孔 foramen of the transverse processes の中を走行する．第二頸椎（軸椎）の横突孔を上行したのち，第一頸椎（環椎）の横突孔を通過する．その後，内側向きに走行を変え，上関節窩後方で環椎後弓上面の椎骨動脈溝を走行する．環軸椎部の椎骨動脈は静脈叢に囲まれており，静脈叢は顆導出静脈 condylar emissary vein に連なり顆管 condylar canal を通過し，頚静脈球 jugular bulb に流入する．椎骨動脈は，この硬膜外の部位で筋肉枝，神経根枝，硬膜枝を分枝する．筋肉枝は，後頭動脈 occipital artery の筋肉枝と吻合するため，いわゆる "危険な吻合（dangerous anastomosis）" を形成することとなる．硬膜枝は，硬膜外で椎骨動脈より分枝して，椎骨動脈とともに硬膜を貫通するか，椎骨動脈が硬膜を貫通した直後で分岐する．時にこの硬膜枝は，後脊髄枝と共通の分枝として分岐する．椎骨動脈は，環軸椎部で神経根枝を分枝し，C2神経根に沿って走行し硬膜を貫通し，脊髄後面に血流供給をすることがある．

9.1 後下小脳動脈

後下小脳動脈 posterior inferior cerebellar artery（PICA）は，頭蓋内の椎骨動脈より分岐するが，バリエーションがある．椎骨動脈の硬膜貫通部直後から分岐することもあれば，椎骨脳底動脈合流部付近から分岐することもある．欠損している場合もあり，その場合には拡張した前下小脳動脈 anterior inferior cerebellar artery（AICA）が，前下小脳動脈の灌流範囲とともに，後下小脳動脈の灌流範囲である下内側部の小脳をも灌流する．後下小脳動脈は，延髄前部 anterior medullary segment，延髄外側部 lateral medullary segment，延髄後部 posterior medullary segment に分けられる．後下小脳動脈は，延髄の後方でループし，延髄後部に至るが，小脳扁桃との関係性や，小脳内側部に沿った後下方へのカーブの仕方は，バリエーションが多い．後下小脳動脈は通常，第四脳室 fourth ventricle の後下方で脈絡叢 choroid plexus に栄養する血管を分枝する．後下小脳動脈は，椎骨動脈とともにオリーブ核 olivary nucleus の後下部への重要な穿通枝を分枝する．後下小脳動脈は，小脳扁桃部を通過したのち，最終的には小脳虫部 vermis，小脳半球の下内側に血流を供給し，上小脳動脈 superior cerebellar artery（SCA）や前下小脳動脈とともに，小脳半球表面上で皮質吻合を形成している．後下小脳動脈の分枝の形態は，バリエーションに富み，小脳扁桃と関係する走行により異なる．

9.2 前脊髄動脈

前脊髄動脈 anterior spinal artery は，椎骨脳底動脈合流部の直前から分枝する．前脊髄動脈の形態はバリエーションに富む．前脊髄動脈は，片側の椎骨動脈からのみ分岐する場合もあるし，両側から分枝してネットワークを形成することもある．椎骨動脈が低形成であっても，同側から太い前脊髄動脈が分枝することがあり，しかもそれが脊髄に血流供給する重要な血管であることもある．

9.3 椎骨脳底動脈合流部

二対の椎骨動脈は合流し，脳底動脈を形成する．延髄盲孔 foramen cecum 部で規定される部位，すなわち橋と延髄の境界部の重要なポケットには，低位脳底動脈の上面から分枝する穿通枝から栄養されている．

9.4 前下小脳動脈

　前下小脳動脈（AICA）は，下位脳底動脈か，椎骨脳底動脈合流部の外側より分岐する．この動脈は，小脳橋角部を走行し，顔面神経 facial nerve（第Ⅶ脳神経），聴神経の起始部の付近を走行する．内耳動脈 internal auditory artery は，前下小脳動脈より分枝する．前下小脳動脈は，後下小脳動脈と共通幹を形成することがあり，形態が劇的に変化する．後下小脳動脈領域への分布する血管は，共通幹を形成する前下小脳動脈の近位から分岐する場合もあるし，より遠位から分岐して延髄外側部を形成することもある．前下小脳動脈は，小脳橋角部のみならず小脳水平裂 horizontal fissure より下方の小脳半球後下部を灌流する．前下小脳動脈は，上部で上小脳動脈と皮質吻合を形成する．前下小脳動脈は，オリーブ核の後上部に穿通枝を分枝する．

9.5 上小脳動脈

　上小脳動脈（SCA）は，動眼神経 oculomotor nerve（第Ⅲ脳神経）起始部のすぐ下方で，上位脳底動脈より分岐する．上小脳動脈は，片側あるいは両側で重複することがある．重複している場合には，下の枝は小脳の上外側部に血流供給し，上の枝は小脳のより内側，虫部に血流供給することとなる．上小脳動脈が1本の場合，最初の分岐は迂回槽 ambient cistern あるいは四丘体槽 quadrigeminal cistern 内で生じるが，バリエーションがある．いずれの場合でも，より内側の分枝が，小脳の上内側部および小脳虫部の上部に血流を供給する．上小脳動脈は，四丘体槽内で曲がりくねって走行することがあり，滑車神経 trochlear nerve（第Ⅳ脳神経）が渦巻き状の上小脳動脈の下や前方でみられることがある．一般的には，上小脳動脈は，小脳水平裂よりも上方の小脳に血流供給し，前下小脳動脈や後下小脳動脈と側副血行路を形成する．上小脳動脈の四丘体槽部は，下丘 inferior colliculus にも血流供給する．

9 椎骨脳底動脈

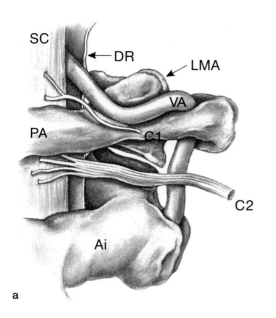
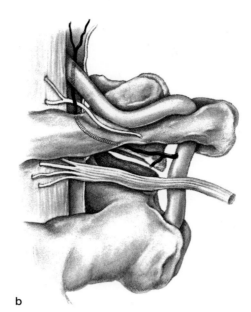
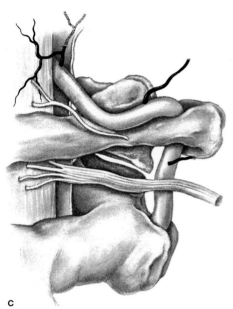

図 9.1 （a）環軸椎の後面．椎骨動脈は上行したのち内側向きに走行し，延髄頚髄移行部で前方に走行して硬膜を貫通する．
（b，c）後頭蓋窩硬膜を貫き血流供給する椎骨動脈硬膜枝のバリエーション．しばしば，硬膜を貫通する血管は脊髄後部に血流供給する小血管を分岐する．

Ai	軸椎	axis
C1	第一頚髄神経根	first cervical root
C2	第二頚髄神経根	second cervical root
DR	硬膜	dura
LMA	環椎外側塊	lateral mass of atlas
PA	環椎後弓	posterior arch of atlas
VA	椎骨動脈	vertebral artery
SC	脊髄	spinal cord

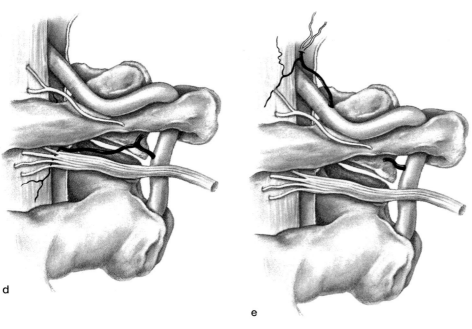

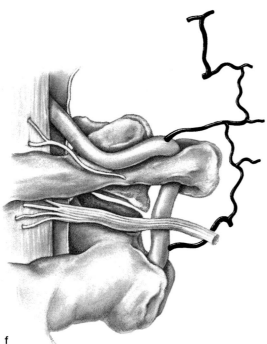

図 9.1（続き）（d, e）後頭蓋窩硬膜を貫き血流供給する椎骨動脈硬膜枝のバリエーション．しばしば，硬膜を貫通する血管は脊髄後部に血流供給する小血管を分岐する．
(f) 頸部における筋肉枝間の血管吻合により，後頭動脈と交通している．

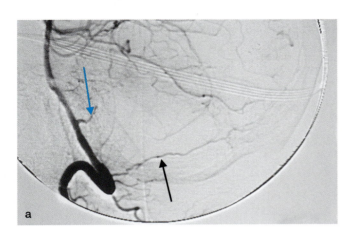

図9.2 (a) 後下小脳動脈(青矢印)が延髄後部の始まる部分で閉塞した症例における椎骨動脈造影側面像．髄膜枝(黒矢印)が椎骨動脈より分岐しているのが明瞭に描出されている．

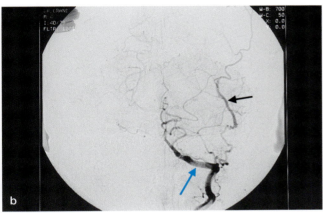

図9.2(続き) (b) "危険な吻合(dangerous anastomosis)"を示す．左椎骨動脈(黒矢印)造影により側副路を介して後頭動脈(青矢印)が描出されている．

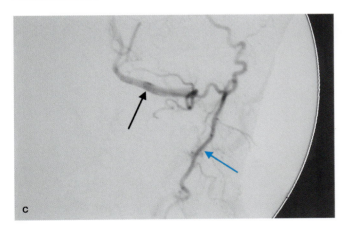

図9.2(続き) (c) 再度"危険な吻合(dangerous anastomosis)"を示す．左後頭動脈(青矢印)選択的造影により側副路を介して椎骨動脈が描出されている(黒矢印)．

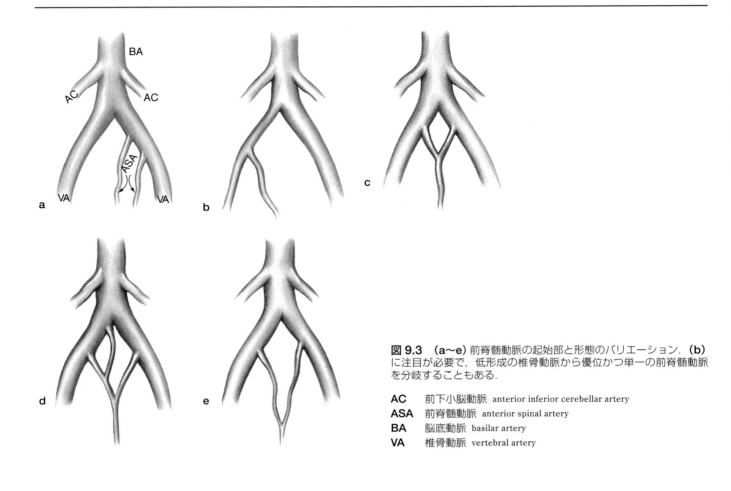

図 9.3 (a〜e) 前脊髄動脈の起始部と形態のバリエーション．(b) に注目が必要で，低形成の椎骨動脈から優位かつ単一の前脊髄動脈を分岐することもある．

AC	前下小脳動脈	anterior inferior cerebellar artery
ASA	前脊髄動脈	anterior spinal artery
BA	脳底動脈	basilar artery
VA	椎骨動脈	vertebral artery

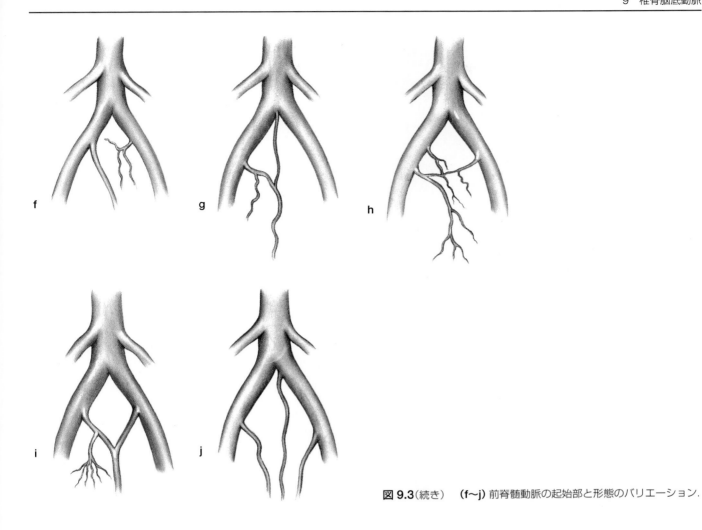

図 9.3（続き） （f〜j）前脊髄動脈の起始部と形態のバリエーション.

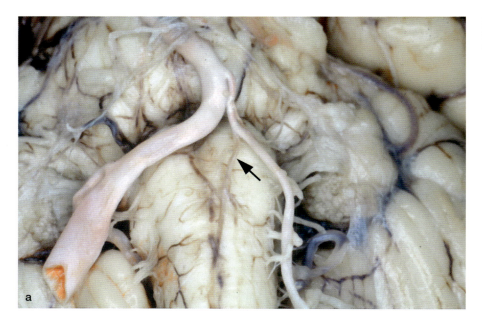

図 9.4 (a) 両側椎骨動脈に明らかなサイズの不均衡があるものの，前脊髄動脈（矢印）は低形成側から分岐している．

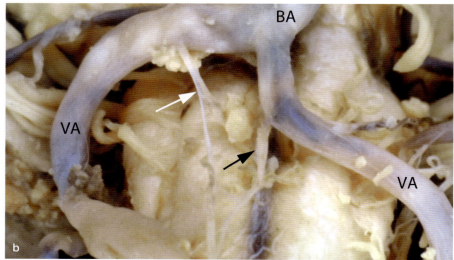

図 9.4（続き） (b) 両側の椎骨動脈より分岐する前脊髄動脈（白矢印）．より太い前脊髄動脈（黒矢印）が，より細い椎骨動脈より分岐していることに注意が必要．

BA 脳底動脈 basilar artery
VA 椎骨動脈 vertebral artery

9 椎骨脳底動脈

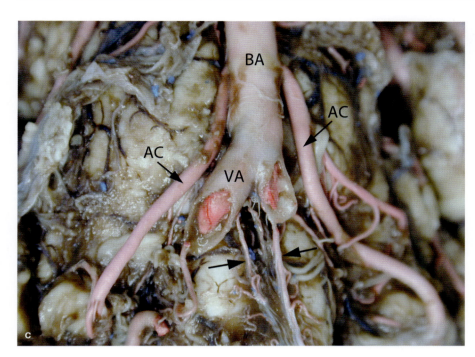

図9.4（続き）　(c) 両側の椎骨動脈より分岐する前脊髄動脈（矢印）．

BA　脳底動脈　basilar artery
VA　椎骨動脈　vertebral artery
AC　前下小脳動脈　anterior inferior cerebellar artery

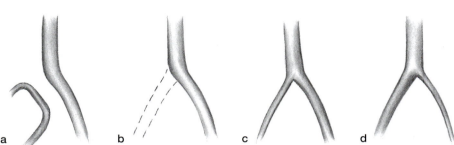

図9.5　(a〜d) 椎骨脳底動脈合流部のバリエーション．

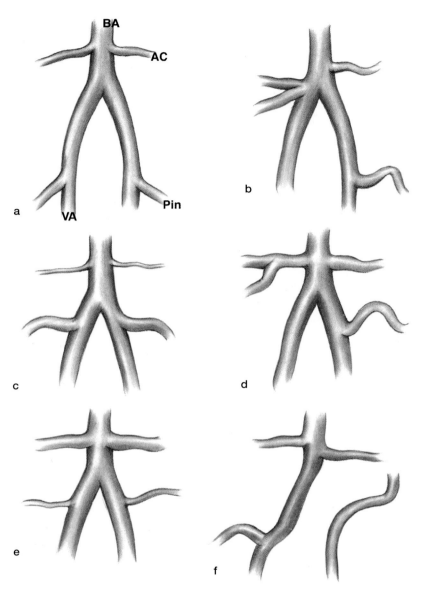

図9.6 （a～f）前下小脳動脈と後下小脳動脈の位置関係および形態のバリエーション．

AC　前下小脳動脈　anterior inferior cerebellar artery
BA　脳底動脈　basilar artery
Pin　後下小脳動脈　posterior inferior cerebellar artery
VA　椎骨動脈　vertebral artery

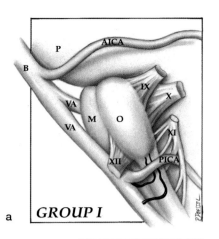
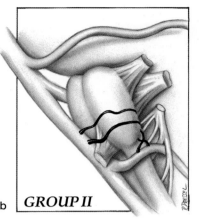
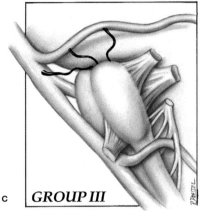
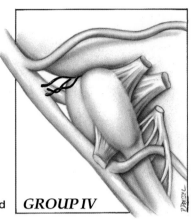

図 9.7 （**a**）近位椎骨動脈から分岐し，オリーブ後溝から延髄外側に向かう穿通枝．
（**b**）後下小脳動脈および遠位椎骨動脈から分岐し，オリーブ後溝に向かう穿通枝．
（**c**）椎骨脳底動脈合流部および前下小脳動脈から分岐し，オリーブ上溝に向かう穿通枝．
（**d**）椎骨脳底動脈合流部から分岐し，延髄盲孔領域に向かう穿通枝．

AICA	前下小脳動脈	anterior inferior cerebellar artery
B	脳底動脈	basilar artery
M	延髄	medulla
O	オリーブ	olive
P	橋	pons
PICA	後下小脳動脈	posterior inferior cerebellar artery
VA	椎骨動脈	vertebral artery
IX	舌咽神経（第 IX 脳神経）	glossopharyngeal nerve
X	迷走神経（第 X 脳神経）	vagus nerve
XI	副神経（第 XI 脳神経）	accessory nerve
XII	舌下神経（第 XII 脳神経）	hypoglossal nerve

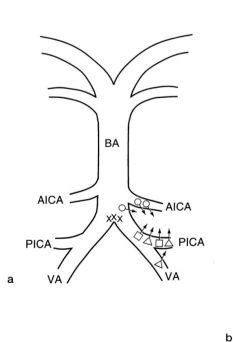
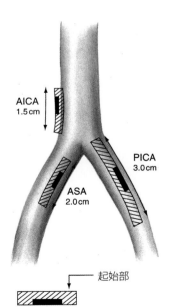

図 9.8 （**a**）4 グループの下位脳幹部穿通枝．△：図 9.7a（Group Ⅰ），□：図 9.7b（Group Ⅱ），○：図 9.7c（Group Ⅲ），✕：図 9.7d（Group Ⅳ）．
（**b**）椎骨動脈からの前脊髄動脈および後下小脳動脈の起始部の相対頻度を示す．前下小脳動脈の起始部の相対頻度も示す．

AICA	前下小脳動脈	anterior inferior cerebellar artery
ASA	前脊髄動脈	anterior spinal artery
BA	脳底動脈	basilar artery
PICA	後下小脳動脈	posterior inferior cerebellar artery
VA	椎骨動脈	vertebral artery

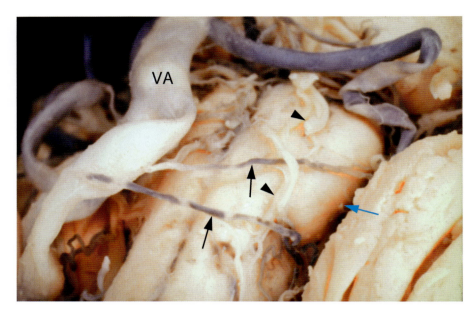

図 9.9 椎骨動脈より分岐する穿通枝(黒矢印). 図 9.7b 参照.

VA 椎骨動脈 vertebral artery
青矢印 オリーブ olive
矢頭 舌下神経神経根糸 rootlets of the hypoglossal nerve

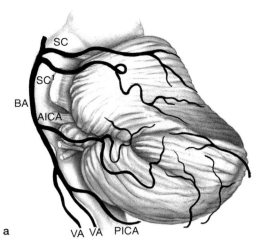
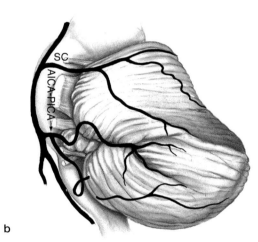
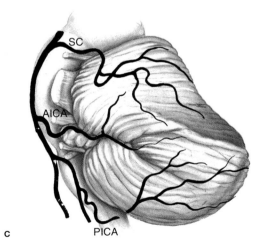

図 9.10 （a〜c）小脳脳幹部の左外側面．上小脳動脈，前下小脳動脈，後下小脳動脈のバリエーションを示す．

AICA	前下小脳動脈	anterior inferior cerebellar artery
BA	脳底動脈	basilar artery
PICA	後下小脳動脈	posterior inferior cerebellar artery
SC	上小脳動脈	superior cerebellar artery
SC¹	上小脳動脈（下方の重複枝）	superior cerebellar artery (inferior duplicate)
VA	椎骨動脈	vertebral artery

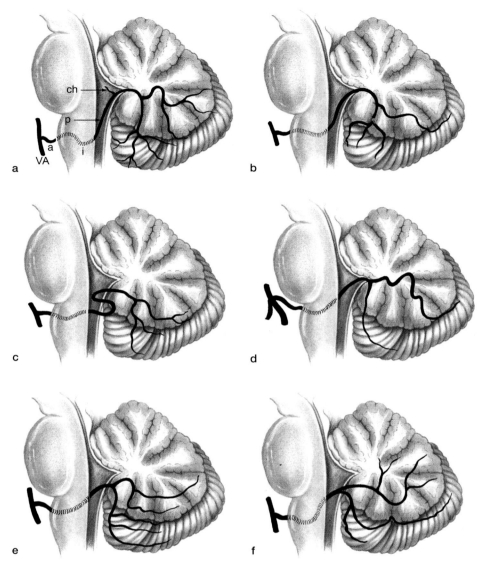

図 9.11 （a〜f）小脳虫部で切り分けた小脳半球割面の内側面．
（a, g）脈絡叢動脈の起始部．

- **a** 後下小脳動脈の延髄前部　PICA, anterior medullary segment
- **i** 後下小脳動脈の延髄外側部　PICA, lateral medullary segment
- **ch** 脈絡叢動脈　choroidal artery
- **p** 後下小脳動脈の延髄後部　PICA, posterior medullary segment
- **VA** 椎骨動脈　vertebral artery

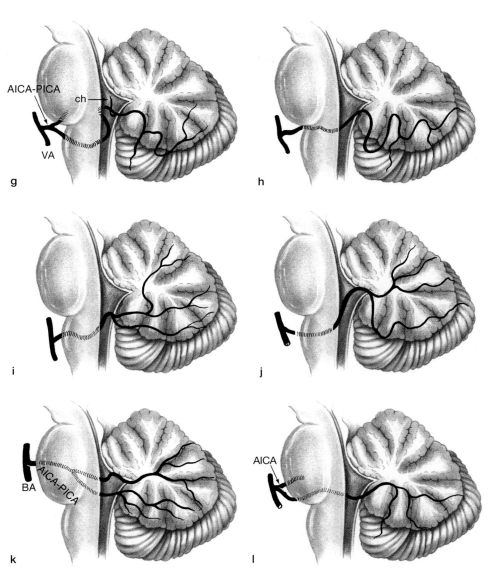

図 9.11（続き） （g〜l）小脳虫部で切り分けた小脳半球割面の内側面．
（g, k, l）後下小脳動脈の形態のバリエーション．椎骨動脈から分岐する場合と前下小脳動脈との共通幹から分岐する場合がある．
（a, g）脈絡叢動脈の起始部．

ch	脈絡叢動脈　choroidal artery
PICA	後下小脳動脈の延髄後部 PICA, posterior medullary segment
VA	椎骨動脈　vertebral artery
AICA	前下小脳動脈　anterior inferior cerebellar artery
BA	脳底動脈　basilar artery

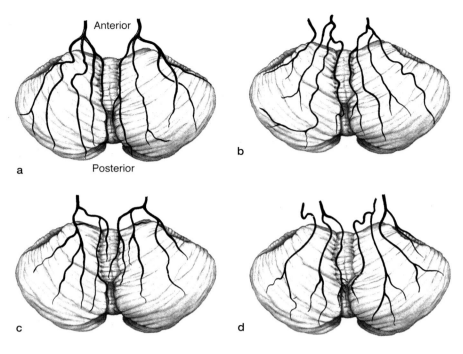

図9.12 小脳の上面.
(a) 3分岐する上小脳動脈が小脳の内側，中央，外側に血流供給している.
(b) 図の左半球では，上小脳動脈は重複しており，小脳外側に血流供給する枝の重複もある.
(c) 早期分岐する上小脳動脈．左半球では，外側枝が優位に小脳半球に血流供給する．一方，右半球では内側枝が優位に小脳半球に血流供給する.
(d) 両側の上小脳動脈重複．小脳のより内側を血流供給する枝の重複も認められ，下方で小脳のより外側に血流供給する枝の分岐もある.

9 椎骨脳底動脈

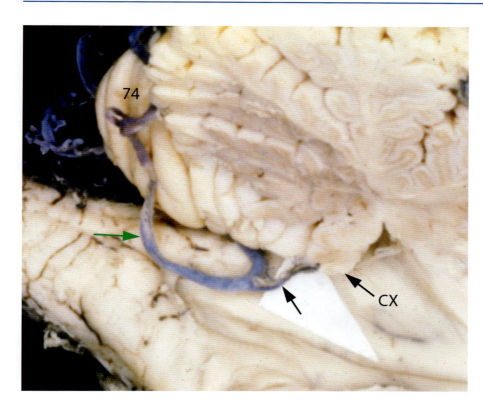

図 9.13 片側小脳半球は正中断して切り取ってある．後下小脳動脈(緑矢印)は，第四脳室脈絡叢への枝(黒矢印)を分岐したのち，尾側に向かい，小脳扁桃を越えて上方に向かう．

CX 脈絡叢 choroid plexus
74 小脳扁桃 tonsil

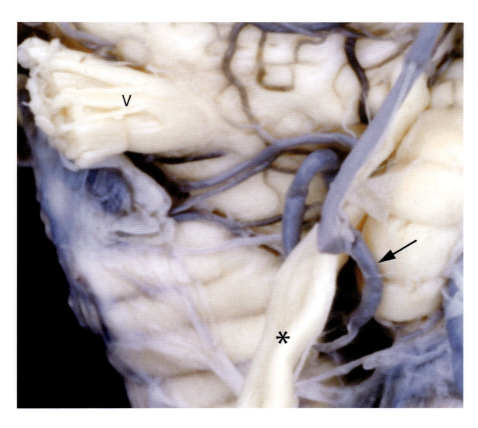

図 9.14 左橋延髄境界部の外側面．前下小脳動脈(矢印)は顔面神経・内耳神経(第Ⅶ・Ⅷ脳神経)複合体(＊)周辺でループを形成する．

V 三叉神経(第 V 脳神経) trigeminal nerve

229

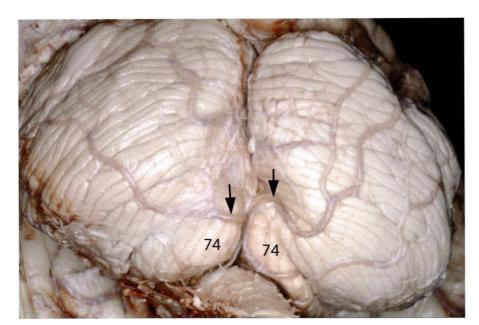

図 9.15 小脳半球の後面．両側の後下小脳動脈（矢印）は，小脳下面の正中側より現れる．

74 小脳扁桃 tonsils

9 椎骨脳底動脈

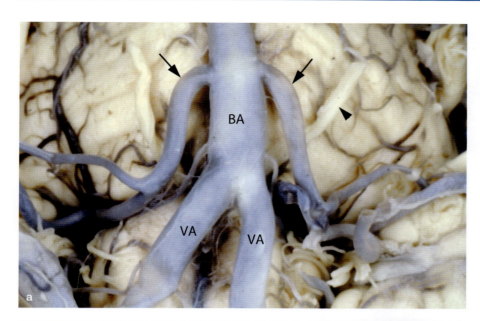

図9.16 (a) 橋延髄の腹側面．優位な前下小脳動脈（矢印）．

VA　椎骨動脈　vertebral artery
BA　脳底動脈　basilar artery
矢頭　外転神経（第Ⅵ脳神経）abducens nerve

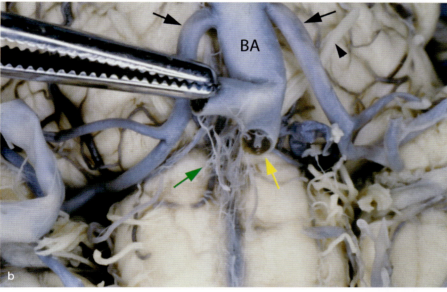

図9.16（続き）　(b)(a)と同一標本．椎骨脳底動脈合流部後面からの穿通枝（緑矢印）．

黒矢印　前下小脳動脈　anterior inferior cerebellar arteries
黄矢印　椎骨動脈　vertebral artery
BA　脳底動脈　basilar artery
矢頭　外転神経（第Ⅵ脳神経）abducens nerve

231

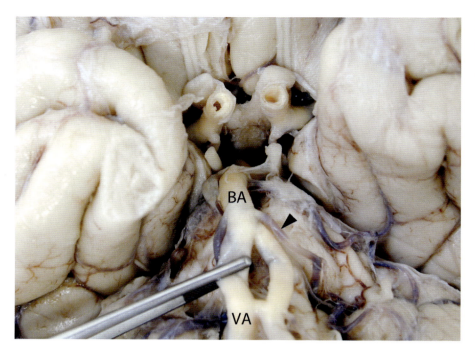

図9.17　下位1/3の脳底動脈窓形成．

BA　脳底動脈　basilar artery
VA　椎骨動脈　vertebral artery
矢頭　前下小脳動脈　anterior inferior cerebellar artery

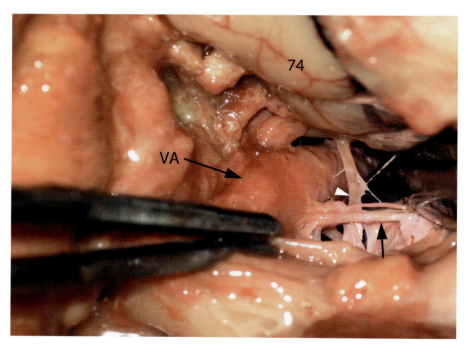

図9.18　後頭下開頭および左側の上位頚椎椎弓切除を実施したところ．椎骨動脈の頭蓋内進入部が確認できる．

VA　椎骨動脈　vertebral artery
74　小脳　cerebellum
矢印　C1後根が後方に走行し，脊髄副神経（矢頭）と交差している．

9　椎骨脳底動脈

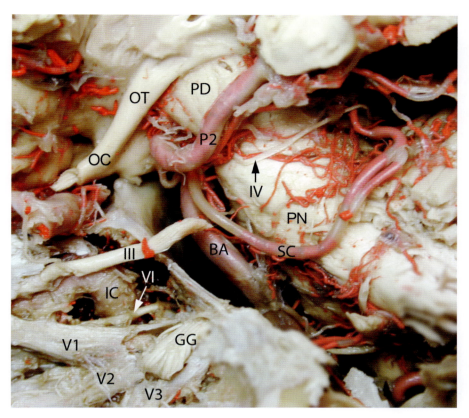

図9.19　脳幹の左側面.

PD　大脳脚　peduncle
OT　視索　optic tract
OC　視交叉　optic chiasm
P2　後大脳動脈　posterior cerebral artery
IV　滑車神経（第Ⅳ脳神経）　trochlear nerve
PN　橋　pons
III　動眼神経（第Ⅲ脳神経）　oculomotor nerve
SC　上小脳動脈　superior cerebellar artery
BA　脳底動脈　basilar artery
IC　内頚動脈　internal carotid artery
VI　外転神経（第Ⅵ脳神経）　abducens nerve
V1　眼神経（三叉神経第1枝）　ophthalmic nerve
V2　上顎神経（三叉神経第2枝）　maxillary nerve
V3　下顎神経（三叉神経第3枝）　mandibular nerve
GG　ガッセル神経節　gasserian ganglion

233

9.6 臨床症例

9.6.1 症例1

頭痛，四肢麻痺の精査で巨大椎骨動脈瘤が発見され紹介された若年女性．巨大部分血栓化動脈瘤は，前下小脳動脈−後下小脳動脈共通幹の起始部に連なる形でポーチを形成し，遠位の血流に影響していた．2本のオーバーラッピングフローダイバーターを用いて動脈瘤ネックをカバーし，マイクロカテーテルを導入した．前下小脳動脈−後下小脳動脈共通幹の起始部に連なるポーチを残し，コイル塞栓を実施した．フォローアップで，前下小脳動脈−後下小脳動脈共通幹の温存が確認され，血管のリモデリングおよび患者症状の改善が得られた．

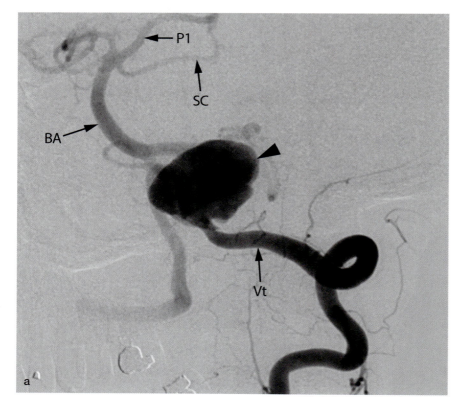

図9.20 （a）左椎骨動脈造影前後像にて左椎骨動脈瘤を認める（矢頭）．

BA 脳底動脈 basilar artery
Vt 椎骨動脈 vertebral artery
SC 上小脳動脈 superior cerebral artery
P1 後大脳動脈 posterior cerebral artery

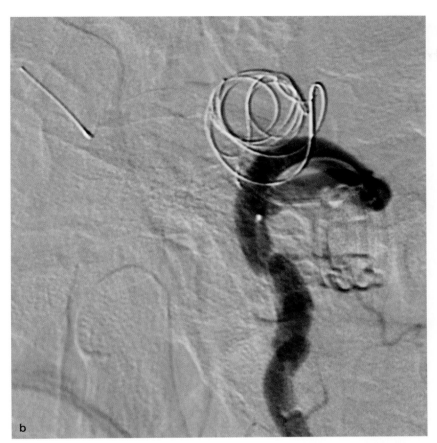

図 9.20(続き) (b) フローダイバーター下にコイル塞栓を実施しているところ．

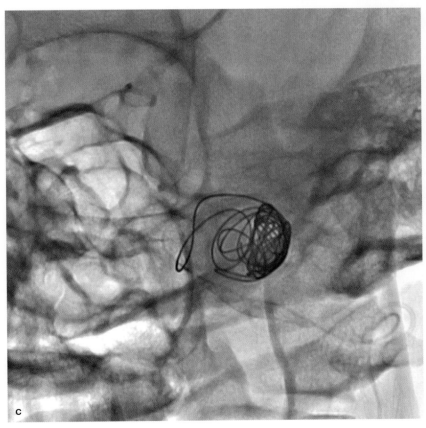

図 9.20(続き) (c) コイルを追加しているところ．

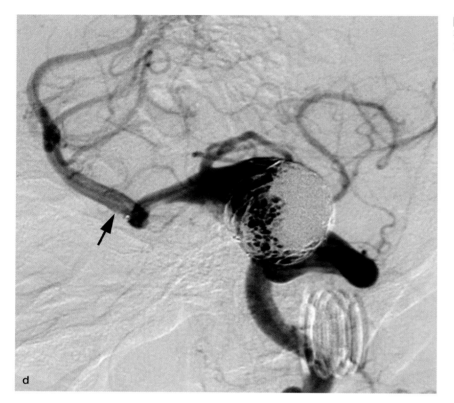

図 9.20（続き） (d) 3本のフローダイバーターを椎骨動脈から脳底動脈まで挿入している（矢印）．コイルはさらに追加されている．

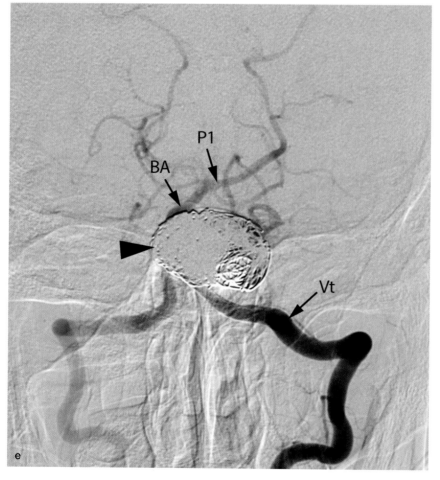

図 9.20（続き） (e) フォローアップの左椎骨動脈撮影にて動脈瘤の完全閉塞（矢頭）と，椎骨脳底動脈系の完全な血流温存が確認できる．

BA 脳底動脈　basilar artery
P1 左後大脳動脈　left posterior cerebral artery
Vt 左椎骨動脈　left vertebral artery

9.6.2 症例2

近位脳底動脈窓形成部に生じた未破裂脳動脈瘤を指摘された中年女性．両側の窓部分の血管が同じサイズのため，同側の椎骨動脈から窓の脚部まで，それぞれにステントを留置した．先に留置してあったマイクロカテーテルからコイル塞栓を行った．術後経過は問題なく，フォローアップの血管造影で両側の窓の脚部の血管の温存および動脈瘤閉塞が確認された．

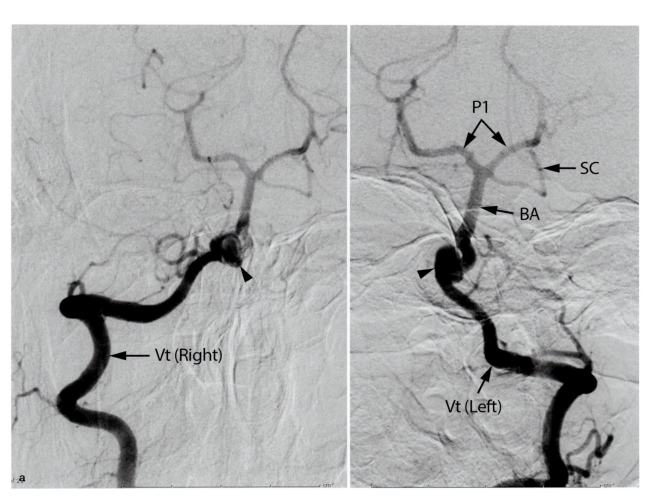

図 9.21 　(a) 両側椎骨動脈撮影にて動脈瘤の位置がわかる（矢頭）．

Vt　椎骨動脈　vertebral artery
BA　脳底動脈　basilar artery
P1　後大脳動脈　posterior cerebral arteries
SC　上小脳動脈　superior cerebral artery

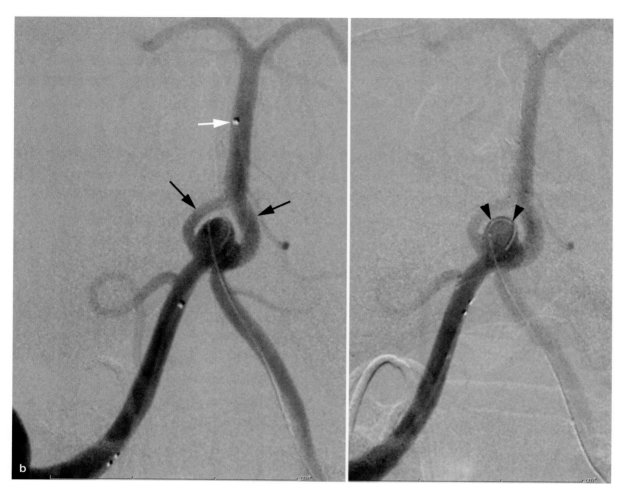

図 9.21(続き) (b) 両側椎骨動脈同時撮影．動脈瘤は脳底動脈窓形成部分に認める(黒矢印)．1本のマイクロカテーテルは脳底動脈内に留置してあり(白矢印)，もう1本のマイクロカテーテルは動脈瘤内に留置してある(矢頭)．

9 椎骨脳底動脈

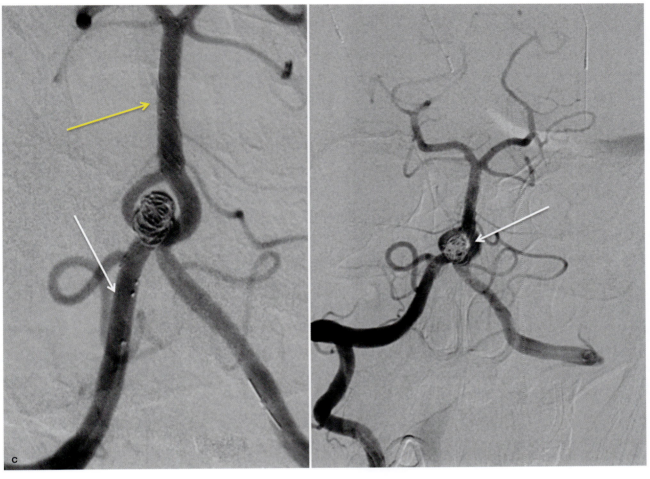

図 9.21（続き）　(c) 右椎骨動脈（左図白矢印）から脳底動脈（左図黄矢印）までステントを展開しているところ．コイルをさらに追加している（右図矢印）．

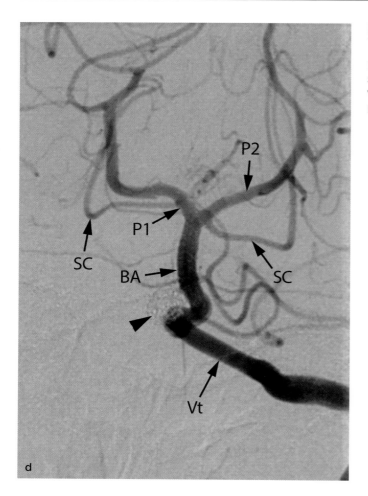

図 9.21（続き） (d) 6か月後のフォローアップの左椎骨動脈撮影にて動脈瘤の完全閉塞が得られている（矢頭）．

P1, P2	後大脳動脈	posterior cerebral artery
SC	上小脳動脈	superior cerebellar artery
Vt	左椎骨動脈	left vertebral artery
BA	脳底動脈	basilar artery

9.6.3　症例3

　測定運動障害，小脳出血で発症した42歳男性．MRIを含む画像精査で，3本の主幹動脈，すなわち，上小脳動脈（SCA），前下小脳動脈（AICA），後下小脳動脈（PICA）すべてから栄養される，ほぼ半球性の脳動静脈奇形（AVM）を認めた．液状塞栓物質を用いて段階的に塞栓術を実施した．SCA，AICA，PICAの小さな終枝からAVMへのわずかな残存血流を認めた．これらの血管はカテーテルを導入するには小さすぎ，また大きな半球性のAVMであるため，手術摘出は不適当と考えられ，ガンマナイフ治療を実施した．2年後のフォローアップでは，AVMの完全閉塞が得られ，患者の症状は著明に改善して仕事復帰した．

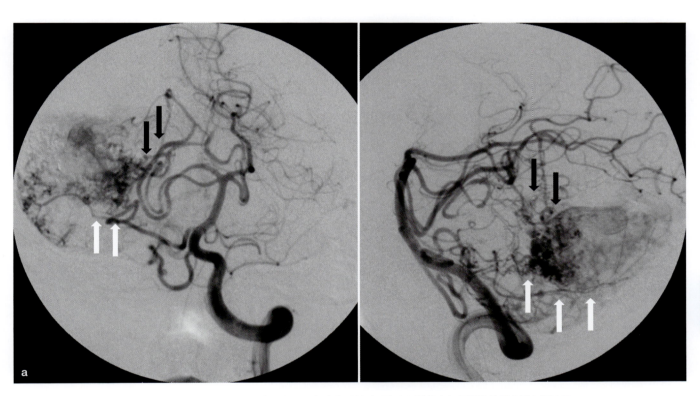

図 9.22　(a) 左椎骨動脈撮影．右上小脳動脈（黒矢印），右前下小脳動脈（白矢印）より栄養される脳動静脈奇形を認める．

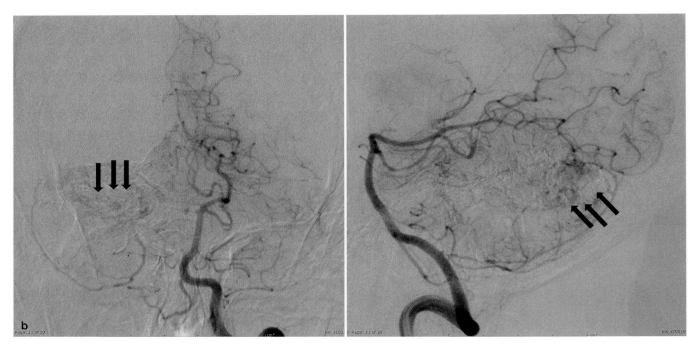

図 9.22（続き）　（b）上小脳動脈，前下小脳動脈，後下小脳動脈からの塞栓術終了後の左椎骨動脈撮影．脳動静脈奇形へのわずかな残存血流を認める（矢印）．

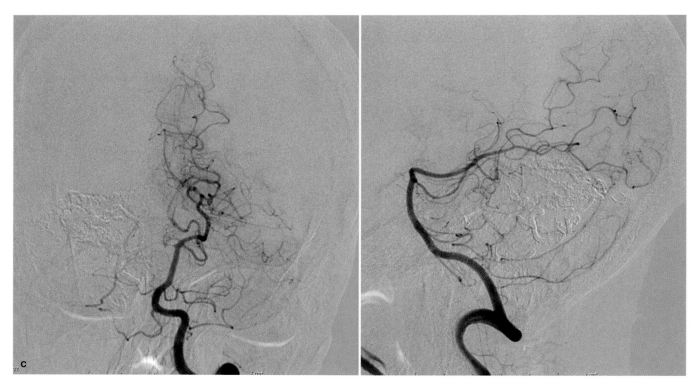

図 9.22（続き）　（c）脳動静脈奇形に対するガンマナイフ治療 2 年後の左椎骨動脈撮影．脳動静脈奇形の完全閉塞が得られている．

クリニカルパール

- C1 椎弓上での椎骨動脈と後頭動脈の血管吻合は，例外的というよりは慣例であり，優位椎骨動脈の動脈硬化性閉塞の際には，この吻合を介した血流が後方循環への第一の血流供給源になりうる．これらの交通は十分に強固であり，内頚動脈系−椎骨動脈系間の前環椎遺残胎生血管吻合かのように装う．

　特に横静脈洞−S 状静脈洞部において，硬膜動静脈瘻に対する後頭動脈からの栄養枝の塞栓術の際，これらの血管吻合が血管撮影で明らかに認められない場合であっても，特に危険なものである．
- 硬膜を開ける際，椎骨動脈のくも膜下腔内への進入部は，典型的には第一歯状靭帯 dentate ligament と副神経脊髄枝より下方である．

後下小脳動脈

- 後下小脳動脈（PICA）もまた，その小脳扁桃部で，脊髄後部に至り後脊髄動脈を形成する分枝を供給する．
- PICA の閉塞は，高頻度にワレンベルグ症候群を生じ，同側顔面および対側体幹四肢の感覚障害，同側の下小脳脚に起因する測定運動障害，網様体や最後野に起因する嘔気，嘔吐などを生じる．通常これらの症状は改善する．
- 両側の PICA の扁桃ループ部分は，正中部で近接して走行するため，意図的あるいは偶発的に生じた片側の PICA 閉塞に対して，PICA−PICA バイパスを行うのに適している．
- PICA 動脈瘤は，通常は幅広いネックを有し，基本的に椎骨動脈の硬膜進入部の近傍に存在するため，far lateral skull-base approach でクリッピングで加療するのが理想である．クリッピングの際には，迷走神経および舌下神経が PICA 起始部上に横たわるため，損傷やクリップでの絞扼を防ぐために，これらの神経の剥離操作が重要である．

前脊髄動脈

- 前脊髄動脈は，しばしば両側性に2対存在する．しかし，動脈瘤や動脈解離の治療において椎骨動脈の閉塞を考慮する場合には，優位側の前脊髄動脈の閉塞は四肢麻痺を呈しうるため，前脊髄動脈を同定することは重要である．

椎骨脳底動脈合流部

- 椎骨脳底動脈合流部の腹側からは，高頻度に延髄への穿通枝が密に分岐する．脳底動脈近位部の窓形成部は，巨大あるいは大型椎骨動脈瘤の好発部位である．この部位の動脈瘤は far lateral skull-base approach で到達可能である．

前下小脳動脈

- 前下小脳動脈（AICA）はしばしば，中硬膜動脈の終末枝である錐体枝や，上行咽頭動脈の神経硬膜枝と交通している．AICA の動脈瘤は稀で，血管内治療が最も有効である．開頭でのアプローチは困難で，retrosigmoid approach, presigmoid approach, あるいは錐体骨先端部を削除する middle fossa Kawase approach などを組み合わせて行う．AICA はまた，神経血管減圧術において，顔面痙攣の高頻度な原因血管である．

上小脳動脈

- 上小脳動脈（SCA）は，典型的にはテント切痕部の表層にあり，脳底動脈虚血症例や動脈瘤における flow reversal 治療時において，浅側頭動脈からのバイパスのレシピエントとして使用しうる．
- SCA はしばしば，テント枝 artery of Davidoff and Schechter を介して栄養する形で，テント静脈に流出する軟膜硬膜動静脈瘻に含まれている．この血管は，中脳周囲非動脈瘤性くも膜下出血の原因であると示唆されている．
- 脳底動脈終末部や後大脳動脈 P1 部分は，脳幹穿通枝を密に分岐しているものの，上小脳動脈起始部は，通常主要な穿通枝は存在しないため，経シルビウス的に露出してクリッピングを行うよい適応となりうる．

10 静脈系

10.1 硬膜の静脈洞

10.1.1 上矢状静脈洞

上矢状静脈洞 superior sagittal sinus (SSS) は，前方は大脳鎌の鶏冠 crista galli 付着部から始まり，通常正中やや右寄りに存在する頭蓋骨の溝を通って後方に伸び，内後頭隆起 internal occipital protuberance 部の静脈洞交会 confluence of sinus (torcular herophili) にて多くは右の横静脈洞に流出する．その間に上大脳静脈が SSS に合流するが，合流部では上大脳静脈は静脈の流れに逆流するように SSS の前方に向かって流出している．SSS や他の静脈を含む脳内，硬膜内の静脈には静脈弁は存在していない．SSS の前方および後方部分の脳に面する底面部分は平滑であることが多いが，SSS 中間部分の底面では硬膜の折れ返し，くも膜顆粒 arachnoid granulation の存在や静脈の様々な形状での流入など，比較的複雑な構造となっている．正中断で見ると，SSS 中間部では厚い硬膜の隔壁 chordae willisii によって縦方向に複数のコンパートメントに分かれているが，これらは静脈洞交会近傍の後方部分ではあまり存在しない．

10.1.2 下矢状静脈洞

下矢状静脈洞 inferior sagittal sinus (ISS) は大脳鎌自由縁の後方 2/3 に存在していて，その内腔は SSS の内腔より小さいものの隔壁などは存在せず，非常に平滑である．ISS はガレン大静脈 great vein of Galen に流出し，時に正中大脳静脈 medial cerebral vein が合流することがある．

10.1.3 直静脈洞

直静脈洞 straight sinus は大脳鎌と小脳テント tentorium の合流部に存在し，ISS とガレン大静脈の合流点から後方に伸展している．一般的には上小脳静脈 superior cerebellar vein は SSS ではなく，ガレン大静脈に合流することが多い．直静脈洞は静脈洞交会において，左横静脈洞に流出することが多い．

10.1.4 横静脈洞

横静脈洞 transverse sinus は後頭骨の小脳テント付着部にある横洞溝 horizontal grooves を側頭骨錐体部 petrous bone の後方面に向かって正中から外側に存在する．その後尾側に進路を変え，S 状静脈洞 sigmoid sinus につながったのち，最終的にやや前内側に向かい頚静脈球 jugular bulb に流出する．横静脈洞の発達には左右差がみられることがある．

横静脈洞と S 状静脈洞の移行部には上錐体静脈洞が必ず合流している．大後頭孔 foramen magnum 後方と小脳鎌 cerebellar falx からの静脈灌流を受ける後頭静脈洞 occipital sinus は通常片側の S 状静脈洞に流出する．

導出静脈 emissary vein は頭蓋骨の静脈孔 foramina や骨縫合の間を貫通し，頭蓋外軟部組織および頭蓋骨と，横静脈洞・S 状静脈洞を連絡している．乳突導出静脈 mastoid emissary vein は乳様突起後方部に存在する乳突孔を通過し，横静脈洞と後頭部の軟部組織の静脈を連絡している．大後頭孔周囲では，顆導出静脈 condylar emissary vein は頭蓋底の後頭顆 condyle 上後方にある顆管 condylar canal を通り，椎骨動脈周辺の硬膜外静脈構造と S 状静脈洞下部を連絡している．舌下神経管の中にも静脈や静脈叢が舌下神経と伴走しており，それらは後頭静脈洞や延髄の静脈と連絡している．

10.1.5 上錐体静脈洞

上錐体静脈洞 superior petrosal sinus は錐体骨上縁に付着する小脳テント上に存在し，海綿静脈洞と横静脈洞（横静脈洞・S 状静脈洞移行部）を連結している．上錐体静脈洞の内腔は平滑で，メッケル腔の天井を形成している．後頭蓋窩で三叉神経 trigeminal nerve（第 V 脳神経）と併走す

る錐体静脈 petrosal vein は上方から上錐体静脈洞に合流する．

10.1.6 下錐体静脈洞

下錐体静脈洞 inferior petrosal sinus は海綿静脈洞後方より分岐し，錐体骨と蝶形骨底部 basisphenoid bone の間の溝を後方へ走る．下錐体静脈洞は舌咽神経の頭蓋外への走行と同じルートを通ることが多く，頚静脈球前方で合流するタイプと別の頭蓋孔を通過して直接頚静脈に合流するタイプが存在する．同側の頚静脈球と内頚静脈が未発達であっても，下錐体静脈洞は頚部内頚静脈に流出する重要な血管の1つになりうる．迷走神経 vagus nerve（第Ⅹ脳神経）と副神経 accessory nerve（第Ⅺ脳神経）は頚静脈球の内前方壁に存在し，下錐体静脈洞との関連は少ない．

10.1.7 蝶形頭頂静脈洞

蝶形頭頂静脈洞 sphenoparietal sinus は蝶形骨小翼の内側を走行し，海綿静脈洞に流出する．浅中大脳静脈 superficial middle cerebral vein や側頭葉前半部からの血流がこの静脈洞を通過し，海綿静脈洞に流出する．

10.1.8 海綿静脈洞

海綿静脈洞 cavernous sinus は硬膜によって形成された静脈構造である．上眼窩裂 superior orbital fissure 内側から始まり，眼静脈 ophthalmic vein，蝶形頭頂静脈洞，浅中大脳静脈からの血流を受ける．静脈洞内には複数の硬膜壁が存在し，それぞれ内頚動脈，動眼神経 oculomotor nerve（第Ⅲ脳神経）・滑車神経 trochlear nerve（第Ⅳ脳神経）・外転神経 abducens nerve（第Ⅵ脳神経），三叉神経（第Ⅴ脳神経）第1枝 first division of the trigeminal nerve（眼神経 ophthalmic nerve）が別々に存在している．

輪状静脈洞 circular sinus は下垂体前後方に存在する硬膜の断端である鞍隔膜に存在し，両側の海綿静脈洞を連絡している．輪状静脈洞は通常前方が後方より大きい．

椎骨静脈叢は斜台に存在し，海綿静脈洞後部と下錐体静脈洞を連絡している．海綿静脈洞は後方では上錐体静脈洞とも交通している．

上眼静脈は眼窩内を眼動脈と併走し後方へ流出し，総腱輪の外側を通り，上眼窩裂に入る．上眼静脈は総腱輪のすぐ後方で三叉神経第1枝（鼻毛様体神経 nasociliary nerve）と外転神経の間から海綿静脈洞に合流する．上眼静脈の海綿静脈洞への入り口は硬膜のヒダ dural leaf の中に埋もれる形で存在する．通常は海綿静脈洞への合流直前に下眼静脈が上眼静脈に合流する．

三叉神経第3枝 third division of the trigeminal nerve（下顎神経 mandibular nerve）が卵円孔 foramen ovale を通過するところで，導出静脈網が神経の周りに存在し海綿静脈洞と翼突筋静脈叢の間を交通している．内頚静脈叢は内頚動脈周囲に存在し，海綿静脈洞と咽頭静脈叢 parapharyngeal venous plexus を連絡している．

10.2 ガレン大静脈

ガレン大静脈 great vein of Galen（大大脳静脈 great cerebral vein）は松果体 pineal grand の上方で脳梁膨大部 splenium of the corpus callosum を回り込むようにして屈曲しながら上後方に走行し直静脈洞に合流する．ガレン大静脈は平滑な内腔壁を有し，硬膜静脈構造に流出するまでの短い間で多くの小さな静脈から血流を受ける．下大脳静脈 inferior cerebral vein は第三脳室の天井から脳梁膨大部と松果体の間を通りガレン大静脈に合流する．上方からは脳梁膨大部静脈 veins of the corpus callosum が下大脳静脈もしくは直接ガレン大静脈に流出する．頭頂後頭葉からの血流を受ける下大脳静脈はガレン大静脈に直接流出する．両側の脳底静脈，上小脳静脈もガレン大静脈に合流する．ガレン大静脈に流入する静脈の多くは近位部で合流するため，ガレン大静脈の直静脈洞への合流部は単一のJ型に見える．

10.3 深部静脈と脳表静脈

10.3.1 脳底静脈

（ローゼンタール）脳底静脈 basal vein（of Rosenthal）は脳底部の前有孔質 anterior perforated substance 部から，深中大脳静脈 deep middle cerebral vein，上視交叉部 suprachiasmatic region および乳頭体 mammillary body 周辺の静脈が合流し起始する．脳底静脈は側頭葉内側や脳幹からの静脈の灌流を受けるが，時に側頭葉先端部の太い静脈の灌流を受けることもある．

10.3.2 内大脳静脈

左右2本の内大脳静脈 internal cerebral vein は，側脳室の視床線条体静脈 thalamostriate vein，脈絡叢静脈 choroidal vein，透明中隔の前中隔静脈 anterior septal vein が合流して構成される．内大脳静脈は第三脳室の天井に存在するくも膜層 arachnoid layer である中間帆槽 velum interpositum 内を走行するが，通常はその下層に付着していることが多い．第三脳室天井内で内大脳静脈は脈絡膜

tela choroidea 内を走行する．

脈絡膜は第三脳室の天井を構成する2つの軟膜層 pial membranous layers で，この2つの軟膜層の内腔が中間帆槽である．上方の軟膜層は脳弓 fornix に接着しており，下方の軟膜層は脈絡ヒモ，髄条 stria medullaris，松果体と接着している．視床線条体静脈は側脳室の側面で尾状核と視床の間の溝を前方に走行し，前中隔静脈と脈絡叢の静脈との合流点である脈絡膜の始まりで第三脳室の天井を走行する内大脳静脈を構成する．この合流部はモンロー孔 foramen of Monro の後内側に存在する脈絡叢によってわかりにくくなっており，また，視床線条体静脈の内大脳静脈への合流点には個人差が多くみられる．時には視床前部を貫通し第三脳室の中間部で合流したり，モンロー孔の後方の透明中核を貫通し内大脳静脈に合流することもある．視床線条体静脈は脳室の上衣下層を走行することで側脳室の底部で確認できないこともある．

10.3.3　浅大脳静脈

上大脳静脈 superior cerebral vein は 12 本以上存在しており，それらは大脳半球の上面および側面に存在し，大脳半球間裂 interhemispheric fissure を上行し同部位からの静脈灌流を受ける．上大脳静脈は上矢状静脈洞や外側（静脈）裂孔 lateral（venous）lacunae に灌流する．上大脳静脈と上矢状静脈洞の合流点では静脈灌流は前方向き，つまり矢状静脈洞の灌流と逆向きに流れ込む．

最も大きな浅大脳静脈 superficial cerebral vein はトロラール静脈 vein of Trolard，ラベ静脈 vein of Labbé，浅中大脳静脈 superficial middle cerebral vein であり，これらの静脈間にはしばしば交通を認める．ラベ静脈は側頭葉後方を通過し，一部小脳テントを通過して横静脈洞に灌流する．ラベ静脈は側頭葉後方の脳溝深部に起始し，浅中大脳静脈と交通を持たないこともある．そのためラベ静脈は側頭後頭葉とS状静脈洞・横静脈洞移行部にのみ顔を出していて脳表からその走行を確認することが難しい場合がある．

浅中大脳静脈は上側頭回上を通過し，前方側頭葉の灌流を受ける．島皮質 insula の静脈灌流は様々なパターンが存在し，脳表へ灌流するものもあれば，深部静脈系に灌流するものもある．島皮質の後方部分は深部静脈系に流出しやすい傾向があるが，前方部分は脳表に灌流しやすい傾向を認める．

後頭葉および側頭葉後方の大脳下面の静脈血は小脳テントに存在する外側（静脈）裂孔に灌流し，その後横静脈洞に流出する．さらに小脳上面からの静脈血は小脳テント下面から外側（静脈）裂孔および横静脈洞に流出する．

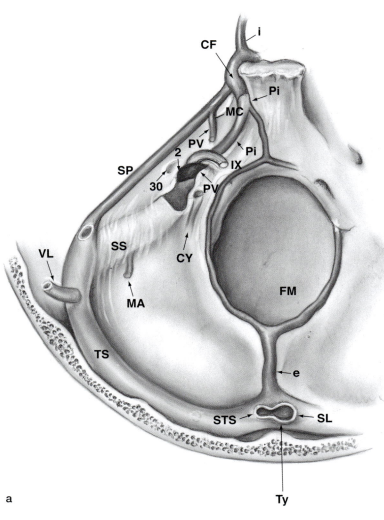

図 10.1　(a) 後頭蓋窩の上面．静脈洞の関係を示している．

i	下垂体窩の輪状静脈洞　circular sinus of the pituitary fossa
CF	海綿静脈洞後部　posterior cavernous sinus
MC	メッケル腔　Meckel cave
Pi	下錐体静脈洞　inferior petrosal sinus
SP	上錐体静脈洞　superior petrosal sinus
PV	錐体静脈　petrosal vein
2	頚静脈球　jugular bulb
IX	舌咽神経（第 IX 脳神経）　glossopharyngeal nerve
30	内耳道　internal auditory meatus
SS	S 状静脈洞　sigmoid sinus
VL	ラベ静脈　vein of Labbé
MA	乳突導出静脈　mastoid emissary vein
CY	顆導出静脈　condyloid emissary vein
FM	大後頭孔　foramen magnum
e	中後頭静脈洞　midline occipital sinus
SL	上矢状静脈洞　sagittal sinus（superior）
STS	直静脈洞　straight sinus
TS	横静脈洞　transverse sinus
Ty	静脈洞交会　torcular Herophili（confluence of sinus）

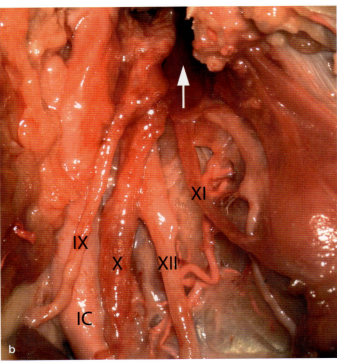

図 10.1（続き）　(b) 左側の下位脳神経が頚静脈孔（矢印）を通過するところの内側面．頚静脈は除去している．舌咽神経は内頚動脈をまたいで外側に走行している．舌下神経は舌咽・迷走・副神経より深いところを走行したのち，浅層に出てきて外頚動脈を越える．

IC	内頚動脈　internal carotid artery
XII	舌下神経（第 XII 脳神経）　hypoglossal nerve
XI	副神経（第 XI 脳神経）　accessory nerve
X	迷走神経（第 X 脳神経）　vagus nerve
IX	舌咽神経（第 IX 脳神経）　glossopharyngeal nerve

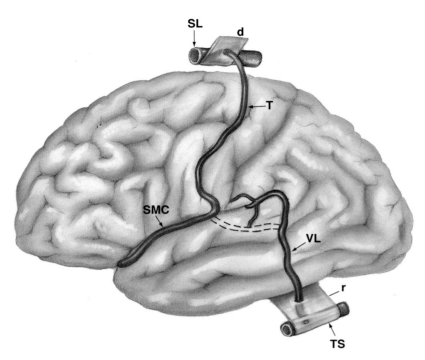

図 10.2　左大脳半球の外側面．浅中大脳静脈，トロラール静脈，ラベ静脈の関係がわかる．

d	硬膜	dura
r	小脳テント	dura of tentorium
SMC	浅中大脳静脈	superficial middle cerebral vein
SL	上矢状静脈洞	superior sagittal sinus
T	トロラール静脈	vein of Trolard
TS	横静脈洞	transverse sinus
VL	ラベ静脈	vein of Labbé

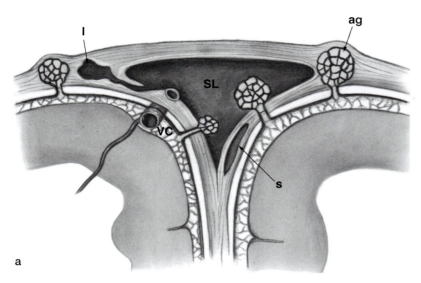

図 10.3 （a）上矢状静脈洞の中間部の冠状断．

ag　くも膜顆粒　arachnoid granulations
l　外側（静脈）裂孔　lateral (venous) lacunae
s　矢状静脈洞ポケット　sagittal sinus pocket
SL　上矢状静脈洞　sagittal sinus(superior)
VC　灌流してくる脳表静脈　draining cortical vein

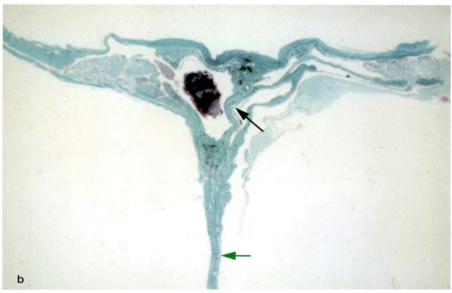

図 10.3（続き）　（b）上矢状静脈洞の中間部の冠状断．静脈洞内隔壁（黒矢印）によって静脈洞が2つに分けられているのがわかる．

緑矢印　大脳鎌　falx cerebri

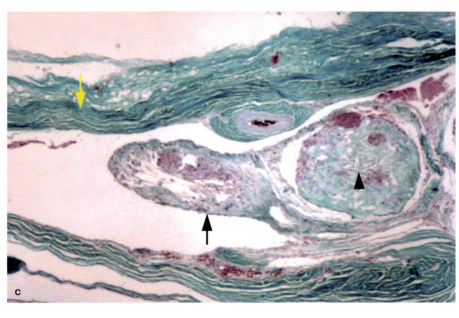

図 10.3（続き）　（c）上矢状静脈洞側方の硬膜の折り返しの冠状断．外側（静脈）裂孔とくも膜顆粒（黒矢印と矢頭）が突出しているのがわかる．上矢状静脈洞をの上壁を形成する外側硬膜が確認できる（黄矢印）．

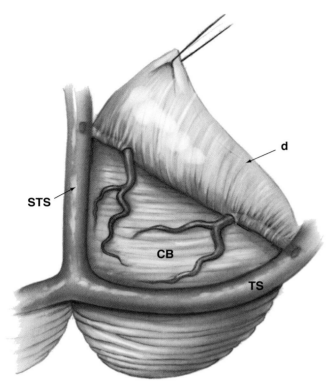

図 10.4　小脳テントを上方に持ち上げている図．小脳上面の小脳静脈が外側（静脈）裂孔を介して小脳テントの硬膜内を走行し，直静脈洞および横静脈洞に灌流している．

d	硬膜	dura
CB	小脳	cerebellum
TS	横静脈洞	transverse sinus
STS	直静脈洞	straight sinus

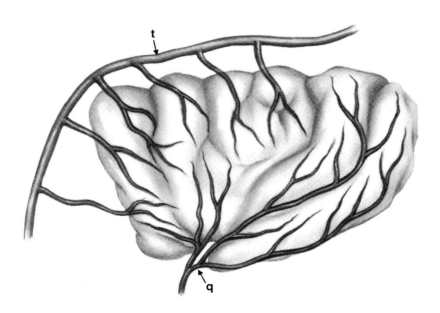

図 10.5　左島皮質の外側面．静脈灌流のパターンを示している．島皮質の静脈灌流は浅静脈系，深静脈系に流れる多くのバリエーションがある．

t	浅中大脳静脈系	superficial middle cerebral system
q	深部静脈灌流系	deep venous drainage system

10 静脈系

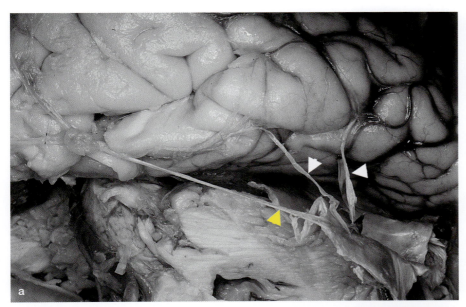

図 10.6 （a）左側頭後頭葉の外側面．ラベ静脈（黄矢頭）が側頭葉後方からテントの硬膜（のちに横静脈洞）に灌流しているのがわかる．他の側頭後頭葉の静脈もテントの外側（静脈）裂孔に灌流している（2つの白矢頭）のがわかる．これらの静脈は真のラベ静脈とは区別して認識すべきである．

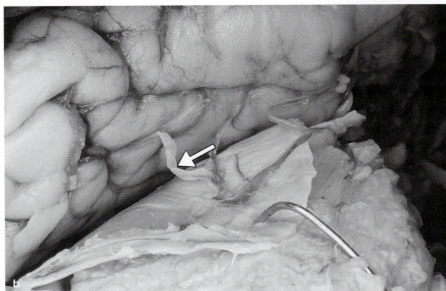

図 10.6（続き）　（b）側頭後頭葉から小脳テント上面に灌流する静脈が矢印で示されている．

251

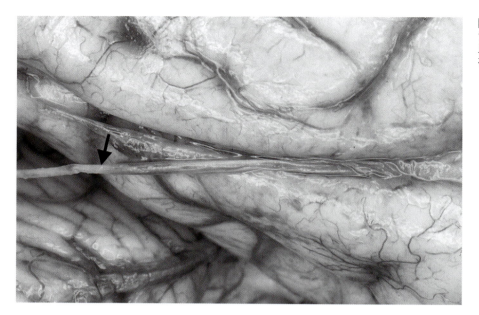

図 10.7　右側頭葉の外側面．脳溝の間からラベ静脈（矢印）が起始し，横静脈洞（図では見えない）に向かって後方に走っているのがわかる．

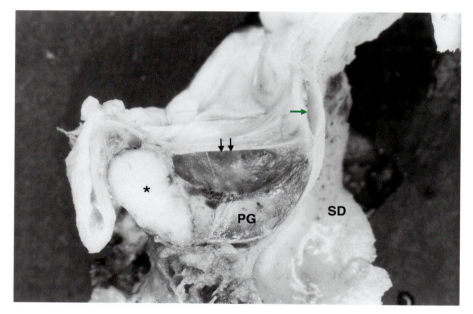

図 10.8　下垂体中央部の内側面．緑矢印は輪状静脈洞内の空隙を，黒矢印は下垂体上面の鞍隔膜を指している．

PG　下垂体　pituitary gland
SD　蝶形静脈洞　sphenoid sinus
＊　下垂体後葉　posterior pituitary gland

10 静脈系

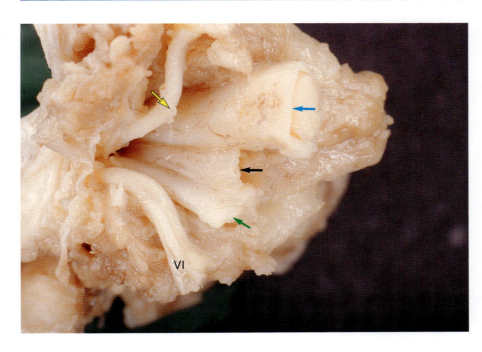

図 10.9　右眼窩の外側前面．動眼神経の上枝（黄矢印），下枝（緑矢印），硬膜鞘に包まれた視神経（青矢印），眼動脈（黒矢印）が確認できる．

VI　外転神経（第 Ⅵ 脳神経）abducens nerve

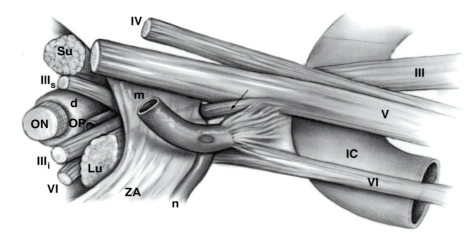

図 10.10　左眼窩総腱輪周囲の外側面．脳神経と海綿静脈洞前方の関係を描出している．上眼静脈が海綿静脈洞に流出する部位は外転神経の上方かつ眼神経（三叉神経第1枝）の下方で，総腱輪の外側である点に注意すべきである．眼神経の中で総腱輪を通過するものは鼻毛様体神経のみである（矢印）．

IC	内頚動脈	internal carotid artery
III	動眼神経（第 Ⅲ 脳神経）	oculomotor nerve
III$_s$	動眼神経（第 Ⅲ 脳神経）上枝	superior division of oculomotor nerve
III$_i$	動眼神経（第 Ⅲ 脳神経）下枝	inferior division of oculomotor nerve
V	眼神経（三叉神経第1枝）	ophthalmic nerve
IV	滑車神経（第 Ⅳ 脳神経）	trochlear nerve
n	下眼静脈	inferior ophthalmic vein
m	上眼静脈	superior ophthalmic vein
ZA	総腱輪	annulus of Zinn
Lu	外側直筋	lateral rectus muscle
OP	眼動脈	ophthalmic artery
Su	上直筋	superior rectus muscle
d	視神経鞘を構成する硬膜	dura over optic nerve
ON	視神経（第 Ⅱ 脳神経）	optic nerve
VI	外転神経（第 Ⅵ 脳神経）	abducens nerve

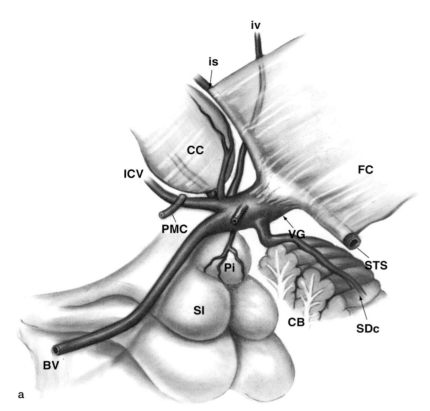

図 10.11 （a）左ガレン大静脈の外側後面.

is	下矢状静脈洞 inferior sagittal sinus
iv	下大脳静脈 inferior cerebral vein
CC	脳梁 corpus callosum
FC	大脳鎌 falx
STS	直静脈洞 straight sinus
VG	ガレン大静脈 great vein of Galen
PMC	内側後脈絡叢動脈 posterior medial choroidal artery
ICV	内大脳静脈 internal cerebral vein
CB	小脳 cerebellum
SDc	上小脳静脈 superior cerebellar vein
SI	上丘 superior colliculus
BV	（ローゼンタール）脳底静脈 basal vein (of Rosenthal)
Pi	松果体 pineal

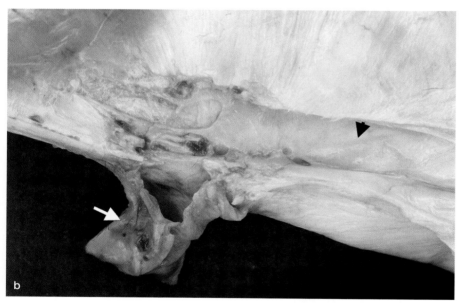

図 10.11（続き） （b）大脳鎌の外側面. ガレン大静脈（白矢印）が直静脈洞（矢頭）に灌流する部位を示している. ガレン大静脈が直静脈洞に入る部位では強い硬膜鞘に覆われている.

10 静脈系

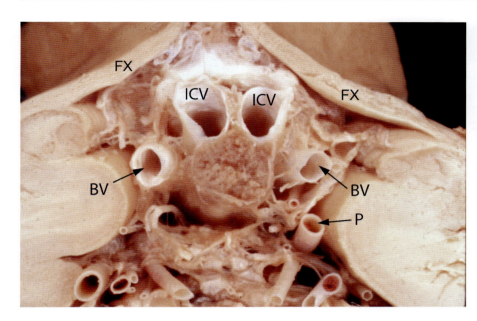

図 10.12 脳弓後方で内大脳静脈がガレン大静脈に合流する前のレベルの冠状断．松果体の断面が 2 つの内大脳静脈の間に見える．

BV	（ローゼンタール）脳底静脈 basal vein (of Rosenthal)
FX	脳弓 fornix
ICV	内大脳静脈 internal cerebral vein
P	後大脳動脈 posterior cerebral artery

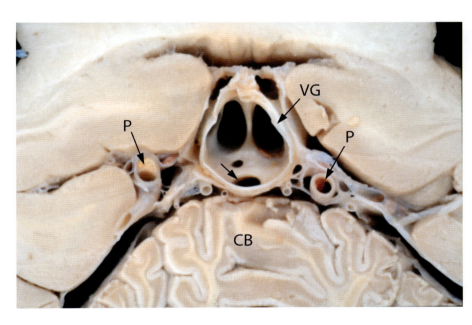

図 10.13 ガレン大静脈が直静脈洞に入る直前に上方に方向転換する直前の冠状断（後面）．中央の矢印は上小脳静脈の開口部．ガレン大静脈の内部が 2 つに分けられているが，これは両側の内大脳静脈に連絡している．

CB	小脳 cerebellum
P	後大脳動脈 posterior cerebral artery
VG	ガレン大静脈 great vein of Galen

255

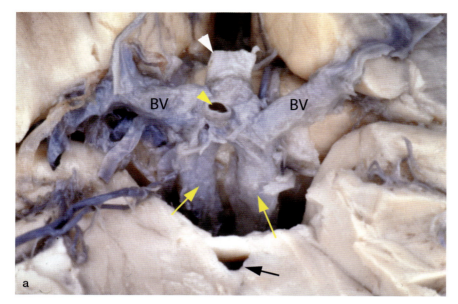

図 10.14 （a）ガレン大静脈（白矢頭）の合流部の後面.

BV	（ローゼンタール）脳底静脈 basal vein (of Rosenthal)
黄矢印	内大脳静脈 internal cerebral veins
黒矢印	中脳水道 aqueduct
黄矢頭	上小脳静脈のガレン大静脈（白矢頭）への入り口

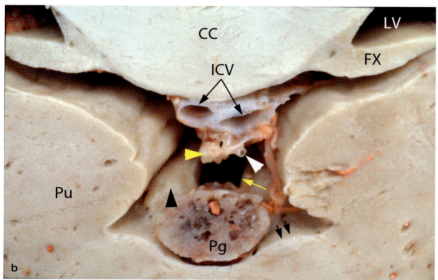

図 10.14（続き） （b）松果体部中央レベルでの冠状断，前面.

黄矢印	第三脳室 third ventricle
黄矢頭	脈絡叢 choroid plexus
ICV	内大脳静脈 internal cerebral vein
白矢頭	内側後脈絡叢動脈 branch of the posterior medial choroidal artery
FX	脳弓 fornix
Pu	視床枕 pulvinar
黒矢頭	髄条 stria medullaris
黒小矢頭	手綱三角 trigonis habenulae
LV	側脳室 lateral ventricle
CC	脳梁と脳弓交連 corpus callosum with beginning of forniceal decussation
Pg	松果体 pineal gland

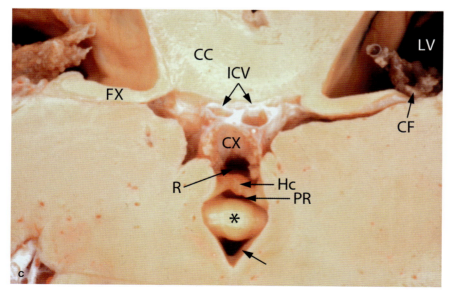

図 10.14（続き） （c）後交連の直前のレベルでの第三脳室の冠状断，後面.

矢印	中脳水道 aqueduct
＊	後交連 posterior commissure
PR	松果陥凹 pineal recess
Hc	手綱交連 habenular commissure
R	松果上陥凹 suprapineal recess
CX	脈絡叢 choroid plexus
CC	脳梁 corpus callosum
ICV	内大脳静脈 internal cerebral veins
FX	脳弓 fornix
CF	脈絡裂 choroidal fissure
LV	側脳室 lateral ventricle

10 静脈系

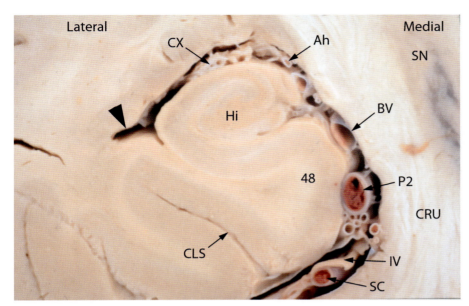

図 10.15　側頭葉中部の断面.

矢頭		脳室（側頭葉先端）ventricle (temporal horn)
Ah		前脈絡叢動脈 anterior choroidal artery
P2		後大脳動脈 P2 部 posterior cerebral artery (P2)
SC		上小脳動脈 superior cerebellar artery
IV		滑車神経（第 IV 脳神経）trochlear nerve
BV		（ローゼンタール）脳底静脈 basal vein (of Rosenthal)
Hi		海馬 hippocampus
48		海馬傍回 parahippocampus
CLS		側副裂 collateral fissure
CRU		大脳脚 crus cerebri
SN		黒質 substantia nigra
CX		脈絡叢 choroid plexus

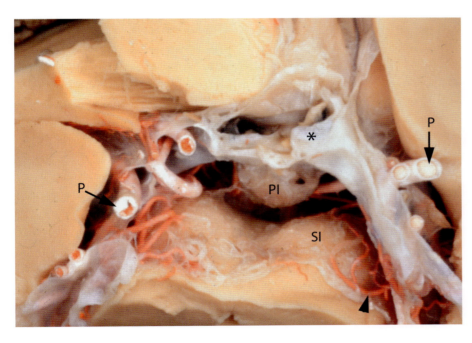

図 10.16　四丘体槽の後面.

SI		上丘 superior colliculus
*		血管を内包したくも膜 arachnoid membrane with vasculature imbedded
矢頭		後大脳動脈から上丘への栄養枝 branch of posterior cerebral artery to the superior colliculus
P		後大脳動脈 posterior cerebral artery
PI		松果体 pineal gland

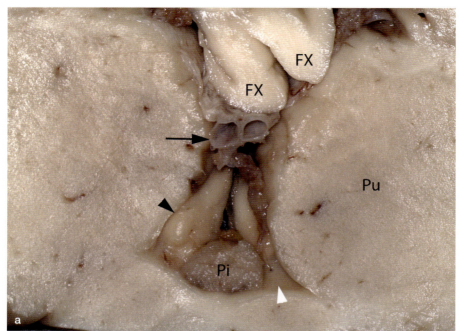

図10.17 (a) 第三脳室後部と視床枕を通過する冠状断.

黒矢頭	髄条 stria medullaris
白矢頭	手綱三角 trigonae habenularis
Pu	視床枕 pulvinar
Pi	松果体 pineal gland
FX	脳弓 fornix
矢印	内大脳静脈 internal cerebral veins

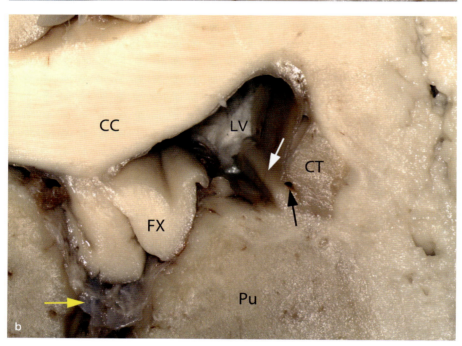

図10.17（続き） (b)（a）と同一の切片で，側脳室を見る.

LV	側脳室 lateral ventricle
CT	尾状核 caudate nucleus (body)
FX	脳弓 fornix
白矢印	髄条 stria terminalis
黒矢印	分界静脈 vena terminalis
黄矢印	第三脳室蓋と内大脳静脈 roof of third ventricle with internal cerebral veins
CC	脳梁 corpus callosum
Pu	視床枕 pulvinar

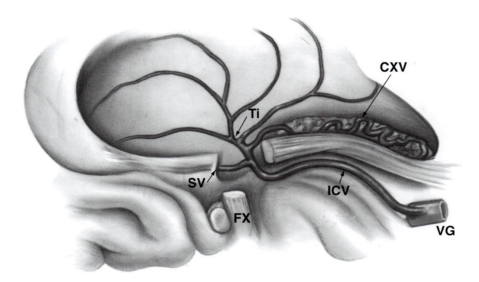

図 10.18 右内大脳静脈系の側面像と右大脳半球矢状断.

CXV 脈絡静脈　choroid vein
FX 脳弓　fornix
ICV 内大脳静脈　internal cerebral vein
SV 前中隔静脈　anterior septal vein
Ti 視床線条体静脈　thalamostriate vein
VG ガレン大静脈　great vein of Galen

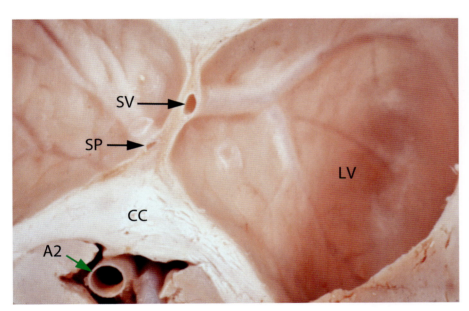

図 10.19 側脳室前角の内面を後方から見た図.

SV 前中隔静脈　anterior septal vein
CC 脳梁吻　rostrum of corpus callosum
LV 側脳室前角　frontal horn of lateral ventricle
A2 前大脳動脈 A2 部　anterior cerebral artery (A2)
SP 透明中隔　septum pellucidum

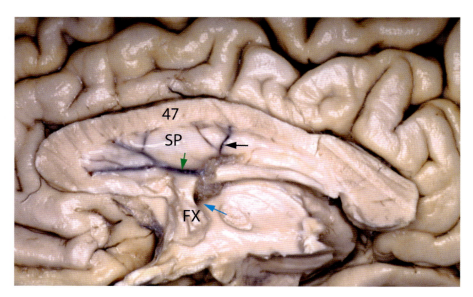

図 **10.20** 右大脳半球の矢状断（内側面）．左側が前方．

緑矢印 前中隔静脈 anterior septal vein
黒矢印 後中隔静脈 posterior septal vein
青矢印 モンロー孔 foramen of Monro
FX 脳弓（柱） fornix (pillar)
47 脳梁 corpus callosum
SP 透明中隔 septum pellucidum

10 静脈系

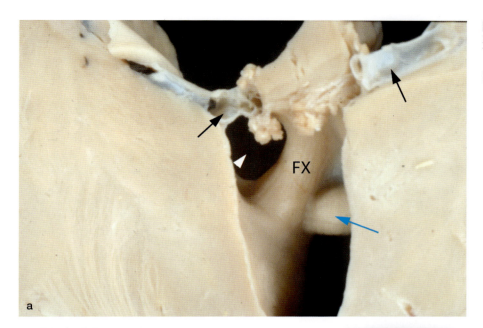

図10.21 (a) 冠状断で後方から前方を見た図．第三脳室から左モンロー孔（矢頭）を見ている．視床線条体静脈が第三脳室蓋に灌流してくるのがわかる（黒矢印）．脳弓柱（FX）に接した前交連（青矢印）が確認できる．

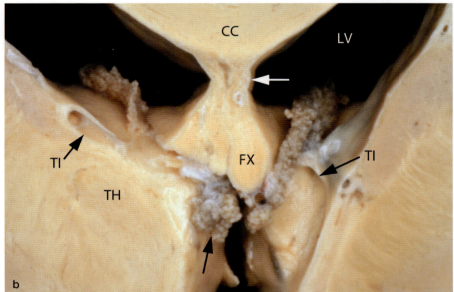

図10.21（続き） (b) モンロー孔のレベルの冠状断を前方から見た図．

黒矢印	第三脳室の脈絡叢 choroid plexus in third ventricle
FX	脳弓体 body of fornix
CC	脳梁 corpus callosum
白矢印	透明中隔 septum pellucidum
LV	側脳室 lateral ventricle
TI	モンロー孔に流入する視床線条体静脈 thalamostriate veins entering the foramen of Monro
TH	視床 thalamus

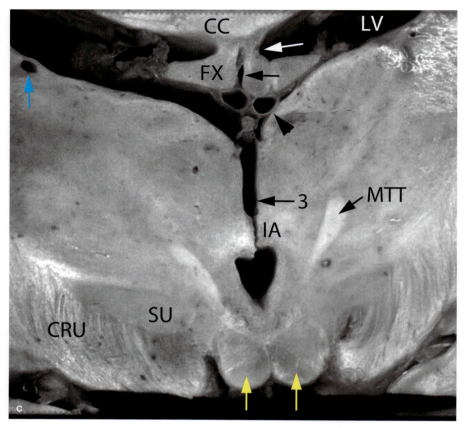

図 10.21（続き）　(c) 乳頭体（黄矢印）の中央部分を通過する冠状断．2つの内大脳静脈（矢頭）が第三脳室蓋を構成し，その下には脈絡叢，上には脳弓が存在している．透明中隔（白矢印）が側脳室後半部では厚くなっている．

CC	脳梁	corpus callosum
FX	脳弓	fornix
LV	側脳室	lateral ventricle
3	第三脳室	third ventricle
IA	視床間橋	interthalamic adhesion
CRU	大脳脚	crus cerebri
MTT	乳頭視床路	mammillothalamic tract
SU	視床下核	subthalamic nucleus
黒矢印	中間帆槽	vestigial cistern of the velum interpositum
青矢印	視床線条体静脈	thalamostriate vein

10 静脈系

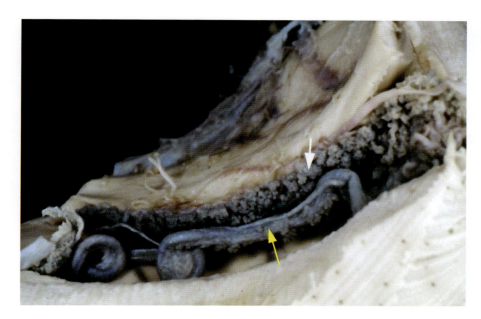

図 10.22　側脳室内の脈絡叢（白矢印）と屈曲蛇行した脈絡静脈（黄矢印）．どちらも視床線条体静脈に灌流する．

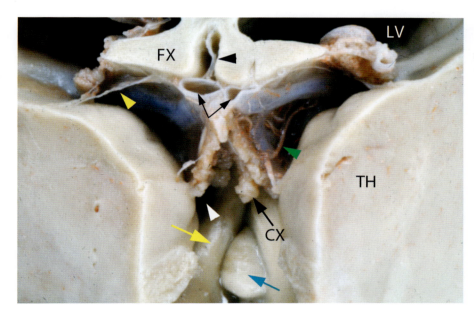

図 10.23　モンロー孔（白矢頭）のすぐ背側の冠状断．

黄矢印	脳弓柱　pillar of fornix	
青矢印	前交連　anterior commissure	
黒矢印	脳弓から連続するくも膜に包まれた内大脳静脈	
FX	脳弓体　body of fornix	
CX	脈絡叢　choroid plexus of third ventricle	
TH	視床　thalamus	
黒矢頭	中間帆槽　cistern of the velum interpositum	
LV	側脳室　lateral ventricle	
黄矢頭	脈絡裂につながる脳弓の下表面のくも膜層	
緑矢頭	第三脳室蓋の内側後脈絡動脈の分枝	

263

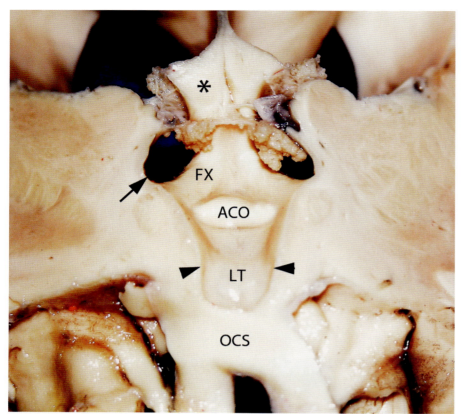

図 10.24　視交叉レベルの第三脳室を後方から前方に見た冠状断.

FX	脳弓柱	pillar of fornix
∗	脳弓	body of fornix
ACO	前交連	anterior commissure
OCS	視交叉	optic chiasm
LT	終板	lamina terminalis
矢頭	第三脳室壁	wall of third ventricle
矢印	モンロー孔	foramen of Monro

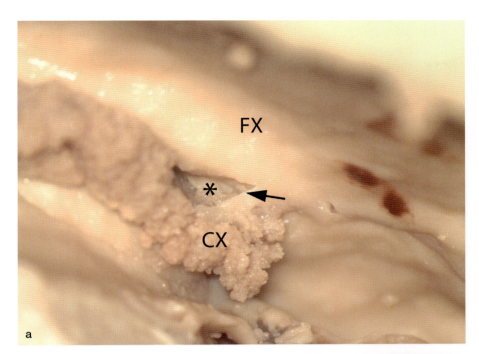

図10.25 (a) 側脳室の外側面．脈絡裂（脳弓ヒモ，矢印）を脳弓との接合部で開放し，第三脳室蓋（＊）を描出．

CX 脈絡叢 choroid plexus
FX 脳弓 fornix

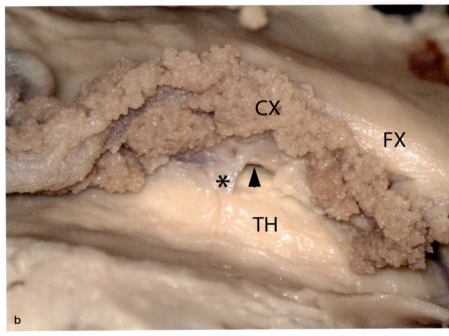

図10.25（続き） (b) (a)と同一標本．脈絡叢を上方に持ち上げることで，脈絡裂（視床ヒモ）を開放し第三脳室内（矢頭）を確認している．

CX 脈絡叢 choroid plexus
TH 視床 thalamus
FX 脳弓 fornix
＊　視床ヒモ taenia thalami

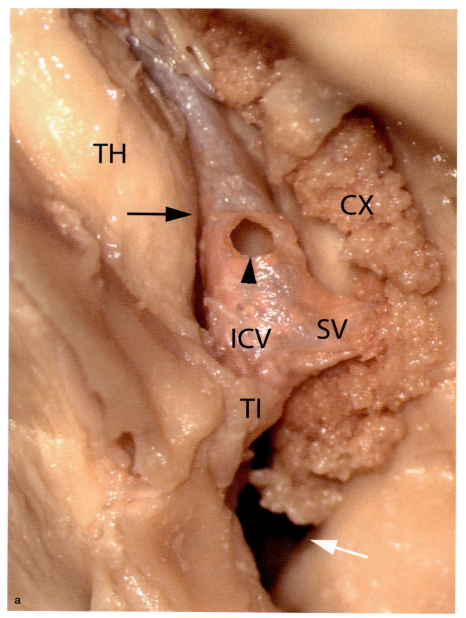

図10.26 （a）モンロー孔（白矢印）周囲の右側脳室．脈絡叢を内側に移動することで，視床脈絡ヒモ（黒矢印）を開放し，第三脳室蓋が露出している．

CX	脈絡叢　choroid plexus
ICV	内大脳静脈　internal cerebral vein
SV	前中隔静脈　anterior septal vein
矢頭	内大脳静脈に脈絡静脈が合流するポイント
TH	視床　thalamus
TI	上衣下層で内大脳静脈に合流している視床線条体静脈

10　静脈系

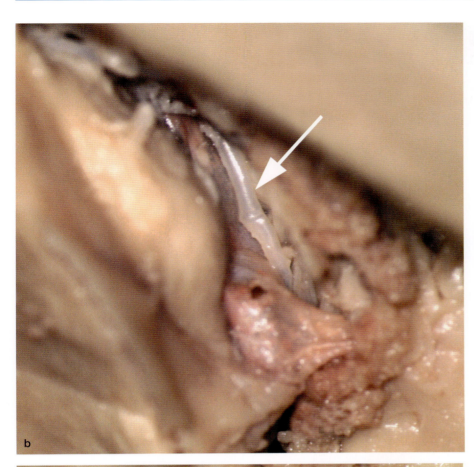

図10.26（続き）　(b) (a)と同一標本．内側後脈絡叢動脈が内大脳静脈の上を通過し，第三脳室蓋を走行している（矢印）．

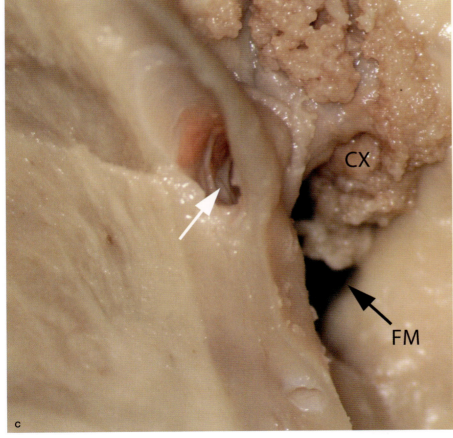

図10.26（続き）　(c) (a)と同一標本．内大脳静脈に灌流する視床線条体静脈（白矢印）が上衣下層を通過している．

FM　モンロー孔　foramen of Monro
CX　脈絡叢　choroid plexus

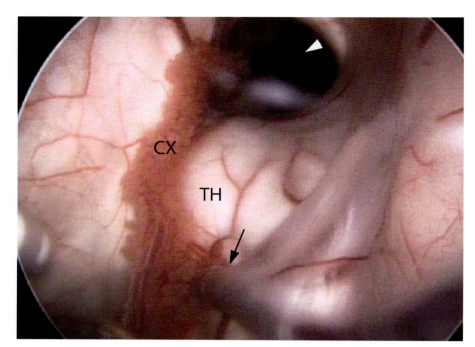

図 10.27 内視鏡による右側脳室像．視床線条体静脈（矢印）がモンロー孔（矢頭）より後方で視床軟膜内に入っていく非典型的なバリエーション．

TH 視床 thalamus
CX 脈絡叢 choroid plexus

10.4 臨床症例

10.4.1 症例1

25歳女性．数か月にわたる頭痛がここ数日増悪しており，救急搬送された．MRIによる頭部精査では血管支配領域に一致しない両側正中付近の脳梗塞が，MR venographyでは静脈洞の広範な閉塞が示唆された．抗凝固療法を開始したが，救急外来で急速に神経所見が増悪した．血管造影室へ移動し，鼠径から大腿静脈を穿刺し，頸静脈球部までカテーテルを進め造影すると上矢状静脈洞閉塞の診断に至った．バルーン付きガイディングカテーテルとステントレトリーバーを用いて血栓回収を実施．静脈洞の完全再開通が得られ，症状は急速に改善し，抗凝固薬が内服開始となり自宅へ退院となった．

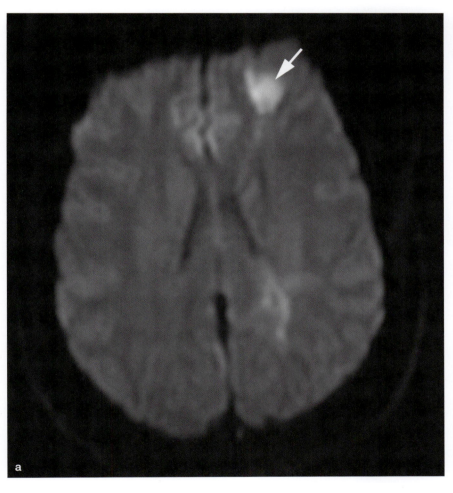

図10.28 （a）MRIで，左前頭葉に新規梗塞巣を認める（矢印）．

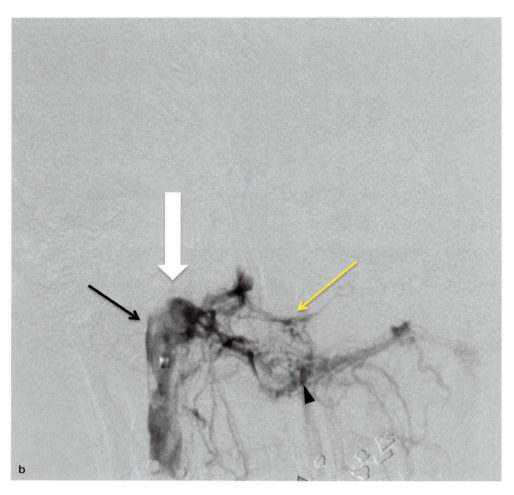

図10.28（続き）　(b) 右内頚静脈造影で，横静脈洞は描出されておらず（白太矢印），頚静脈球（黒矢印）・導出静脈（黄矢印）・後頭下静脈叢（矢頭）が観察される．

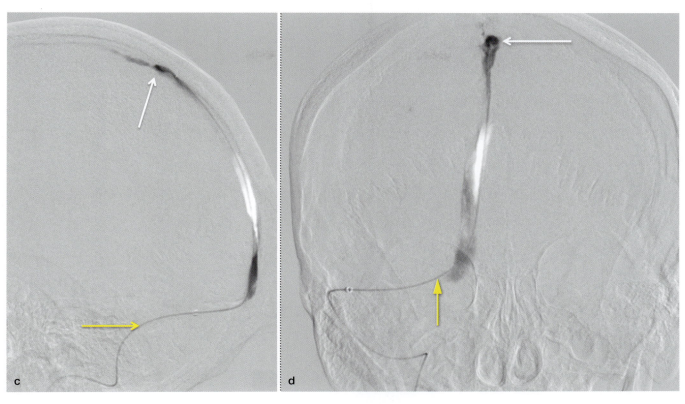

図10.28（続き）　(c) 側面像．(d) 正面像．S状静脈洞から横静脈洞にかけてカテーテル（白矢印）が誘導されている．上矢状静脈洞の中央部と後部の移行部が開存していることがわかる（黄矢印）．

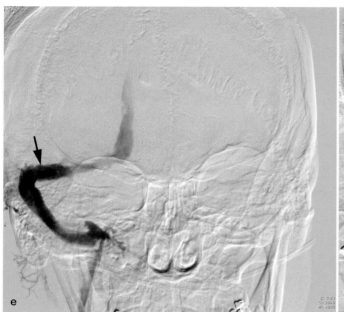
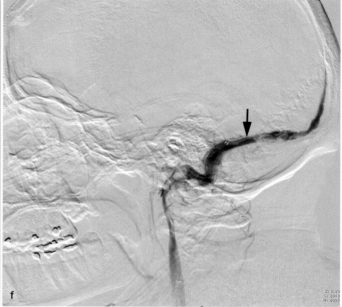
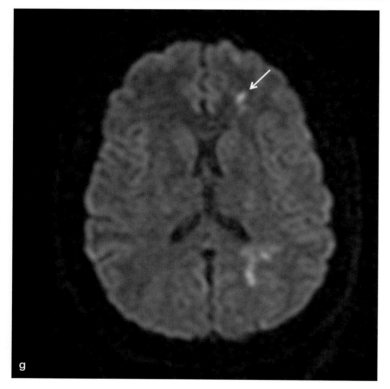

図 10.28（続き） (e) 正面像．(f) 側面像．バルーン付きガイディングカテーテルとステントレトリーバーを用いて横静脈洞部の血栓（矢印）を回収．
(g) 血栓回収後の MRI では，術前にみられた左前頭葉の高信号域が改善していた（矢印）．

10.4.2　症例2

痙攣発症の10歳代の女性患者．頭部MRIでは両側正中付近に分布する脳梗塞が検出され，MR venographyにて上矢状静脈洞血栓症の診断に至った．全身ヘパリン化を実施したものの神経学的所見が改善を見せず，血管造影室でマイクロカテーテルを上矢状静脈洞前部まで進め，ここからtPA製剤を持続静注．連日投与を実施したところ，3日目で再開通所見が得られ，神経学的所見も改善した．

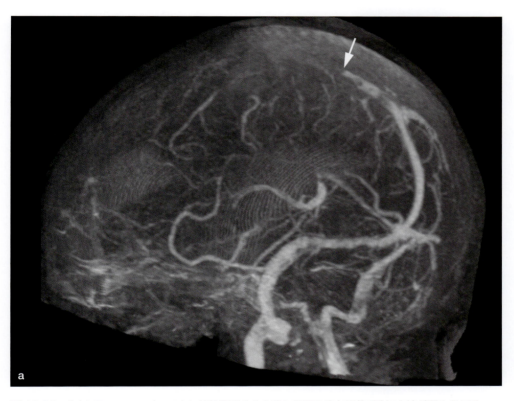

図10.29　(a) MR venographyで上矢状静脈洞の中央部と後部の接合部（矢印）に血栓が認められる．

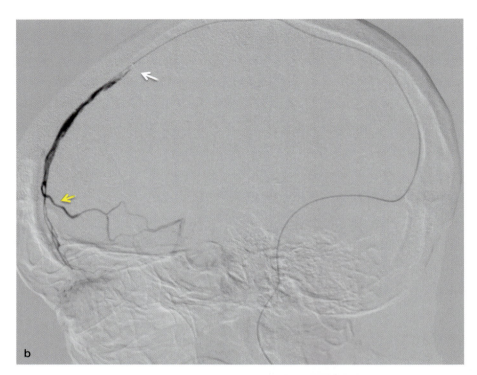

図10.29（続き）　(b) マイクロカテーテル（白矢印）が tPA 静注のため上矢状静脈洞の前部へ誘導されている．前頭葉の皮質静脈は描出されている（黄矢印）．

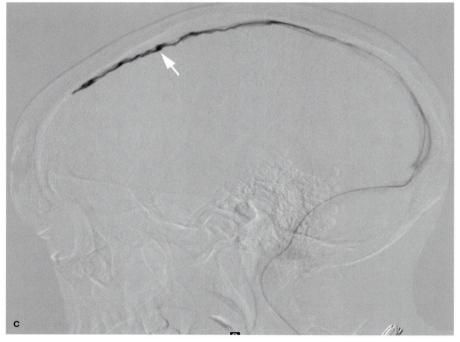

図10.29（続き）　(c) 静脈造影すると上矢状静脈洞の前部が造影されることがわかる（矢印）．

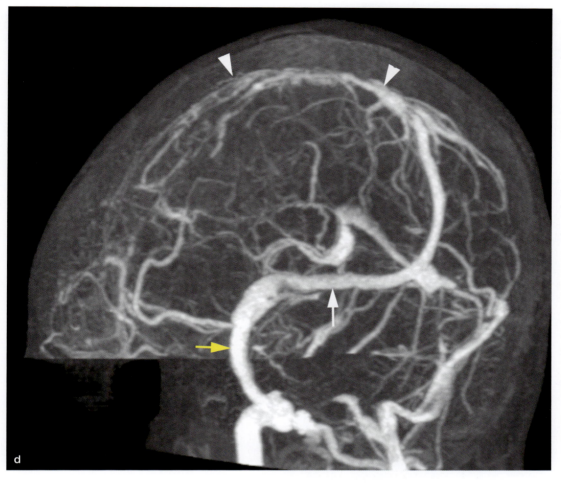

図 10.29（続き）　(d) 治療後の MR venography で S 状静脈洞（黄矢印）と横静脈洞（白矢印）と同程度に上矢状静脈洞（矢頭）が描出されていることがわかる．

10.4.3 症例3

頭痛と視野異常で発症した細身の若年女性．両側性に重篤なうっ血乳頭を認め，腰椎穿刺による髄液圧は40 cmH$_2$Oと高値であった．MR venographyで上矢状静脈洞の狭窄を疑う所見が得られた．最大限の内科的治療も奏効せず，血管内治療による静脈洞再建を行う方針となった．over-the-wire型のバルーンで狭窄部を拡張すると，頭痛と視野は迅速に改善し髄液圧は正常範囲へ戻った．

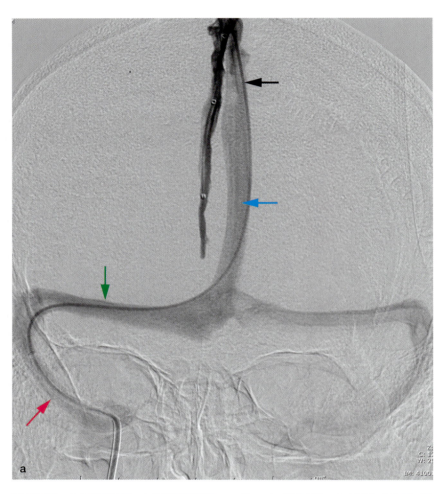

図10.30 (a) 正面像で，上矢状静脈洞にover-the-wire型のバルーンが挿入されている．ワイヤ（黒矢印），上矢状静脈洞（青矢印），横静脈洞（緑矢印），S状静脈洞（赤矢印）が観察される．

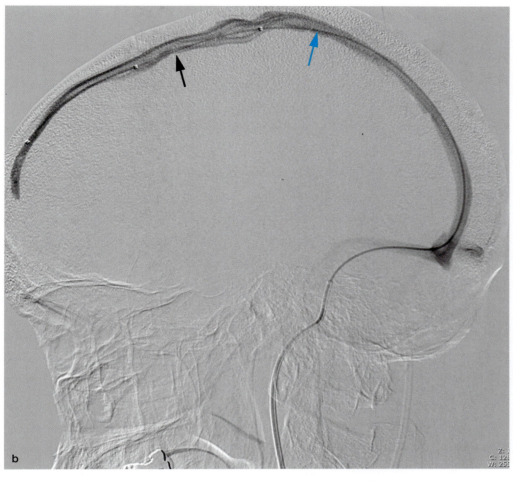

図 10.30（続き）　(b) 側面像．ワイヤ（青矢印），狭窄部（黒矢印）が観察される．

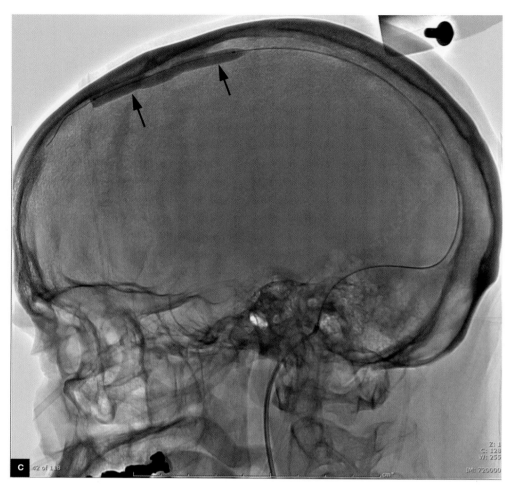

図 10.30（続き） （c）バルーンで狭窄部（矢印）が拡張している．

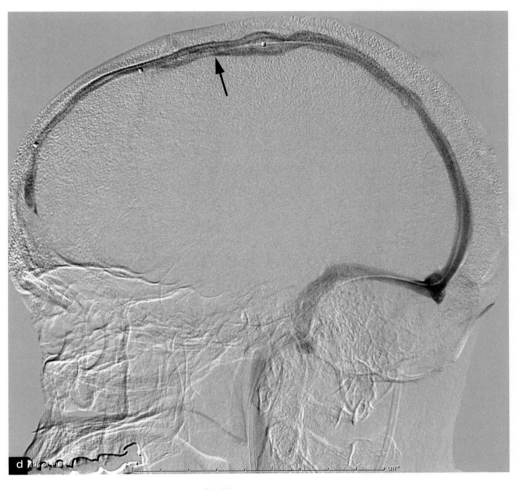

図 10.30（続き）　（d）狭窄部は改善した（矢印）．

クリニカルパール

上矢状静脈洞

- 上矢状静脈洞で最も高頻度に起こる病態は血栓症である．血栓症が生じると，静脈血の流出路が閉塞することにより頭蓋内圧が上昇し，連日のように頭痛を訴える．増悪すると両半球性に障害されるため，痙攣発作や両側性の神経症状が出現する．稀ならず，半球性にも両側性にも様々な出血性脳梗塞が出現することもある．MR venography や CT venography を用いて診断することは治療開始が遅延することを防ぐうえで必要不可欠であり，体幹部の静脈血栓症と同様に，たとえ出血性脳梗塞になっていようと抗凝固療法が必要である．脳ヘルニアを起こしつつある患者や，十分な抗凝固療法に対して抵抗性の静脈洞血栓症患者には，血管内治療が適応となる．

  血栓症が生じると，前述の病態以外にも，頭皮に分布する枝や硬膜枝も含め外頚動脈系から供給を受ける硬膜動静脈瘻の原因にもなりうる．

  特発性頭蓋内圧亢進は，若い肥満女性でしばしば観察される．しかし，時として，病的な肥満のない女性でも頭蓋内圧亢進と診断されることがある．こういった症例では，静脈洞の解剖学的構造を画像で再評価すると，バルーンやステントを用いた静脈洞再建が必要となる静脈洞狭窄が見つかるかもしれない．

直静脈洞

- 直静脈洞が病的になることは稀である．時として非典型的な走行となりガレン大静脈の奇形を合併した場合に大きく拡張する．直静脈洞やガレン大静脈を含む深部静脈系の血栓症では，意識レベルの低下と両側の神経症状が出現し，画像所見としては両側の視床に浮腫性変化と静脈性梗塞が出現する．

横静脈洞

- 横静脈洞と S 状静脈洞との接合部と上錐体静脈洞近傍は，硬膜動静脈瘻 arteriovenous fistulas（AVFs）の好発部位である．錐体骨や乳突蜂巣に隣接しているため，中耳炎により生じた炎症で二次的な静脈洞血栓症が引き起こされ，それが再開通することによってAVFs が形成されると考えられている．こういったAVFs は，中硬膜動脈・後耳介動脈の骨貫通枝 transosseous branch・後頭動脈などの外頚動脈系のみならず，内頚動脈の海綿静脈洞部で髄膜下垂体動脈幹 meningohypophyseal trunk から分枝するベルナスコニ-カッシナリ動脈 artery of Bernasconi and Cassinari（テント動脈の別名）のように，内頚動脈系の硬膜枝からも栄養される．硬膜枝からの経動脈的塞栓術，特に錐体骨周囲の硬膜へ血液を供給する枝が用いられるのに対して，膝神経節へ血液を供給する枝を塞栓すると術後の顔面神経麻痺の原因となりうる．

上錐体静脈洞

- 上錐体静脈洞は，髄膜腫などの錐体骨前方や斜台部の占拠性病変の手術で，脳幹上部への transtentorial approach や presigmoid approach を実施した際に容易に結紮することが可能である．こういったアプローチを計画した際に，側頭葉の静脈灌流を担うラベ静脈の灌流（方向・状態）を正確に評価することが非常に重要となる．典型的にはラベ静脈は横静脈洞とS 状静脈洞の移行部に灌流する．この場合は錐体静脈洞は結紮処置をすることができる．しかしながら，上錐体静脈洞の遠位に灌流する場合は結紮すると側頭葉の重篤な静脈性梗塞の原因となる．

  上錐体静脈洞での静脈血の採取は，ホルモン産生性の微小下垂体腫瘍の診断に有用である．この場合，マイクロカテーテルを同側の内頚静脈からS 状静脈洞を経由して上錐体静脈洞まで留置する必要がある．この検査は，通常，両側ともに実施し，下垂体腺腫が左右のどちら側に存在するかを見分けるために用いられる．

下錐体静脈洞

- 下錐体静脈洞は，内頚動脈海綿静脈洞瘻（硬膜動静脈瘻のような indirect type でも，外傷や動脈瘤の破裂などの direct type でも）に対して血管内治療を行う場合に海綿静脈洞へ至るルートとして最も頻繁に用いられる．頚静脈球の前内側に存在する多くの channel（解剖学的には存在するが，通常は閉塞している静脈路）へマイクロカテーテルを誘導し，海綿静脈洞まで到達することで，コイルや液体塞栓物質を安全に使用することができる．

蝶形頭頂静脈洞

- 側頭葉の前方や前頭葉の後下面からの静脈灌流を担う架橋静脈が蝶形頭頂静脈洞へ入る．これらの静脈は，前方循環や後方循環の動脈瘤を transsylvian approach で手術する際に視野の邪魔になり，脳葉の牽引を妨げるといった点で非常に悩ましい．経験的に，これらの静脈は切断しても問題ないと考えられているが，これは認識の問題であり，術後に障害が生じた際には静脈の損傷によるものである．これらの静脈を温存するためにできることはすべて行うべきであり，切断する場合にも細心の注意を払う必要がある．

海綿静脈洞

- 解剖学的には，下垂体の前後で左右の海綿静脈洞は連結され，鞍隔膜の辺縁で前後に連結される環状の静脈構造を有している．通常は前方が解剖学的に大きい．
  海綿静脈洞は内頚動脈の海綿静脈洞部との間に瘻孔形成がある．このため，外傷・内頚動脈やその枝の裂傷・動脈瘤の破裂などが原因で direct fistula を形成する．また，内頚動脈と外頚動脈の両方の分枝から供給される動静脈瘻や硬膜を介した動静脈瘻などといった indirect fistula にもなりうる．
  血管内治療の際に，海綿静脈洞へ到達するために最も一般的なルートは上錐体静脈洞や下錐体静脈洞を経由するルートであるが，側頭下窩の翼突静脈叢を経由するもの，共通顔面静脈を経由するもの，上眼静脈や下眼静脈を経由する手法もある．直達法として，下眼窩裂を経由する方法や，上眼瞼を切開し上眼静脈を直接 cut down する方法もある．
  シャント性疾患や静脈洞血栓症により海綿静脈洞が拡大すると同側や両側の結膜充血が生じ，神経所見としては外眼筋の障害や顔面の疼痛の原因となる．
  重篤な静脈灌流障害や眼窩内圧が上昇した場合には，視野障害が生じる．

ガレン大静脈

- 先天性のガレン大静脈奇形が最も多い．より正確に記載するのであれば，ガレン大静脈部の瘻孔形成による疾患であり，典型的には内側後脈絡叢動脈や前大脳動脈遠位部からの血流供給を受ける．

付録 1　血管径

血管 Vessel	外径（単位 mm）：ホルマリン固定標本	
	範囲 Range	平均 Average
脳底動脈 Basilar artery	3.2→6.5	3.96
上小脳動脈，起始部 Superior cerebellar artery, initial segment	1.0〜2.0	1.33
前下小脳動脈，起始部 Anterior inferior cerebellar artery, initial segment	0.2〜1.5	0.88
後下小脳動脈，起始部 Posterior inferior cerebellar artery, initial segment	0.7〜3.0	1.28
椎骨動脈，硬膜内部 Vertebral artery, initial segment	（左）1.65→5.25 （右）1.45→4.9	3.16 2.93
前脊髄動脈 Anterior spinal artery	0.4〜1.4	0.8
内頚動脈 Internal carotid artery		
頭蓋底部 Cranial base	4.0〜7.0	5.3
鞍上部 Supraclinoid	3.0〜5.0	4.0
眼動脈 Ophthalmic artery	0.7〜2.0	1.1
中大脳動脈 Middle cerebral artery		
M1	2.5〜4.9	3.0
M2	1.0〜3.0	1.9
穿通枝 Perforators	0.3〜1.5	0.6
前大脳動脈 Anterior cerebral artery		
A1	0.0〜3.6	2.9
A2	1.5〜4.0	2.7
ホイブナー動脈	0.5〜1.9	0.94
前脈絡叢動脈，起始部 Anterior choroidal artery, initial segment	0.5〜2.0	1.1
後交通動脈 Posterior communicating artery		
起始部 Initial segment	0.0〜2.5	1.5
前乳頭体動脈 Premammillary artery	0.4〜1.0	0.7
後大脳動脈 Posterior cerebral artery		
P1	0.0〜3.0	2.2
P2	2.0〜4.0	2.8
後視床穿通動脈 Posterior thalamoperforator	0.5〜1.0	0.7
四丘体動脈 Quadrigeminal artery	0.3〜1.0	0.5
内側後脈絡叢動脈 Posterior medial choroidal artery	0.25〜1.0	0.5

付録2　中大脳動脈のロードマップ・スケッチ

　右中大脳動脈の詳細なロードマップ・スケッチ．
　ある程度走行パターンは似通ってはいるものの，中大脳動脈はそれぞれ異なる分岐形態をとっている．（ルイス・バカイ神経化学研究室）

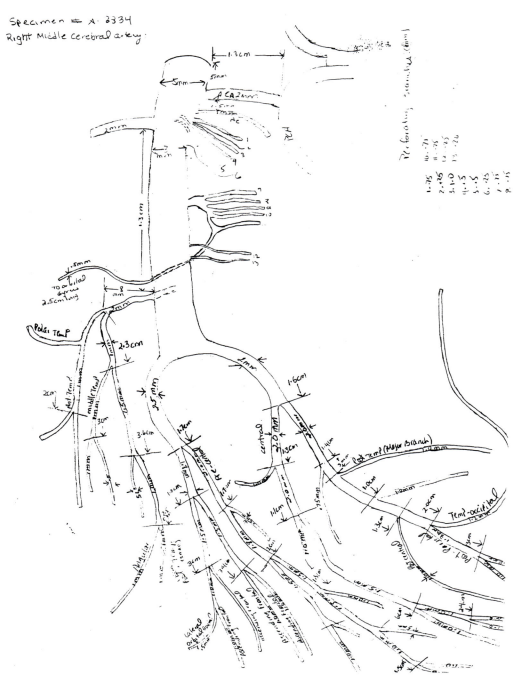

索引

和文

あ・い

鞍上部内頚動脈　86
遺残環椎前動脈　68
遺残三叉神経動脈　55, 68
遺残舌下神経動脈　57, 68
遺残聴神経動脈　56
咽頭括約筋　31
咽頭筋　31
咽頭静脈叢　245

う・え

ウィリス動脈輪　152
延髄　9
遠位硬膜輪　50, 71–73
縁溝　7
縁上回　7
縁上回角回複合体　110
縁上回枝，中大脳動脈の　110, 118–125

お

オプティック・ストラット　6, 69, 73
オリーブ　8, 9
横静脈洞　**244**
　　──, クリニカルパール　280

か

ガッセル神経節　43, 51, 233
ガレン大静脈　**245**, 254, 255
　　──, クリニカルパール　281
　　──の合流部　256
下外側動脈幹　44, 47, 68
下海綿静脈洞動脈　44
下顎　5
下顎後静脈　23
下顎枝，顔面神経の　30
下顎神経　24, 27, 233
下下垂体動脈　68
下眼窩裂　6
下眼静脈　245, 253
下行口蓋動脈　30
下行舌下神経ワナ　31
下矢状静脈洞　**244**, 254

下歯槽神経　27
下歯槽動脈　23
下垂体　53, 252
下錐体静脈　24
下錐体静脈洞　45, **245**, 247
　　──, クリニカルパール　280
下垂体卒中　68
下垂体柄　75
下前頭回　7
下側頭回　7
下大脳静脈　245, 254
顆管　2, 5
顆静脈孔　2, 5
顆導出静脈　213, 244
海馬傍回　7
海馬傍回動脈　173
海綿静脈洞　**245**
　　──, クリニカルパール　281
　　──と脳神経の関係　253
外頚動脈　**21**, 23, 25, 26
　　──, 基本解剖（血管造影）　11, 12
外耳道　3, 4
外側後脈絡叢動脈
　　　　　　98, **174**, 180–182, 184–186
外側膝状体　90, 180
外側線条体動脈　111, 128, 141
外側レンズ核線条体動脈　130
外転神経　233, 253
角回　7
角回枝，中大脳動脈の　110, 118–125
顎動脈　22, 24, 25, 27, 28
　　──, 基本解剖（血管造影）　12, 13
　　──の分岐　23
顎二腹筋後腹　23, 31
滑車上動脈　69, 77
滑車神経　233, 253
鎌状靱帯　69, 71
環椎　215
眼窩　6
眼窩下神経　30
眼窩下動脈　22, 30
眼角動脈　21, 23
　　──, クリニカルパール　42
眼窩上動脈　69, 77
眼窩前頭枝，中大脳動脈の　110

眼窩前頭動脈　141, 143, 144, 152, 154
眼静脈　245
眼神経　233, 253
眼動脈　21, **69**, 70, 72, 253
　　──, 頚動脈眼動脈三角内起始のバリエーション　77
　　──の海綿静脈洞内起始　76
　　──の顕微鏡断面像　76
眼動脈三角　73
眼動脈瘤　84
顔面横動脈　22, 29, 30
顔面神経　29, 30
顔面神経・内耳神経複合体　229
顔面動脈　**21**, 23, 28
　　──, 基本解剖（血管造影）　11, 12

き

危険な吻合　22, 42, 84, 213
　　──, 椎骨動脈　217
脚間窩　190, 191, 195
嗅三角　154
嗅傍野　8
胸鎖乳突筋　23
　　──への動脈　31
胸鎖乳突枝　21
頬骨枝，顔面神経の　30
頬骨突起　3, 4
頬枝，顔面神経の　30
頬神経　27
頬動脈　23
　　──, 基本解剖（血管造影）　12
頬動脈枝　22
橋　8, 9
橋延髄　229, 231
橋前槽　189
橋動脈外側枝，基本解剖（血管造影）
　　　　　　18
棘孔　1–4
近位硬膜輪　70, 72

く

グロームス腫瘍　68
熊手状所見，海馬傍回動脈　173

索引

け

茎状突起　45
　── と内頸動脈と内頸静脈との位置関係　3
茎突咽頭筋　23
茎突舌筋　23, 31
茎乳突孔　2, 4, 5
茎乳突孔動脈　23
頸静脈球　1, 3, 213, 244
頸静脈孔　1, 3, 28, 247
　── から出る下位脳神経　49
頸静脈隆起　1
頸動脈管　43
頸動脈管骨膜　51-53
頸動脈眼動脈三角　44, **69**, 72
頸動脈鼓室枝　43, 68
頸動脈三角　43
頸動脈三叉神経靱帯　43, 47, 68
頸部枝, 顔面神経の　30
血管径　283
血栓症, 上矢状静脈洞での　280
楔前部　7
楔部　7

こ

鼓室板　3-5
鼓室稜　3, 4
後下歯槽動脈　30
後下小脳動脈　**213**, 223, 229, 230
　──, 基本解剖（血管造影）　16, 18-20
　──, クリニカルパール　243
　── 起始部　223
　── と前下小脳動脈の位置関係　222
　── の延髄外側部　226
　── の延髄後部　226
　── の延髄前部　226
　── のバリエーション　225, 227
後下小脳動脈瘤　243
後交通動脈
　　　85, 86, 87, 90, 99, 173, 176, 179, 180
　──, 起始部のバリエーション　88
　──, 基本解剖（血管造影）　14, 16
　── と周辺構造物　89
　── の上面のシェーマ　89
後交通動脈起始部　95, 97, 194
後交通動脈瘤　109
後硬膜動脈（枝）　21-24
　──, 基本解剖（血管造影）　18
後耳介動脈　**22**, 23, 24, 26
後篩骨動脈　69, 77, 84
後視床穿通動脈　**173**
　──, クリニカルパール　212
後上歯槽動脈　22, 23
後前頭枝, 中大脳動脈の　110
後側頭枝, 後大脳動脈の　173, 175
後大脳動脈　99, **173**, 233, 255
　──, 基本解剖（血管造影）
　　　　　　　　　　　　14, 16, 18, 20
　──, 橋前槽の　189
　──, 走行と区分　173
　── P1部　176, 179, 194
　── P2部　176, 179-181, 194
　── P2部, 側頭葉への血管分布
　　　　　　　　　　　　　　184
　── P3部　180-182
後中隔静脈　260
後頭顆　2-5
後頭枝, 後大脳動脈の　173
後頭静脈洞　244
後頭動脈　**21**, 23-26, 28
　──, 基本解剖（血管造影）　12, 13
　──, クリニカルパール　42
　──, 上行咽頭動脈との関係　32
後扁桃裂　9
硬膜動静脈瘻　280
鉤　7, 8
骨性耳管　2

さ

三叉神経第1枝　233, 253
三叉神経第2枝　30, 233
三叉神経第3枝　24, 27, 233

し

シーハン症候群　68
シルビウス水道　10
シルビウス裂と中大脳動脈複合体　129
四角小葉　10
四丘体槽　257
四丘体動脈
　　　　　99, **174**, 176, 179, 181, 194, 195
　── 起始部　177, 190, 192
矢状静脈洞ポケット　249
視交叉　8, 143, 233
視索　87, 94, 233
視床　8
視床灰白隆起動脈　85, 87, 100, 193
視床膝状体動脈　173, **174**, 181
　──, 基本解剖（血管造影）　20
視床線条体静脈　245, 259, 261, 266-268
視床穿通動脈　20
視床枕　8
視神経　70, 87, 253
視神経孔（管）　1, 6
篩骨洞　6
篩骨動脈　77
篩板　1
軸椎　215
斜台　4, 5
終板傍回　8
鋤骨　4, 5
小脳　8-10, 228
小脳虫部　9, 10
小脳テント　250, 251
小脳脳幹部　225
小脳扁桃　8, 9
小脳片葉　8, 9
上顎神経　30, 233
上下垂体動脈　**69**, 75
上下垂体動脈瘤　84
上眼窩裂　6
上眼静脈　245, 253
上行咽頭動脈　21, **22**, 23-25
　──, 起始部のバリエーション　32
　──, クリニカルパール　42
上行口蓋動脈　21
上甲状腺動脈　**21**, 28
　──, 基本解剖（血管造影）　11
上行前頭枝, 中大脳動脈の　110
上矢状静脈洞　**244**, 249
　──, クリニカルパール　280
上小脳静脈　245, 254
　── の開口部　255
上小脳動脈
　　　99, 176, 178-181, 192, **214**, 228, 233, 243
　──, 基本解剖（血管造影）
　　　　　　　　　　　　14, 16, 18, 20
　── のバリエーション　225
上錐体静脈洞　244
　──, クリニカルパール　280
上前頭回　7
上大脳静脈　246
静脈系　**244**
静脈洞
　──, 硬膜の　**244**
　── の関係　247
静脈洞交会　244
神経鞘腫　68
深側頭枝　22
深側頭動脈　23, 29
深中大脳静脈　245
深部静脈　**245**
深部静脈灌流系　250

す

水平裂　9
錐体後頭裂　1
錐体骨　1
錐体小舌靱帯　47
錐体静脈　245
錐体部内頸動脈　46

髄条　8
髄膜下垂体動脈幹　44, 47, 68

せ

正円孔　1
正中大脳静脈　244
舌咽神経　31, 247
　——，頚静脈孔から出る　49
舌下神経　31, 247
舌下神経管　3, 4
舌状回　7
舌状回動脈　173
舌神経　27
舌動脈　**21**, 28
　——，基本解剖（血管造影）　12
浅側頭動脈　**22**, 23, 25, 27, 29
　——，基本解剖（血管造影）　12, 13
浅大脳静脈　**246**
浅中大脳静脈　126, 245, 246
　——，トロラール静脈，ラベ静脈の関係　248
浅中大脳静脈系　250
前下小脳動脈　**214**, 221, 223, 229, 231
　——，基本解剖（血管造影）　18, 20
　——，クリニカルパール　243
　——　起始部　223
　——　と後下小脳動脈の位置関係　222
　——　のバリエーション　225
前交通動脈　**141**, 143, 156
　——，位置関係のバリエーション　144–146
　——，基本解剖（血管造影）　14
　——　と視覚障害　172
　——　の穿通枝　142
前交通動脈瘤　172
前硬膜枝，内頚動脈の　44
前交連　8
前篩骨動脈　69, 77, 84
前視床穿通動脈　174
前床突起　1
前脊髄動脈　**213**, 220, 221
　——，起始部のバリエーション　218, 219
　——，クリニカルパール　243
　——　起始部　223
前側頭枝
　——，後大脳動脈の　175
　——，中大脳動脈の　**110**, 140
前側頭動脈　110, 114–117
前大脳動脈　**141**, 143
　——，基本解剖（血管造影）　14
　——　A1部　**141**, 153–156
　——　A2部　**141**, 154–156
　——　の位置関係のバリエーション　148–152

　——　の穿通枝　142
前中隔静脈　245, 259, 260, 266
前頭極動脈　141, 143
前頭枝，中大脳動脈の　**110**, 118–125, 140
前乳頭動脈　85, 87, 100, 193
前脈絡叢動脈　**85**, 87, 90, 99, 174, 194
　——，外側後脈絡叢動脈，脳底静脈の関係　98
　——，起始部のバリエーション　95, 96
　——　から起始した穿通枝の複雑なパターン　91
　——　と周辺構造物　89
　——　とその分枝　90
　——　の冠状断面　93
　——　の矢状断面　92
　——　の分枝と視索　94

そ

窓形成　141, 153, 172
　——，脳底動脈　232
総顔面静脈　28
総頚動脈　21, 31
　——，基本解剖（血管造影）　11, 12
総腱輪　253
側頭頬骨枝，顔面神経の　30
側頭後頭枝
　——，後大脳動脈の　173
　——，中大脳動脈の　**110**, 118–125
側頭枝
　——，後大脳動脈の　**175**, 182–185, 212
　——，中大脳動脈の　110
側頭葉内側の切断面　100, 101
側脳室　8, 258, 265, 266, 268
側脳室前角　259

た

帯状回　7, 8
大浅錐体神経　46
大大脳静脈　245
大脳　7, 8
大脳鎌　254
大脳脚　87, 233
第三脳室　8, 264
単小葉　10

ち

中間帆槽　245
中硬膜動脈　22–24, 27
　——，起始部のバリエーション　32
　——，基本解剖（血管造影）　12, 13
　——，クリニカルパール　42
中心溝　7, 126
中心後回　7

中心溝動脈　110
中心枝，中大脳動脈の　110
中心前回　7
中心前枝，中大脳動脈の　110
中心前動脈　126
中心動脈　110, 118–125
中心傍小葉　7
中前頭回　7
中前頭枝，中大脳動脈の　110
中側頭回　7
中側頭枝，後大脳動脈の　175
中大脳動脈　**110**
　——，基本解剖（血管造影）　14
　——，シルビウス裂と　129
　——，島を走行する　129
　——　の穿通枝　111
　——　の穿通枝の分岐パターン　112
　——　の末梢の皮質枝の分布パターン　118–125
　——　のロードマップ・スケッチ　284
中大脳動脈 A2部，クリニカルパール　172
中大脳動脈 M1部　112, 113
　——　の大きな分岐　128
　——　の三分岐　127
　——　の分岐のバリエーション　114–117
中大脳動脈 M2部　112, 113
中大脳動脈 M3部　112
中頭蓋窩　1
中脳周囲非動脈瘤性くも膜下出血　243
中脳水道　10
鳥距　195
鳥距溝　7, 187
　——　起始部　188
鳥距動脈　173, **175**, 182–184, 195
　——，基本解剖（血管造影）　20
　——，クリニカルパール　212
蝶形骨小舌　1
蝶形骨洞，眼動脈の走行　73
蝶形静脈洞　252
蝶形頭頂静脈洞　**245**
　——，クリニカルパール　281
蝶形翼大翼　6
蝶口蓋窩　30
蝶口蓋動脈　22, 23, 30
　——，基本解剖（血管造影）　13
　——，クリニカルパール　42
直静脈洞　**244**, 254
　——，クリニカルパール　280

つ

椎骨静脈叢　245

椎骨動脈　21, **213**, 220, 221, 223, 224
　　──, 基本解剖（血管造影）　15, 16
　　──　硬膜枝のバリエーション
　　　　　　　　　　　　　　　215, 216
　　──　と後頭動脈の血管吻合　243
　　──　の頭蓋内進入部　232
　　──　の頭蓋内分枝　18
　　──　の分節　17
椎骨脳底動脈　**213**
　　──　の穿通枝のグループ　223
椎骨脳底動脈合流部　**213**, 223, 231
　　──, クリニカルパール　243
　　──　のバリエーション　221

て
テント枝
　　──, 上小脳動脈の　243
　　──, 内頸動脈の　68, 280

と
トルコ鞍部　75
トロラール静脈　246
　　──, 浅中大脳静脈, ラベ静脈の関係
　　　　　　　　　　　　　　　248
島　129
島皮質の静脈灌流　250
頭頂後頭溝　7
頭頂後頭動脈　173, **174**, 182
　　──, 基本解剖（血管造影）　20
頭頂枝, 中大脳動脈の　**110**
動眼神経　70, 72, 195, 233, 253
　　──, 脳槽内の　191
動眼神経鞘　70, 72
導出静脈　244
導出静脈網　245
特発性頭蓋内圧亢進　280

な
内頸動脈　**22**, 23-25, 27-29
内頸静脈　24, 26, 28, 43, 48
　　──　と内頸動脈の前後関係　6
内頸静脈叢　245
内頸動脈　31, **43**, 45-54
　　──, 鞍上部　86
　　──, 遠位硬膜輪の貫通部　73
　　──, 基本解剖（血管造影）　11, 12, 14
　　──, クリニカルパール　68
　　──, 硬膜内の　99
　　──, 前床突起下部～上部での変化　74
　　──, 錐体部　46
　　──, 断面の病理像　51
　　──, 傍鞍部　71
　　──　と内頸静脈の前後関係　6
　　──　の解剖学的区分　44

　　──　の頭蓋骨進入部　46
内耳道　1
内耳動脈　214
内側後頭側頭回　7
内側後脈絡叢動脈
　　　　99, 173, **174**, 176, 179, 181, 194, 254, 267
　　──, 起始部　177, 190
　　──, クリニカルパール　212
内側膝状体　180
内側線条体動脈　111
内側前頭回　7
内大脳静脈　**245**, 254, 255, 266
内大脳静脈系　259

に
二腹小葉　8, 9
乳頭体　87
乳突貫通動脈　42
乳突枝（動脈）, 後頭動脈の　21, 23
乳突導出静脈　244
乳様突起　3, 4

の
脳幹　8, 9, 233
脳弓　8, 157
脳槽　191
脳底静脈　98, 254
脳底動脈
　　　　86, 173, 176, 179, **213**, 221, 223, 233
　　──, 基本解剖（血管造影）　14-16, 18
　　──, 橋前槽の　189
　　──, 窓形成　232
脳底動脈終末部動脈瘤　109
脳底動脈先端部　99, 212
脳底動脈分岐部　**173**, 192, 194
　　──　の基本構造　176
脳表静脈　**245**
脳梁　7, 8, 158
　　──　を通る視交叉レベルの矢状断
　　　　　　　　　　　　　　　143
脳梁縁動脈　**142**
　　──, 基本解剖（血管造影）　14
脳梁下動脈　143
脳梁周囲動脈　**141**, 156, 158
　　──, 基本解剖（血管造影）　14
　　──, クリニカルパール　172
脳梁膨大部静脈　245
脳梁膨大部動脈　141, 173, 182
　　──　起始部　188

は
破裂孔　1, 2, 5
背側眼動脈　82
反回硬膜動脈　82

半月小葉　9, 10

ひ
ヒモ　85
鼻毛様体神経　253

ふ
副後内脈絡叢動脈　174, 182
副硬膜動脈　22, 24
　　──, 中硬膜動脈との関係　32
副神経　26, 28, 247
　　──, 頸静脈孔から出る　49
副中大脳動脈　110, 145
　　──, 真の　125
分界静脈　258

へ
ヘシュル回, 中大脳動脈の枝　126
ペルシュロン動脈　212
ベルナスコニ-カッシナリ動脈　68, 280

ほ
ホイブナー動脈
　　　　128, **141**, 142, 144, 152-157
　　──, 起始部のバリエーション　147
　　──, クリニカルパール　172
傍鞍部内頸動脈　71

み
脈絡静脈　259, 263
脈絡叢　263
脈絡叢静脈　245
脈絡叢動脈起始部　226, 227
脈絡膜　245
脈絡裂　85, 101

め・も
迷走神経　247
　　──, 頸静脈孔から出る　49
モンロー孔　8, 157

よ
翼口蓋窩　3, 4
翼状突起外側板　2-5
翼状突起板　30
翼突管動脈　68

ら
ラベ静脈　246, 251, 252
　　──, 浅中大脳静脈, トロラール静脈の
　　　　関係　248
卵円孔　1-4

り

梁下野 8
輪状静脈洞 245

れ・ろ

レンズ核線条体動脈 111, 140
ローゼンタール脳底静脈 98, **245**, 254

わ

ワレンベルグ症候群 243

欧文

A

abducens nerve 233, 253
accessory meningeal artery 22, 24
　——, 中硬膜動脈との関係 32
accessory middle cerebral artery 110, 145
accessory nerve 26, 28, 49, 247
accessory posterior medial choroidal artery 174, 182
Acom complex 155, 156
angular artery 21, 23
angular gyrus 7
annulus of Zinn 253
anterior cerebral artery（ACA） 141, 143, 156
　——, 基本解剖（血管造影） 14
anterior choroidal artery（Acho） 85, 87, 90, 99, 174, 194
　——, 冠状断面 93
　——, 起始部のバリエーション 95, 96
　——, 矢状断面 92
anterior clinoid 1
anterior commissure 8
anterior communicating artery（Acom） 141, 143, 156
　——, 基本解剖（血管造影） 14
anterior ethmoidal artery 69, 77
anterior inferior cerebellar artery（AICA） **214**, 221-223, 225, 231
　——, 基本解剖（血管造影） 18, 20
anterior meningeal branch 44
anterior septal vein 245, 259, 260
anterior spinal artery **213**, 218
anterior temporal artery 110
anterior temporal branch, 後大脳動脈の 175
anterior thalamoperforator 174
aqueduct of Sylvius 10
arteriovenous fistulas 280
artery of Bernasconi and Cassinari 68, 280
artery of Davidoff and Schechter 243
ascending palatine artery 21
ascending pharyngeal artery 21, **22**, 23-25
　——, 起始部のバリエーション 32
atlas 215
axis 215

B

basal vein（of Rosenthal） 98, **245**, 254, 255
basilar artery 173, 176, 179, **213**, 221, 223, 232, 233
　——, 基本解剖（血管造影） 14-16, 18
biventral lobule 8, 9
bony eustachian tube 2
buccal arterial branch 22
buccal artery 23
　——, 基本解剖（血管造影） 12
buccal nerve 27

C

calcarine artery 173, **175**, 182-184
calcarine fissure 7
callosomarginal artery **142**
　——, 基本解剖（血管造影） 14
caroticotympanic branch 43
carotid triangle 43
carotid trigeminal ligament 43
carotid-ophthalmic triangle 44, **69**
cavernous sinus 245
central artery 118-124
central fissure 7
central sulcus artery 110
choroidal artery 226, 227
choroidal fissure 85, 101
choroidal vein 245
cingulate gyrus 7, 8
circular sinus 245
clivus 4, 5
common carotid artery 21, 31
　——, 基本解剖（血管造影） 11, 12
condylar canal 2
condylar emissary vein 213, 244
condyloid venous foramen 2
confluence of sinus 244
corpus callosum 7, 8
cribriform plate 1
crista tympanic 3, 4
cuneus 7

D

dangerous anastomosis 22, 213
　——, 椎骨動脈 217
deep middle cerebral vein 245
deep temporal artery 23, 29
deep temporal branch 22
deep venous drainage system 250
descending ansa-hypoglossus 31
descending palatine artery 30

E

emissary vein 244
ethmoid sinus 6
external auditory canal 3, 4
external carotid artery 21, 23, 25, 26
　——, 基本解剖（血管造影） 11, 12

F

facial artery **21**, 23, 28
　——, 基本解剖（血管造影） 11, 12
facial nerve 29
falciform ligament 69, 71
fenestration 141
flocculus of cerebellum 8
foramen lacerum 1, 2
foramen of Monro 8, 157
foramen ovale 1, 3, 4
foramen rotundum 1
foramen spinosum 1-4
fornix 8, 157
frontal branch **110**
frontal horn of lateral ventricle 259
frontopolar artery 141, 143

G

gasserian ganglion 43, 51, 233
glossopharyngeal nerve 31, 49, 247
great cerebral vein 245
great vein of Galen **245**, 254, 255
greater superficial petrosal nerve 46
greater wing of sphenoid 6

H

H complex 172
Heubner's artery 128, **141**, 142, 144, 152-155
horizontal fissure 9
hypoglossal foramen 3, 4
hypoglossal nerve 31, 247

I

inferiolateral trunk 44
inferior alveolar artery 23

inferior alveolar nerve 27
inferior cavernous artery (ICA) 44
inferior cerebral vein 245, 254
inferior frontal gyrus 7
inferior ophthalmic vein 253
inferior orbital fissure 6
inferior petrosal sinus 45, **245**
inferior petrosal vein 24
inferior sagittal sinus (ISS) **244**, 254
inferior temporal gyrus 7
inferolateral trunk 47, 68
infraorbital artery 22, 30
infraorbital nerve 30
insula 129
internal auditory artery 214
internal auditory canal 1
internal carotid artery 31, **43**, 45−54
　──, 鞍上部 86
　──, 遠位硬膜輪の貫通部 73
　──, 基本解剖 (血管造影) 11, 12, 14
　──, 傍鞍部 71
internal cerebral vein **245**, 254, 255
internal maxillary artery
　　　　　　　　　22, 23−25, 27−29
　──, 基本解剖 (血管造影) 12, 13

J

jugular bulb 213, 244
jugular foramen (bulb) 1, 3
jugular protuberance 1

L

lateral geniculate 180
lateral geniculate body 90
lateral lenticulostriate vessel 130
lateral pontine branches 18
lateral pterygoid 3
lateral pterygoid plate 2, 4, 5
lateral striate artery 111, 141
lateral ventricle 8
lenticulostriate artery 111
lingual artery **21**, 28, 173
　──, 基本解剖 (血管造影) 12
lingual gyrus 7
lingual nerve 27
lingula process 1

M

mammillary body 87
mandibular nerve 24, 27, 233
marginal ramus (fissure) 7
mastoid artery 23
mastoid branch 21
mastoid emissary vein 244

mastoid process 3, 4
maxillary artery **22**
maxillary nerve 30, 233
medial cerebral vein 244
medial frontal gyrus 7
medial geniculate 180
medial occipitotemporal gyrus 7
medial striate artery 111
medulla 9
meningohypophyseal trunk 44, 47
middle cerebral artery (MCA) **110**
　──, 基本解剖 (血管造影) 14
middle frontal gyrus 7
middle meningeal artery 22−24, 27
　──, 起始部のバリエーション 32
　──, 基本解剖 (血管造影) 12, 13
middle temporal branch 175
middle temporal gyrus 7

O

occipital artery **21**, 23−26, 28
　──, 基本解剖 (血管造影) 12, 13
　──, 上行咽頭動脈との関係 32
occipital branch, 後大脳動脈の 173
occipital condyle 2−4
occipital sinus 244
oculomotor nerve 70, 72, 191, 233, 253
oculomotor nerve sheath 70, 72
olfactory trigone 154
olive 8, 9
ophthalmic artery 21, **69**, 70, 72, 253
ophthalmic nerve 233, 253
ophthalmic vein 245
optic chiasm 8, 143, 233
optic foramen (canal) 1, 6
optic nerve 70, 87, 253
optic strut 6, 69, 73
optic tract 87, 94, 233
orbitofrontal artery
　　　　　　　　141, 143, 144, 152, 154

P

paracentral lobule 7
parahippocampal artery 173
parapharyngeal venous plexus 245
parietal branch **110**
parietooccipital artery 173, **174**, 182
　──, 基本解剖 (血管造影) 20
parietooccipital fissure 7
parolfactory area 8
peduncle 87, 233
penetrating mastoid artery 21
Percheron artery 212
pericallosal artery **141**

　──, 基本解剖 (血管造影) 14
persistent trigeminal artery 55
petrolingual ligament 47
petrooccipital fissure 1
petrosal vein 245
petrous bone 1
pituitary gland 53, 252
pituitary stalk 75
pons 8, 9
postcentral gyrus 7
posterior auricular artery **22**, 23, 24, 26
posterior belly of digastric muscle
　　　　　　　　　　　　23, 31
posterior cerebral artery (PCA)
　　　99, **173**, 176, 179−182, 194, 233, 255
　──, 基本解剖 (血管造影) 14, 16, 18, 20
　──, 側頭葉への血管分布 184
posterior communicating artery (Pcom)
　　　85, 86, 87, 90, 99, 173, 176, 179, 180
　──, 起始部 97
　──, 起始部のバリエーション 88
　──, 基本解剖 (血管造影) 14, 16
posterior ethmoidal artery 69, 77
posterior inferior alveolar artery 30
posterior inferior cerebellar artery
　　(PICA) **213**, 222, 223, 225
　──, 基本解剖 (血管造影) 16, 18−20
posterior lateral choroidal artery
　　　　　　98, **174**, 180−182, 184−186
posterior medial choroidal artery
　　　99, 173, **174**, 176, 177, 179, 181, 194, 254
posterior meningeal artery 22−24
　──, 基本解剖 (血管造影) 18
posterior meningeal branch 21
posterior septal vein 260
posterior superior alveolar artery
　　　　　　　　　　　　22, 23
posterior temporal branch 173, 175
posterior thalamoperforating artery
　　　　　　　　　　　　　173
precentral gyrus 7
precuneus 7
premammillary artery 85, 87, 100
pterygoid plate 30
pterygopalatine fossa 3, 4
pulvinar 8

Q

quadrangular lobule 10
quadrigeminal artery
　　　　　　　99, **174**, 176, 177, 179, 192

R

rakelike appearance 173

retromandibular vein　23
retrotonsillar fissure　9

S

S状静脈洞　244
sagittal sinus pocket　249
semilunar lobule　9, 10
Sheehan's syndrome　68
sigmoid sinus　244
simplex lobule　10
sphenoid sinus　252
sphenopalatine artery　22, 23, 30
　──, 基本解剖（血管造影）　13
sphenoparietal sinus　**245**
splenial artery　141, 173, 182
sternocleidomastoid muscle　23
sternomastoid branch　21
straight sinus　**244**, 254
styloglossus muscle　23, 31
styloid process　45
stylomastoid artery　23
stylopharyngeus muscle　23, 31
subcallosal area　8
superficial cerebral vein　**246**
superficial middle cerebral system　250
superficial middle cerebral vein
　　　　　　　　　245, 246, 248
superficial temporal artery　**22**, 23, 27, 29
superficial temporal artery　25
　──, 基本解剖（血管造影）　12, 13

superior cerebellar artery（SCA）
　　　　　99, 176, 178−181, 192, **214**, 225, 233
　──, 基本解剖（血管造影）　14, 16, 18, 20
superior cerebellar vein　254
superior cerebral vein　246
superior hypophyseal artery　**69**, 75
superior ophthalmic vein　253
superior orbital fissure　6
superior petrosal sinus　244
superior sagittal sinus（SSS）　**244**, 249
superior temporal gyrus　7
superior thyroid artery　**21**, 28
　──, 基本解剖（血管造影）　11
supramarginal gyrus　7
supramarginal−angular complex　110
supraorbital artery　69, 77
supratrochlear artery　69, 77

T

taenia　85
tela choroidea　246
temporal branch
　──, 後大脳動脈の　**175**, 182−186
　──, 中大脳動脈の　110
temporal fossa　1
temporooccipital branch　173
thalamogeniculate artery　20
thalamogeniculate perforator
　　　　　　　　　173, **174**, 181
thalamoperforating artery　20

thalamostriate vein　245, 259
thalamotuberal artery　85, 87, 100
thalamus　8
third ventricle　8
tonsil　8, 9
torcular herophili　244
transverse facial artery　22, 29
transverse sinus　**244**
trigeminal carotid ligament　47
trochlear nerve　233, 253
tympanic plate　3, 4

U・V

uncus　7
vagus nerve　49, 247
vein of Labbé　246, 248
vein of Trolard　246, 248
veins of the corpus callosum　245
velum interpositum　245
vena terminalis　258
vermis　9, 10
vertebral artery
　　　　　　22, **213**, 220, 221, 223, 224
　──, 基本解剖（血管造影）　15, 16
vidian artery　68
vomer　4, 5

Z

zygomatic process　3, 4